Oliver Krüger

Diagnose von devianter Sprache bei Kindern

Diagnostische Verfahren für Entwicklungsdysgrammatismus im Vergleich

Titelillustration:
Tobias Krüger, Freiburg i. Br.
unter Verwendung von Wortbeispielen aus:
Springer, Luise; Dietlinde Schrey-Dern (Hrsg.). Logopädische Diagnostik von Sprachentwicklungsstörungen. Stuttgart: Thieme, 1994.

Oliver Krüger

DIAGNOSE VON DEVIANTER SPRACHE BEI KINDERN

Diagnostische Verfahren für Entwicklungsdysgrammatismus im Vergleich

ibidem-Verlag
Stuttgart

Die Deutsche Bibliothek - CIP-Einheitsaufnahme:

Ein Titeldatensatz für diese Publikation ist bei
Der Deutschen Bibliothek erhältlich

∞

Gedruckt auf alterungsbeständigem, säurefreien Papier
Printed on acid-free paper

ISBN: 3-89821-106-1

Printed in Germany

Meinen Eltern

Inhaltsverzeichnis:

I. Einleitung: Dysgrammatische Sprachstörungen - zum Aufbau dieser Arbeit 9

II. Theoretische Modelle und Konzepte: Das sprachlich deviante Phänomen "Dysgrammatismus" 13

1. Phänotypische Ausprägungsmerkmale (Globalbeschreibung) 13
2. Der "kindliche" Dysgrammatismus: Beschreibungsansätze und Versuche zur Merkmalsermittlung 16
2.1 Beschreibungen im deutschen Sprachraum 18
2.2 Im Vergleich: Beschreibungen im englischen Sprachraum 28
3. Zur Ätiologie des Dysgrammatismus 39
4. Dysgrammatismus - zu Untersuchungsergebnissen auf unterschiedlichen Störungsebenen 52
4.1 Der verbale Untersuchungskomplex 52
4.1.1 Deviation auf morphologischer Ebene 52
4.1.2 Syntax und syntaktische Strukturen 56
4.1.3 Semantische Produktionen von Dysgrammatikern 59
4.1.4 Phonologische Störungen bei dysgrammatischen Symptomen 61
4.1.5 Metasprachliche Probleme bei Dysgrammatikern 63
4.2 Der nonverbale Untersuchungskomplex 64
4.2.1 Gedächtnisleistung und Informationsumsetzung 65
4.2.2 Kognitive Leistungen von Dysgrammatikern 68
5. Zusammenfassung und Perspektivenentwicklung 70

III. Die profilanalytischen Verfahren: Profilanalyse und LARSP nach Clahsen und Crystal 80

1. Zur Entwicklung und den wesentlichen Zielsetzungen des LARSP und der Profilanalyse 80
2. Prämissen und ihre theoretische Fundierung 83
3. Die Anwendung des profilanalytischen Verfahrens 85
3.1 Die Datenerhebung der Spontansprache 86
3.2 Transkription 87
3.3 Generierung des Profils 88
3.3.1 Die Stufen 88
3.3.2 Die Interaktionsanalyse 93
4. Kritische Reflexion von Profilanalyse und LARSP 94
4.1 Zur Problematik der Standardisierung am Beispiel elliptischer Äußerungen 95
4.2 Das Interaktionsverhalten - eine Aufgabe für die Profilanalyse? 98
4.3 Der Vergleich standardisierter Profile - sinnvolle quantitative Forschungsansätze? 101
5. Die Profilanalyse und die Language Assessment and Remediation Screening Procedure (LARSP): Probleme und Perspektiven 102

IV. Die psychometrischen Verfahren: HSET nach Grimm und Schöler und PET nach Angermaier 110

1. Der Heidelberger Sprachentwicklungstest nach Grimm und Schöler 111
1.1 Theoretische Fundierung des HSET 111
1.2 Aufbau und Struktur des HSET 114
1.2.1 Satzstruktur 115
1.2.1.1 Verstehen grammatischer Strukturen (VS) 115
1.2.1.2 Imitation grammatischer Strukturformen (IS) 116
1.2.1.3 Satzbildung (SB) 117
1.2.2 Text 118
1.2.2.1 Textgedächtnis (TG) 118
1.2.3 Metasprachliche Beurteilung und Korrektur 119
1.2.3.1 Korrektur semantisch inkonsistenter Sätze (KS) 119
1.2.4 Morphologische Struktur 120
1.2.4.1 Plural-Singularbildung (PS) 120
1.2.4.2 Bildung von Ableitungsmorphemen (AM) 121
1.2.4.3 Adjektivableitungen (AD) 122
1.2.5 Wortbedeutung 124
1.2.5.1 Wortfindung (WF) 124
1.2.5.2 Begriffsklassifikation (BK) 125
1.2.6 Interaktive Bedeutung 126
1.2.6.1 In-Beziehung-Setzung von verbaler und nonverbaler Information (VN) 126
1.2.6.2 Benennungsflexibilität (BF) 127
1.2.6.3 Enkodierung und Rekodierung gesetzter Intentionen (ER) 128
1.3 Auswertung und Interpretation 129
1.4 Kritik am psychometrischen Verfahren HSET 133
1.4.1 Innovative Momente des Heidelberger Sprachentwicklungstests (HSET) 136
1.4.2 Theoretische Prämissen des Heidelberger Sprachentwicklungstests (HSET) 139
1.4.3 Detailkritik: die Untertests und ihre Struktur 143
1.4.4 Auswertung und Interpretation 146
1.4.5 Praktikabilität der Diagnostik mit dem HSET unter besonderer Berücksichtigung der pädagogisch-psychologischen Umsetzung 149

2. Der Psycholinguistische Entwicklungstest (PET) nach Angermaier 153
2.1 Theoretische Fundierung des PET 153
2.2 Aufbau und Struktur des PET 157
2.2.1 Tests zur Überprüfung der rezeptiven Prozesse auf der Repräsentationsebene 157
2.2.1.1 Wortverständnis (WV) 158
2.2.1.2 Bilder Deuten (BD) 158
2.2.2 Tests zur Überprüfung der Mediationsprozesse auf der Integrationsebene 159
2.2.2.1 Objekte Finden (OF) 159
2.2.2.2 Symbolfolgen-Gedächtnis (SFG) 160
2.2.2.3 Zahlenfolgen-Gedächtnis (ZFG) 161
2.2.2.4 Wörter Ergänzen (WE) 161
2.2.2.5 Grammatik-Test (GT) 162
2.2.2.6 Laute Verbinden (LV) 163

2.2.3 Tests zur Überprüfung der Mediationsprozesse auf der Repräsentationsebene 164
2.2.3.1 Bilder Zuordnen (BZ) 164
2.2.3.2 Sätze Ergänzen (SE) 165
2.2.4 Tests zur Überprüfung der expressiven Prozesse auf der Repräsentationsebene 166
2.2.4.1 Gegenstände Beschreiben (GB) 166
2.2.4.2 Gegenstände Handhaben (GH) 169
2.3 Auswertung und Interpretation 169
2.4 Kritik am psychometrischen Testverfahren PET 173
2.4.1 Verbale und nonverbale Elemente in der Teststruktur des PET 174
2.4.2 Zur Faktorstruktur und Reanalysen des PET 176
2.4.3 Konzeption: Testmaterial und Aufgabentypen 180
2.4.4 Ergebnissicherung und Interpretation - Anmerkungen zu den Auswertungsleitlinien. 183
3. Zusammenfassung und Perspektivenentwicklung 186

V. Diskussion und diagnostische Perspektiven 191

1. Diagnose im Spannungsfeld: Überlegungen zur Struktur des Abstraktums "Diagnose" 193
1.1 Die Verbindung von Theorie und Praxis in der Diagnose 193
1.2 Der Zusammenhang zwischen Diagnose, Prognose und Therapie 195
1.3 Ableitungen aus der Analyse der "Diagnose" 196
2. Ableitungen aus der Analyse der theoretischen Modelle und Methoden 198
3. Ableitungen aus der Analyse der Profildiagnostika 200
4. Ableitungen aus der Analyse der Psychometrika 202
5. Diagnose von Entwicklungsdysgrammatismus als "Schwerpunktdiagnose"? 204
5.1 Zum Konzept der "Schwerpunktdiagnose" 207
5.2 Anamnese und Spontansprache als Basis 209
5.3 "Phonetisch-Phonologisches Modul" 212
5.4 "Lexikalisch-semantisches Modul" 213
5.5 "Morphologisch-syntaktisches Modul" 215
5.6 Nicht-sprachliche Leistungen 217
5.7 Zusammenfassung 218
6. Ausblick und Reflexion der eigenen Ergebnisse 220

VI. Literaturverzeichnis 224

I. Einleitung: Dysgrammatische Sprachstörungen - zum Aufbau dieser Studie

> "[...] Language disorders are common. At 3 years of age, 3% of preschoolers in England were to be language impaired to the extent of needing language therapy before entering school."[1]
>
> (Christy L. Ludlow)

"Sprachstörungen sind allgegenwärtig", sagt Christy LUDLOW, in einem Forschungsüberblick zum Thema "Sprachstörungen". Sie skizziert mit diesem Satz, der sich auf eine Studie von STEVENSON & RICHMAN aus dem Jahr 1976 bezieht, die Situation für den englischen Sprachraum treffend.
In Deutschland wird das Problem des "unstrukturierten Sprechens" seit ungefähr 1975 in verstärktem Ausmaß erforscht. Zwanzig Jahre intensive *Forschung* zu dem Thema "Dysgrammatismus" haben viele Erkenntnisse gebracht, aber noch mehr Fragen aufgeworfen. Logopäden, Linguisten, Psychologen, Allgemeinmediziner, Neurologen, Psychiater, Eltern, Lehrer und natürlich die Kinder als die Betroffenen sind mit dem Problem Dysgrammatismus konfrontiert. Die Zugangsweisen zu dem Problem sind entsprechend vielgestaltig. Von einem Unverständnis der Eltern, das häufig Ergebnis der Angst ist ihr Kind könnte entwicklungsverzögert oder sogar geistig behindert sein, bis zu rational geprägten Beschreibungs- und Erklärungsversuchen der Linguisten, die sich aber in den allermeisten Fällen auch nicht dem persönlichen Schicksal ihrer Beschreibungsobjekte entziehen können, reichen die Begegnungsformen.

Diesem Spektrum steht aufseiten des *Kindes* häufig eine Hilflosigkeit gegenüber: Es beginnt mit zunehmenden Alter "zu verstehen", dass andere Kinder sich anders verhalten, andere Formen der Kommunikation für sich entdecken, die das sprachgestörte

[1] Ludlow, Christy L. Children's language disorders: recent research advances. In: Annals of Neurology 7 (1980), S. 498.

Kind selbst nicht oder nur teilweise benutzen kann. Schließlich kommt der Druck von sozialen Systemen hinzu, die die Fähigkeit zu sprechen wenn nicht voraussetzen so doch erwarten, dass Sprache bald und zügig erlernt wird (Kindergarten und Schule). Bleibt diese Erwartungserfüllung aus, beginnt in sozialer Hinsicht häufig eine sehr schwierige Zeit für das betroffene Kind. Es zieht sich ob der Hänseleien und dem Spott aus der sozialen Bezugsgruppe zurück.
Die *Eltern* stehen mit ihrer eigenen Hilflosigkeit den Problemen des Kindes häufig genug zusätzlich im Wege: "Das musst du doch können.", "Sprich mir einmal den folgenden Satz nach. (...)" sind beispielhafte Reaktionen, die den Druck auf das Kind zusätzlich erhöhen. Sie geben ihm nicht die Möglichkeit seinem Problem psychisch unvoreingenommen zu begegnen. Selbst wenn die Eltern bei einem auffallenden Entwicklungsverzug oder einer Abweichung *Beratung* z.B. bei einem Kinderarzt suchen, bedeutet dies in vielen Fällen noch nicht die Lösung der Probleme. Mit dem Hinweis, dass sich diese "unnormale" Entwicklung mit der Zeit schon geben werde, werden die Eltern häufig entlassen.
Das Problem kehrt dann gewöhnlich in einer dringend notwendigen Sprachtherapie im Alter von fünf bis sechs Jahren wieder. Zuvor entstandene Ängste sich zu artikulieren, müssen nun abgebaut werden. Die Therapie steht dann nicht nur unter einem grundsätzlichen Erfolgsdruck, die Sprache des Kindes in die Normalität zurückzuführen, sondern auch unter dem zeitlich eng begrenzten Rahmen dieses Ziel zu erreichen, da der Schulanfang im Regelfall nur einige Monate entfernt ist.

Thema dieser Arbeit ist es nicht, vorrangig über die sozialen Hintergründe von sprachgestörten Kindern nachzudenken. Vielmehr wendet sie sich dem "methodisch-technischen" Bereich zu. Obwohl auch der soziale Hintergrund Beachtung verdient - nicht zuletzt haben dies Studien über die soziale Situation im Familienverband sprachgestörter Kinder gezeigt[2] - soll es im Rahmen dieser Studie vor allem darum gehen, die linguistischen Probleme, die der Entwicklungsdysgrammatismus aufwirft, nachzuzeichnen, kritisch zu reflektieren und einen eigenen Standpunkt in dieser Frage zu entwickeln.
Den Elementen *Diagnose* und *Therapie* kommt dabei eine große Bedeutung zu. Allerdings sind gerade diese beiden Bereiche von einer bemerkenswerten Paradoxie

[2] Grimm, Hannelore; Sabine Weinert. Mütterliche Sprache und Sprachverarbeitung dysphasischer Kinder. In: Heilpädagogische Forschung 15 (1989), S.15-24.

betroffen: Trotz der intensiven Forschung bestehen heute immer noch kontroverse Ansichten über die Ursachen und die Beschreibungsformen von Dysgrammatismus. Diagnose und Therapie werden ob dieser unbefriedigenden Gesamtlage gleichermaßen vorangetrieben. Vom logischen Standpunkt wäre zu erwarten, dass die Diagnose (Beschreibungs- und Klassifikationsversuche) der Therapie vorgeschaltet würde. Dass dem nicht so ist, zeugt von dem hohen Druck grundsätzliche Erfolge bei der Behandlung von Sprachstörungen erreichen zu müssen.

Der Diagnose wird in dieser Studie der größte Stellenwert eingeräumt. Sie ist als Bindeglied zwischen dem Phänomen des Dysgrammatismus und seiner Therapie anzusehen. Der Diagnose kommt die Aufgabe zu, das Phänomen möglichst umfassend zu beschreiben und damit eine Datenbasis zu entwickeln, auf der eine Therapie begründet werden und sicher ansetzen kann. Diese Idealvorstellung ist im Bereich des Dysgrammatismus heute leider noch nicht Realität und so kommt der Diagnose nicht die einfache Funktion eines Bindeglieds zu, sondern es wird darüber hinaus von ihr verlangt, neben den Daten eine Möglichkeit bereitzustellen, *die Therapie auf dem Weg zum therapeutischen Ziel evaluierend zu begleiten.*

Es wird die Aufgabe dieser Studie sein zu überprüfen, ob und in welcher Weise die vorhandenen Diagnoseinstrumente diesem ambitionierten Anspruch genügen können.

Die Studie gliedert sich in insgesamt fünf Kapitel.

Im Anschluss an diese Einleitung wird in *Kapitel II* die Grundlage für eine Beurteilung des Dysgrammatismus gelegt. Hier stehen Darstellungen von Definitionsversuchen und Klassifikationsbemühungen im Vordergrund, sie bilden nämlich die essenzielle Grundlage für die Entwicklung von diagnostischen Verfahren. Berücksichtigt wird in diesem Kapitel nicht nur die Literatur des deutschen Sprachraums, sondern es wird ebenso versucht die umfangreiche englischsprachige Literatur in ihren Grundaussagen zu erfassen und mit den Ergebnissen der deutschen Literatur zu vergleichen. Schließlich wird in diesem Kapitel der Entwicklungsdysgrammatismus auf den unterschiedlichsten Störungsebenen betrachtet, um so in einem abschließenden Bewertung die ermittelten Erkenntnisse zu bündeln und zu einer "Definition", auf jeden Fall aber zu einer differenzierten Sichtweise im Sinne eines Problemaufrisses zu kommen. Damit soll der begrifflichen Schwierigkeit, die der Entwicklungsdysgrammatismus bereithält, begegnet werden.

Das *Kapitel III* beinhaltet die ersten beiden Diagnoseinstrumente: die Profilanalyse und den LARSP (Language Assessment and Remediation Screening Procedure) von Harald CLAHSEN bzw. David CRYSTAL und Mitarbeitern. Die Darstellung wird mit eigenen Überlegungen zum "profiling approach" verknüpft sein.

Kapitel IV zeigt den Aufbau und die methodische Begründung des HSET (Heidelberger Sprachentwicklungstest) von Hannelore GRIMM und Herman SCHÖLER. Dieses Testverfahren ist den Psychometrika zuzuordnen und weist eine sehr umfangreiche Testbatterie auf. Die Untertests sollen vorgestellt werden. Daneben wird der PET (Psychologischer Entwicklungstest) von ANGERMAIER besprochen. Dieser Test gehört ebenfalls zur Gruppe der Psychometrika und ist der älteste der hier vorgestellten Tests, die zur Diagnose von Sprachstörungen und hier speziell des Entwicklungsdysgrammatismus eingesetzt werden. Seine Bedeutung ist in den letzten Jahren zugunsten der neueren Verfahren des "profiling approach" und des HSET zurückgegangen. Dieses Kapitel wird ähnlich der Struktur des dritten Kapitels mit einer Reflexion über Praktikabilität und theoretische Fundierung beendet.

In *Kapitel V* werden die in den vorangegangenen Abschnitten ermittelten Ergebnisse gebündelt. Der Versuch auf der Basis dieser Erkenntnisse perspektivisch eigene Überlegungen anzustellen, schließt sich an. Die strukturellen und methodischen Probleme der vorgestellten Testverfahren werden reflektiert und ein Ausblick auf die denkbare Ausgestaltung von diagnostischen Verfahren gegeben: Die Interdisziplinarität der an Sprachproblemen beteiligten Wissenschaften, die mehrdimensionale Ausrichtung eines Testverfahrens, die Bedeutung der Anamnese und die Rückbindung an linguistische Probleme werden im Rahmen dieser Überlegungen Berücksichtigung finden.

Der *Anhang* enthält das alphabetisch angeordnete Verzeichnis der verwendeten Literatur.

II. Theoretische Modelle und Konzepte: Das sprachlich deviante Phänomen "Dysgrammatismus"

Um das Phänomen "Dysgrammatismus" zu beschreiben, kann man mehrere Wege wählen. Zum einen ist eine Einordnung in bestehende theoretische Konzepte möglich. Eine Verortung in der Linguistik und damit eine Bestimmung des Phänomens unter psycholinguistischen Gesichtspunkten wäre die Folge. Ein solches Vorgehen würde den theoretischen Ansprüchen an eine Beschreibung zwar grundsätzlich genügen; ausgeklammert bliebe aber die praktische Problemdimension. Gerade im Hinblick auf die ab dem dritten Kapitel angestrebte Darstellung und Beurteilung der Diagnoseinstrumente hinsichtlich ihrer Funktionalität und ihrem Nutzen in der Praxis ist dieser Blickwinkel jedoch zu ergänzen.
Das folgende zweite Kapitel bemüht sich, das Phänomen "Dysgrammatismus" aus seiner Abstraktheit zu lösen. In einem ersten einleitenden Schritt wird versucht, den Dysgrammatismus aus einer Beobachterperspektive zu Beginn dieses Jahrhunderts zu beschreiben. Der zweite Schritt stellt Beschreibungsversuche und Besonderheiten dar - diese Darstellung bezieht insbesondere die Besonderheiten des englischen und deutschen Sprachraums ein, wobei im Hintergrund die Frage zu stellen sein wird, inwieweit die vorliegenden Forschungen des anglizistischen Sprachraums in der deutschen Dysgrammatismusforschung Anwendung finden können. Das dritte Teilkapitel beschäftigt sich zugespitzt mit dem kindlichen Dysgrammatismus und hierbei hauptsächlich mit der Frage nach der Ätiologie (Ursachenforschung). Der vierte umfassende Abschnitt diskutiert die verschiedenen Störungsebenen im Detail und bietet eine thematisch gegliederte Literaturschau.
Der Abschluss des Kapitels soll in einer Problematisierung bestehen, die durch die zuvor erfolgte Literaturschau und die aufgezeigten Kontroversen ein möglichst prägnantes Bild des Entwicklungsdysgrammatismus und seiner offenen Fragen zeichnet.

1. Phänotypische Ausprägungsmerkmale (Globalbeschreibung)

Eine erste Beschäftigung mit dem Phänomen "Dysgrammatismus" erfolgte bereits zu Beginn diese Jahrhunderts. Dr. med. Albert LIEBMANN, Arzt für Sprachstörungen in

Berlin, setzte sich als erster systematisch mit dem Phänomen des kindlichen "Dysgrammatismus" auseinander. Sein Aufsatz "Agrammatismus infantilis" aus dem Jahr 1901 orientiert sich an den Merkmalen des Dysgrammatismus, die offen zu erkennen sind.[3] Da der Artikel auch in der jüngsten Literatur immer wieder als Beispiel für eine erste systematische Untersuchung genannt wird, sollen die Ansichten LIEBMANNs etwas genauer vorgestellt werden. LIEBMANN unterteilt in drei Grade des "Agrammatismus infantilis"[4], wobei deutlich hervorzuheben ist, dass es sich nicht um Abstufungen in der Intensität einer Störung handelt oder die Störungsbilder sogar sequenziell durchlaufen werden, sondern um drei Störungsbilder, die einen unterschiedlichen ätiologischen Hintergrund besitzen.
In dieser Frage ist LIEBMANN im o.g. Sinn häufig falsch interpretiert worden.[5]
Die Beobachtung der "abweichenden" Sprache durch LIEBMANN ergab die folgenden drei Störungsbilder:

- Die Angehörigen des ersten Störungsbildes konnten überhaupt keine Sätze nachsprechen oder (darüber hinausgehend) spontan selbst bilden.
- Die Kinder des zweiten Störungsbildes konnten ebenfalls keine Sätze spontan bilden, waren aber beim Nachsprechen zumindest in der Lage, kleinere Sätze zu produzieren - vielfach allerdings mit einer fehlerhaften Flexion.
- Das dritte Störungsbild enthält als zentrales Merkmal die spontane Produktion von Sätzen, aber Ausdruck, Syntax und Flexion harmonieren in der Gesamtheit nicht. Kleinere Sätze können korrekt wiedergegeben werden, erst bei umfangreicheren Satzkorpora treten Schwierigkeiten wie in den ersten beiden Störungsbildern auf.[6]

---

[3] Liebmann, Albert. Agrammatismus infantilis. In: Archiv für Psychiatrie und Nervenkrankheiten 34 (1901), S. 240-252.
[4] Vgl., a.a.O., S.240.
[5] Diesem Fehler unterliegen auch die Autoren des Überblicks über den Forschungsstand im Bereich des Dysgrammatismus: Schöler, Hermann; Claudia Dalbert; Heike Schäle. Neuere Forschungsergebnisse zum kindlichen Dysgrammatismus, In: Grohnfeldt, Manfred (Hrsg.). Störungen der Grammatik.Berlin: Spiess, 1991, S.54-82, hier S.56. Vgl. weiter: Welling, Alfons. Dysgrammatismus als grammatische Entwicklungsstörung: Diagnostik, Therapie, Unterricht. (Arbeitspapier anläßlich einer Fortbildungsveranstaltung am 10./11. März 1995 in Bielefeld). Köln: unveröff. Manuskript, 1995, S.5.
[6] Vgl. Liebmann, Albert. Agrammatismus infantilis. In: Archiv für Psychiatrie und Nervenkrankheiten 34 (1901), S.241ff.

Die durch LIEBMANN vorgestellte Einordnung bezieht sich nicht allein auf die Sprache. Er hat seine Patienten auch in ihrem Umfeld beobachtet und für die erste Gruppe von Agrammatikern und Dysgrammatikern, wie sie in der heutigen deutschsprachigen Forschung überwiegend genannt werden, folgendes zusätzliches Merkmal festgestellt: "Die meisten der Agrammatiker ersten Grades haben erst im 2.-3. Lebensjahr laufen gelernt."[7] Auf welchen Datenkorpus sich LIEBMANN stützt, d.h. wie valide die Daten aus der heutigen empirischen Perspektive sind, bleibt offen. Zusätzlich stellte LIEBMANN bei der Gruppe des ersten Störungsbildes eine "ungenügende Geschicklichkeit der Sprachmuskulatur"[8] fest. Auch schwerwiegende soziale Folgen für die Dysgrammatiker erkannte LIEBMANN bereits: "Man wird dann einsehen, dass die übliche Gleichgültigkeit, die Laien und auch Ärzte diesen Sprachstörungen entgegenbringen, keineswegs angebracht ist."[9]

Zusammenfassend lassen sich für die erste systematische Beschäftigung mit dem Störungsbild "Dysgrammatismus" zu Beginn dieses Jahrhunderts folgende Erkenntnisse und Perspektiven festhalten:

- Die *Sprache ist deviant*, d.h. sie weicht vom üblichen Umgang mit Sprache ab.
- *Die Abweichungen sind vielfältiger Natur*: LIEBMANN stellte bei seinen drei Störungsbildern fest, dass sowohl fehlende Flektierung als auch syntaktische Fehler, insbesondere bei Präpositionen[10] oder "Persistieren"[11], als Symptome auftreten können.
- Die *Ursachen* für den Agrammatismus infantilis *sind nach LIEBMANN vielschichtig.* Durch sein Vorgehen, Dysgrammatismus nicht nur auf die Sprache zu beziehen, öffnete er vom heutigen Betrachtungsstandpunkt aus den Blickwinkel auf Ursachen, die nicht allein auf sprachlichen Phänomenen basieren. Hier ist die o.g. mögliche Verbindung zwischen physiologischen und sprachlichen Beeinträchtigungen zu nennen.

---

[7] A.a.O., S.243.
[8] A.a.O., S.244. Vgl. in diesem Zusammenhang besonders: Hay, Gudrun. Zum Einfluß von Präpositionalphrasen auf die Nachsprechleistung dysgrammatischer Kinder. In: Füssenich, Iris; Bernhard Gläß (Hrsg.). Dysgrammatismus: theoretische und praktische Probleme bei der interdisziplinären Beschreibung gestörter Kindersprache. Heidelberg: Schindele, 1985, S. 62-75.
[9] Ebd.
[10] Vgl., a.a.O., S.249.

Zwar sind die Verbindungen, die zu benachbarten Disziplinen wie der Medizin oder der Soziologie gezogen wurden, nicht im heutigen Sinne professionell. Sie zeigen aber, dass es neben der Sprache noch andere "Sinnessphären"[12] gibt, deren Einfluss bei der Betrachtung von Sprachstörungen Berücksichtigung finden sollten. Die in den Zitaten etwas altmodisch anmutende Ausdrucksweise darf nicht darüber hinwegtäuschen, dass an dieser Stelle ein zentraler Punkt des Dysgrammatismus erfasst wurde, den Magda GEY achtzig Jahre später auf dem Hintergrund eines viel breiteren Wissens sinngemäß in die folgende pointierte Form brachte:

Der Dysgrammatismus ist *kein isoliertes Phänomen* und darf auch nicht als solches betrachtet werden, da er kein kohärentes Bild der Symptome aufweist.[13]

GEY folgert aus dieser einfachen aber wichtigen Erkenntnis, dass eine vielschichtige Diagnose die Basis einer jeden Beurteilung von Sprachstörungen sein sollte.

2. Der "kindliche" Dysgrammatismus: Beschreibungsansätze und Versuche zur Merkmalsermittlung

Durch LIEBMANN und GEY wurde deutlich, dass der Dysgrammatismus ein Symptomspektrum aufweist, dem weder Medizin noch Linguistik oder sonstige Disziplinen allein gerecht werden können.

Das Problembewusstsein in dieser Richtung zeigt sich bereits bei einem ersten Blick in die neuere Literatur: Wissenschaftslogisch erscheint es plausibel, dass das Phänomen, dem Diagnose und Therapie begegnen sollen, zunächst beschrieben und klassifiziert wird. Dies stellt die beteiligten Forscher aber bereits vor große Proble-

---

[11] A.a.O., S.246.
[12] Ebd. Vgl. auch S.249f.
[13] Vgl. Gey, Magda. Elemente sprachtherapeutischen Handelns bei sprachentwicklungs--gestörten Kindern - Schwerpunkt Dysgrammatismus. In: Kriz, Jürgen (Hrsg.). Sprach-entwicklungsstörungen. München: Fink, 1984, S.161-210, hier S.170ff. Beispiele für dysgrammatische Ausdrucksweisen: Vgl. S.163.

me: Johannes GRAICHEN versuchte in seinem Aufsatz von 1986[14] dem Phänomen des verzögerten und/oder abweichenden Spracherwerbs nachzugehen. Der Tübinger Kinderpsychiater formulierte als Basis den unbedingten Zusammenhang zwischen Sprache, Psyche und Gehirn. Obwohl diese neuropsychologischen Überlegungen von Medizinern und den anderen Disziplinen geteilt werden, erweist sich dieser Ansatz als schwierig für den realen Umgang mit Dysgrammatismus. Letztlich bleibt aber auch GRAICHEN vor der Schwelle stehen, deren Überwindung weitere Erkenntnis im Verständnis von Sprache und ihres Erwerbs versprechen würde.

Basierend auf den Theorien von VYGOTSKY und LURIA (1970ff.) lassen sich im Gehirn Teilfunktionsbereiche ausmachen, die mit der Sprache zu tun haben: "Die Strukturlinien der Teilfunktionen im Psychischen fallen nicht zusammen mit den Begrenzungen einzelner Areale oder Knotenpunkte im Gehirn."[15] Und weiter: "Umgekehrt aber leistet jeder Knotenpunkt im Gehirn seinen Beitrag zu verschiedenen psychischen Funktionen, er ist 'polyvalent'".[16] Da die Neuropsychologie an dieser Stelle offensichtlich noch keine genaueren Erkenntnisse vorlegen kann, bleibt es nach GRAICHEN zunächst der Theorie überlassen, Dysgrammatismus in "[...] einem oder mehreren der klassischen Sammelbegriffe"[17] anzusiedeln. Aber: "Schon hierbei gibt es [...] in vielen Einzelfällen Zuordnungsschwierigkeiten."[18]
Die Aufgabe der Präzisierung eines Dysgrammatismusbegriffs muss also in einem vorrangig medizinischen Verständnis drei konzeptionelle Ebenen berücksichtigen:

1. Sie hat zu klären, *welche Symptome* der Dysgrammatismus hervorbringt.
2. Sie muss versuchen, die *Symptome neuropsychologisch zu kategorisieren* und sie Teilleistungsschwächen zuzuordnen, d.h. sie muss die Basis für Diagnosen schaffen, die die betreffenden Gehirnregionen als "Ursachen/ Verursacher" ausfindig machen können.
3. Sie muss aus den erhaltenen Erkenntnissen (aus 1 und 2) die *Schwerpunkte* bestimmen, die *therapeutisch* bedeutsam sind.

---

[14] Vgl. Graichen, Johannes. Zentrale Bedingungen von Sprachentwicklungsstörungen. In: Die Sprachheilarbeit 31 (1986), S. 60-74.
[15] A.a.O., S.61.
[16] A.a.O., S.61f.
[17] A.a.O., S.62.
[18] Ebd.

Konsequenz aus der dritten Ebene ist die Einbeziehung der ganzen Persönlichkeit - eine Schlussfolgerung, die insbesondere im Kapitel V noch einmal aufgenommen und vor dem Hintergrund der Relevanz und Effizienz der diagnostischen Instrumentarien diskutiert werden wird.

Wie schwierig es ist, die vorstehende theoretische Forderung zu realisieren, zeigt sich am Problem der Klassifikation und Beschreibung des Entwicklungsdysgrammatismus.

2.1 Beschreibungen im deutschen Sprachraum

Im Jahr 1987 erschien in der Zeitschrift Sprache-Stimme-Gehör ein Aufsatz von Axel HOLTZ, in dem sich der Autor bemüht, die Ergebnisse des deutschsprachigen Raumes hinsichtlich Beschreibung und Ursachenforschung zusammenzutragen.[19]

An dieser Stelle sollen jedoch nicht alle vorhandenen Beiträge besprochen werden, sondern vorrangig diejenigen, deren Ergebnisse die heutige Diskussion hintergründig immer noch begleiten.

Einer der ersten vielbeachteten Versuche, Entwicklungsdysgrammatismus begrifflich zu fassen, legte 1978 Hans Joachim SCHOLZ vor. Er formulierte zunächst zwei Hypothesen hinsichtlich des Phänomens Entwicklungsdysgrammatismus:

1. Grundsätzlich ist davon auszugehen, dass die dysgrammatische Sprache, von Laien häufig als "Sprachwirrwarr"[20] bezeichnet, eine regelgeleitete Sprachproduktion enthält, die sich unabhängig von den geltenden Regeln der Muttersprache entwikkelt.
2. Von diesem Bild des Entwicklungsdysgrammatismus grenzt er das Phänomen der "temporell affizierten"[21] Sprache ab. In diesem Fall verläuft der Spracherwerb retardierend und wird von SCHOLZ als Sprachentwicklungsverzögerung definiert.

---

[19] Vgl. Holtz, Axel. Die Entwicklungsdysphasie - sprachpathologisches Konzept oder psycholinguistisches Chaos? In: Sprache - Stimme - Gehör 11 (1987), S.21-26.
[20] A.a.O., S.21.
[21] Vgl., ebd. und weiterführend: Scholz, Hans-Joachim. Einige psycholinguistische Bemerkungen zum Entwicklungsdysgrammatismus. In: Peuser, Günter (Hrsg.). Brennpunkte der Patholinguistik. München: Fink, 1978, S.275-289.

So plausibel diese Formulierungen zunächst auch klingen mögen - sie sind in der Fachwelt kontrovers diskutiert worden. Grund hierfür war die fehlende Basis des Konzepts von SCHOLZ. Er legte seinen Überlegungen weder empirische noch therapeutische Daten und Erfahrungen zugrunde. Ihm kommt aber das Verdienst zu, die Frage nach Definition und Abgrenzung gestellt zu haben.

Der zweite wesentliche Ansatz stammt von Hannelore GRIMM und Mitarbeitern. Ihre Überlegungen sind sprachpsychologisch zu verorten. 1982 legten GRIMM und KALTENBACHER einen Artikel zur Definition von "Entwicklungsdysphasie"[22] vor. Sie orientierten sich darin begrifflich an der englischsprachigen Forschung. Ihre Definition besticht durch das angewendete Ausschlussverfahren: Per definitionem dürfen Entwicklungsdysphasien nicht mit Störungsbildern wie der intellektuellen oder emotionalen Störung oder organischen Schädigungen, z.B. der Hörbeeinträchtigung, verbunden werden.
Durch die Ausblendung von organischen und psychischen Defekten lässt sich die Entwicklungsdysphasie begrifflich einigermaßen eindeutig bestimmen: Ihr maßgeblichstes Merkmal ist der von SCHOLZ bereits festgestellte verzögerte Sprachentwicklungsverlauf und eine strukturell abweichende Entwicklung der kindlichen Sprache. GRIMM und Mitarbeiter stützten mit ihrem Konzept, das auf der Untersuchung von acht als entwicklungsdysphasisch eingestuften Kindern von vier bis fünf Jahren beruht, die These von SCHOLZ, die einen abweichenden, aber durchaus regelgeleiteten Erwerb von Sprache postulierte. Immerhin lassen GRIMM und Mitarbeiter Stammeln und feinmotorische Störungen bei Dysphasikern zu - und dies in der Annahme, dass Dysphasien ein vielfältiges Symptomspektrum aufweisen können. Sie lehnen aber Diskussionen über hirnorganische Ursachen ab.[23] So ist das Verhältnis von GRIMM und Mitarbeitern vom Standpunkt der psychologischen Sprachforschung zur Mini-

---

[22] Grimm und Mitarbeiter orientieren sich hier am Begriff der "devlopmental dysphasia", der im zweiten Teil dieses Kapitel über die Forschungen im englisch-sprachigen Raum behandelt werden wird. Vgl. Grimm, Hannelore; Erika Kaltenbacher. Die Dysphasie als noch wenig verstandene Entwicklungsstörung: Sprach- und kognitionspsychologische Überlegungen und erste empirische Ergebnisse. In: Frühförderung interdisziplinär 1 (1982), S. 97-112. und den differenzierten Artikel zur Entwicklungsdysphasie: Grimm, Hannelore. Entwicklungsdysphasie - kein einheitliches Konstrukt. In: Heilpädagogische Forschung 15 (1989), S.3-14.
[23] Vgl. Grimm, Hannelore. Entwicklungsdysphasie - kein einheitliches Konstrukt. In: Heilpädagogische Forschung 15 (1989), S.3.

malen Celebralen Dysfunktion (MCD) als einer hirnorganischen Ursachenvariante nach HOLTZ "sehr distanziert"[24].

Wenn oben ausgeführt wurde, dass GRIMM die These eines strukturell andersartigen Spracherwerbs stützen konnte, so bezog sich dies auf das Phänomen der Verb-Endstellung im Satz, die nach SCHOLZ und GRIMM eine der wesentlichen "grammatischen Regeln" bei Dysphasikern zu sein scheint. GRIMM hat ergänzend zu diesem Sachverhalt weitere Unterschiede beschrieben:

- Die Verbnachstellung tritt auch bei sprachlich normal entwickelten Kindern auf. Der Unterschied zu Dysphasikern liegt darin, dass die Endstellung des Verbs nicht als ausschließliche, sondern als eine unter mehreren Strategien gewählt wird.
- Kopulasätze werden von Dysphasikern im Gegensatz zu normal entwickelten Kindern fast nie, es sei denn durch Imitation, korrekt gebildet.

Es lassen sich systematische Abweichungen im dysphasischen Spracherwerb beobachten, zu denen es kein Pendant gibt.
GRIMM folgert aus diesen Erkenntnissen zwei wesentliche Punkte: Alle drei Aussagen sprechen nicht für ein ungeordnetes Sprachwirrwarr bei Dysphasikern, sondern für eine Strukturabweichungshypothese. Für die Ursachen bietet Hannelore GRIMM zwei Erklärungsmuster an:
Der interaktionspsychologische Ansatz sieht ein zentrales Defizit von dysphasischen Kindern in der Mutter-Kind-Dyade. Kinder, die nach diesem Erklärungsmuster dysphasische Symptome zeigen, haben, so GRIMM, ein defizitäres oder emotionsgestörtes Verhältnis zur ihrer Mutter. Dieses "Faktum" führt dazu, dass Imitationslernen nicht oder nur in sehr geringem Umfang stattfindet. Der Einwand von HOLTZ, dass GRIMM damit selbst Emotionen oder emotionale Zustände als Ursachen in Betracht zieht, obwohl sie sich gegen die Einbeziehung von hirnorganischen und emotionalen Ursachen wendet, trifft hier voll zu.[25]

[24] Holtz, Axel. Die Entwicklungsdysphasie - sprachpathologisches Konzept oder psycholinguistisches Chaos? In: Sprache - Stimme - Gehör 11 (1987), S.24.
[25] Vgl., ebd. Vgl. auch: Grimm, Hannelore. Vergleichende kategoriale Analyse sprachlicher Handlungsmuster in Mutter-Kind-Dyaden. In. Boueke, Dietrich (Hrsg.). Untersuchungen zur Dialogfähigkeit von Kindern. Tübingen: Narr,1983, S.249-268, hier S.260ff.

Der kognitionspsychologische Erklärungsansatz bezieht sich direkt auf die Strukturabweichungshypothese. Entwicklungsdysphasische Kinder besitzen nach GRIMM eigene Strukturen, um Informationen im verbalen und nonverbalen Bereich zu verarbeiten. Normal entwickelte Kinder agieren und reagieren auf ihre Umwelt in einer ganzheitlichen Weise, d.h. sie verwenden analytische Verfahren zur Aufnahme von Umwelteinflüssen wesentlich seltener als ihre sprachgestörten Spielkameraden. GRIMM folgert daraus, dass bei dysphasischen Kindern ob der einseitigen analytischen Vorgehensweise bei der Aufnahme und Interpretation von verbablen und nonverbalen Informationseinheiten eine unzureichende Inputleistung erreicht werde, was sich in Sprachrezeption und -produktion zeige.[26]

Friedrich Michael DANNENBAUER wandte sich gegen die Strukturabweichungsthese, die theoretisch von SCHOLZ und in der Empirie durch GRIMM bestimmt worden war. Interessanterweise bringt ein Blick in die Literaturliste von DANNENBAUERs Aufsatz aus dem Jahr 1983 eine überraschende Tatsache ans Licht, die HOLTZ in seinem Aufsatz wie folgt beschreibt: "Das Brisante an dieser Gegendarstellung liegt nun darin, dass *Dannenbauer* z.T. die gleichen Autoren für seine Position heranzieht wie *Scholz* für seinen Standpunkt."[27] Obwohl GRIMM die SCHOLZ'sche These im Ansatz bestätigte, übt DANNENBAUER Kritik. Er reibt sich an dem immer noch weitgehend theoretisch angelegten Konzepten:[28]

"Es erscheint daher wenig fruchtbar, weiterhin überwiegend theoretische Kontroversen über die Verzögerungs-Abweichungs-Dichotomie zu führen. Vielmehr ist es notwendig, das gesamte Kontinuum von Sprachentwicklungsstörungen in den Blick zu fassen und in vielen Einzelfällen oder Gruppenstudien in allen Komponenten sorgfältig zu beschreiben [...] Sollte ein solcher Ansatz zu validen Forschungsergebnissen führen - was möglich erscheint -, dann wären diese für die Entwicklung therapeutischer Strategien hochgradig bedeutsam. Demgegenüber wurde der traditionellen

[26] Die Frage, ob eine vornehmlich analytische Wahrnehmung der Umwelt zu einer primär sequentiellen Verarbeitungsstrategie führt, damit einen ganzheitlichen Lernprozess unterbindet, beantwortet Grimm in ihren Ausführungen leider nicht.

[27] Holtz, Axel. Die Entwicklungsdysphasie - sprachpathologisches Konzept oder psycholinguistisches Chaos? In: Sprache - Stimme - Gehör 11 (1987), S.24. (Kursive Hervorhebungen im Orginaltext.)

[28] Dannenbauer, Friedrich Michael. Der Entwicklungsdysgrammatismus als spezifische Ausprägungsform der Entwicklungsdysphasie. München: Ladewig,1983.

Verzögerungs-Abweichungs-Dichotomie therapeutische Relevanz zu Recht vielfach abgesprochen."[29]

DANNENBAUER begreift den Entwicklungsdysgrammatismus als eine Art der Entwicklungsdysphasie; Dysphasie stellt sozusagen den Sammelbegriff von Sprachentwicklungsstörungen dar. Der Entwicklungsdysgrammatismus bezeichnet demnach eine Sprachentwicklungsstörung mit einem Schwerpunkt der Defizite im morphologisch-syntaktischen Bereich. Defizitär ist diese Sprachentwicklung in DANNENBAUERS Auffassung auf jeden Fall: Sie verläuft erheblich unter dem Niveau, das sich aufgrund der entwicklungspsychologischen und sozialen Rahmenbedingungen erwarten lassen würde.[30]

Interessant ist in diesem Zusammenhang die Möglichkeit, weitere Definitionen auf diese Art und Weise zu entwickeln: Es ließen sich etwa spezifische Formen der Entwicklungsydysphasie kennzeichnen, die ihre Störungsschwerpunkte im Bereich der Semantik oder Semiotik hätten. Unentschlossen führt DANNENBAUER dazu aus: "[...] neben ihr (der grammatischen Störung, d.Verf.) können weitere Auffälligkeiten der sprachlichen Entwicklung in den Bereichen Phonologie und Semantik eventuell koexistieren."[31]
Im Bereich der Therapie favorisiert DANNENBAUER die Eliziation als Modell, d.h. die Erweiterung von semantischen Äußerungen der Kinder durch den Therapeuten in semantisch und syntaktisch korrekten Satzgebilden. Es ist aber zu befürchten, dass diese Art der Therapie wenig Erfolg hat, da die Kinder bereits das sprachliche Imitationslernen im Elternhaus nicht bewältigen konnten. Da nicht davon auszugehen ist, dass dysgrammatische Kinder in ihrem Elternhaus grundsätzlich ein minimales Sprachangebot durch die Erziehenden erhalten, lässt sich der Hinweis formulieren, dass dieses therapeutische Modell in der Therapie selbst erlernt werden muss.

---

[29] Dannenbauer, Friedrich Michael. Einige Gesichtspunkte zur Modifikation der Verzögerungs-Abweichungs-Dichotomie von Störungen der grammatischen Entwicklung. In: Die Sprachheilarbeit 30 (1985), S.234-238, hier: S.237f.
[30] Vgl. Dannenbauer, Friedrich Michael. Ist der kindliche Dysgrammatismus grammatisch? Zu den Sprachproblemen entwicklungsdysphasischer Kinder. In: Die Sprachheilarbeit 34 (1989), S.151-168, hier: S.151.
[31] Ebd.

Präziser ist dagegen DANNENBAUERS Beschreibungsversuch, der die entwicklungsdysphasischen[32] Probleme von Kindern nicht nur auf den Zeitpunkt der Diagnose und Therapie bezieht. Er unterteilt im zeitlichen Verlauf in das "prädysgrammatische Stadium", das "dysgrammatische Stadium", und das "postdysgrammatische Stadium"[33]. Hierbei steht weniger die Überzeugung DANNENBAUERS im Vordergrund, einen idealtypischen Entwicklungsverlauf aufzeigen zu können, als vielmehr die Sensibilisierung für die Randbereiche der Entwicklungsdysphasie. Fragen, die in diesem Zusammenhang zu stellen wären, könnten wie folgt lauten:

1. Wie entwickelt sich die Lexik im prädysgrammatischen Stadium oder allgemeiner: Lassen sich die Auffälligkeiten bei anderen Sprachproduktions- oder -rezeptionskomponenten erkennen? Zentrales Anliegen einer solchen Frage wäre, sich von dem Absolutheitscharakter einer einseitig am grammatischen "Modul" orientierten Sichtweise zu distanzieren und Überlegungen für eine Frühdiagnostik zu formulieren. Obschon der syntaktische Bereich bei der Beschreibung der Symptomatik dominiert, kann eine solche "Relativierung" helfen, den Blick zu weiten. Dies gilt zum einen für eine vernetzende Wahrnehmung der Symptomatik mit allen Sprachkomponenten und steht andererseits für die Überzeugung, Sprache auch im prä- und postdysgrammatischen Stadium zu beschreiben.
2. Wie entwickeln sich Kinder in einem postdysgrammatischen Stadium? Welche Langzeitwirkung haben die abweichenden Strukturen, und welchen Einfluss nehmen Therapiekonzepte? Sind letztere geeignet, dysgrammatische Symptome kurzfristig zu beseitigen, und welchen Nutzen haben diese Konzepte auf lange Sicht? Welche Therapieelemente werden von der Klientel im Rückblick als sinnvoll erachtet?

Diese Fragen sind zwar alle wichtig und zeugen von der wissenschaftlichen Spannung, die mit dem Dysgrammatismus einhergeht. Sie werden letztlich in dieser Ar-

---

[32] Dannenbauer verwendet den Begriff "Entwicklungsdysphasie" bewußt, da er meint, damit den diagnostischen und therapeutischen Blick nicht einzuengen, wie es der Begriff "Entwicklungsdysgrammatismus" tun würde. Dannenbauer befürchtet bei Verwendung von letzterem zwangsläufig den Eindruck einer Modulschädigung allein im grammatischen Bereich zu implizieren. Vgl. in diesem Zusammenhang: Dannenbauer, Friedrich Michael. Ist der kindliche Dysgrammatismus grammatisch? Zu den Sprachproblemen entwicklungsdysphasischer Kinder. In: Die Sprachheilarbeit 34 (1989), S.152.

[33] Vgl., a.a.O., S.152f., 153f.

beit, die sich um eine theoretische Aufarbeitung der diagnostischen Konzepte bemüht, nicht beantwortet werden können. Versuche zu ihrer Lösung sollten zukünftig in der Empirie Berücksichtigung finden.

Unabhängig davon sind nach DANNENBAUER parallel zu den oben formulierten beiden Fragebereichen zwei weitere wesentliche Punkte zu beachten: Die Bemühungen um eine empirisch und theoretisch valide Beschreibung dürfen nicht vergessen lassen, dass der Dysgrammatismus ein Störungsbild besitzt, das individuell verschiedenste Ausprägungen entfalten kann. Das bedeutet nicht, dass die Forschungen im Defintionsbereich überflüssig sind - die Forderung geht dahin, innerhalb der Definition einen Freiraum für eine individuelle Eingruppierung zuzugestehen.

Der zweite wesentliche Punkt ist die Einschätzung von Friedrich Michael DANNENBAUER, dass es sich bei der Dysphasie nicht um eine statische Störung handelt. Er ist vielmehr der Überzeugung,

"[...} dass die Entwicklungsdysphasie durch einen dynamisch sich wandelnden Merkmalskomplex gekennzeichnet ist, der alle Aspekte der Sprachform betrifft (Phonologie, Wortschatz, Grammatik, Schriftsprache)."[34]

In der Konsequenz dieser Aussage erteilt er den vorwiegend auf Syntax und Grammatik abzielenden Beschreibungsversuchen eine Absage.[35] Seiner Konstruktion eines sich dynamisch wandelnden Merkmalkomplexes lassen sich drei unterschiedliche Schlussfolgerungen zuweisen:

1. Der Dysgrammatismus ist die Schädigung oder Defunktionalität eines unabhängigen (grammatischen) Moduls[36], tritt aber meistens mit anderen sprachlichen Fehlleistungen gemeinsam auf.
2. Der Spracherwerb ist mit den anderen Sprachkomponenten vernetzt - also nicht autonom.

[34] Dannenbauer, Friedrich Michael. Ist der kindliche Dysgrammatismus grammatisch? Zu den Sprachproblemen entwicklungsdysphasischer Kinder. In: Die Sprachheilarbeit 34 (1989), S.158. M.E: bietet diese Auffassung einen Ansatz für die Erklärung des inkohärenten Störungsbildes.
[35] Vgl., a.a.O., S.160.
[36] Vgl. zur Hypothese eines autonomen Grammatikmoduls auch den Abschnitt über den Zugang Harald Clahsens zur Beschreibung des Dysgrammatismus.

3. Die grammatischen Defizite sind die Symptome eines Defekts, der mit der Generierung von "Grammatikalität" in der Sprache nichts zu tun hat, d.h. das Grammatikmodul arbeitet fehlerfrei.

Ich möchte an dieser Stelle eine weitere hypothetische Möglichkeit in Form einer Ergänzung äußern, die keinerlei empirische Fundierung besitzt und nur zeigen soll, welche weiteren Überlegungen aus DANNENBAUERS Konzept erwachsen können:

4. Es wäre zu überlegen, ob die grammatischen Störungen nicht auf der Basis eines tieferliegenden Defekts basieren (Grundaussage der Hypothese 3), der im Sinne eines "transportierenden" Fehlers auch die anderen Sprachkomponenten teilweise defunktionalisiert. Das bedeutet in Abweichung zu DANNENBAUER, dass die anderen Module eben nicht fehlerfrei (wie in Hypothese 1 behauptet) arbeiten, (Voraussetzung: Vernetzung der einzelnen Sprachkomponenten im Sinne der zweiten Hypothese) und so die Entwicklung der einzelnen Sprachkomponenten im "Spracherwerb" wirkungsvoll unterbunden werden. Der Unterschied zu Dannenbauer besteht darin, dass der Dysgrammatismus bei dieser Hypothese einen wesentlich schwerwiegenderen Defekt verursachen würde, als dies in Hypothese 3 allein der Fall wäre.

Ob diese Überlegung tragfähig ist, bleibt dahingestellt - sie wurde formuliert, um zu zeigen, dass eine Kombination der drei Hypothesen untereinander weitere interessante Aspekte eröffnen kann.

Wie vielfältig die Einschätzung des Phänomens Dysgrammatismus sein kann, zeigt beispielhaft der Forschungsüberblick von LEONARD (1987). Er kam zu dem Schluss, dass die Entwicklungsdysphasie weder spezifisch noch eine Störung[37], sondern auf Abweichung von Fertigkeiten bei Kindern zurückzuführen sei. Ein Ergebnis, das angesichts der Bemühungen im deutschsprachigen Raum staunen lässt und im gleichen Atemzug verdeutlicht, dass die Forschungen bei der Beschreibung des Phänomens Dysgrammatismus noch nicht sehr weit fortgeschritten sind.

---

[37] Leonard, Laurence B.; Letizia Sabbadini; Jeanette S.Leonard;Virgina Volterra. Specific language impairment in children: a cross-linguistic study. In: Brain and language 32 (1987), S.233-252, hier: S.248ff.

Neben den Ansätzen von DANNENBAUER, GRIMM und SCHOLZ hat sich Harald CLAHSEN mit dem Phänomen des Dysgrammatismus beschäftigt und neben Hannelore GRIMM als einziger der hier besprochenen Autoren ein Testverfahren vorgelegt, das in der späteren Analyse (Kapitel III) Berücksichtigung finden wird.
CLAHSEN hat sich 1982 in einer Long-run-Studie der Beschreibung von kindlichem Spracherwerb gewidmet. Dabei ging er von einem ungestörten Spracherwerb aus, den er anhand seiner Untersuchungen von Kindern (zwischen einem und dreieinhalb Jahren) in fünf Phasen untergliederte:
Phase 1 ist nach seiner Beobachtung der Vorläufer zur Syntax, Phase 2 wird durch den Erwerb des syntaktischen Prinzips dominiert, Phase 3 engt den Spracherwerbsprozess zunehmend auf die Zielsprache ein und leitet zu Phase 4 über, in der die Besonderheiten der Zielsprache, z.B. die Temporalstrukturen des Dänischen, erworben werden. Phase 5 stellt den Abschluss des von CLAHSEN bevorzugten stufenorientierten Spracherwerbs dar und hat als Merkmal die Kompetenz des Sprechers, komplexe Sätze zu formulieren.
CLAHSEN legt sein Augenmerk in Abgrenzung zu GRIMM, die eine stark psychologisch dominierte Einordnung des Begriffs "Entwicklungsdysphasie" bevorzugte, auf den zeitlichen Aspekt der Störung: Entwicklungsdysphasie ist für ihn eine Störungsform, die dazu führt, dass die betroffenen Kinder sprachliche Produktionen zeigen, die eigentlich von jüngeren Kindern verwendet werden. So gesehen ist die Entwicklungsdysphasie dann auch keine Verzögerungs-Abweichungs-Dichotomie, sondern "nur" eine Retardierung. Abweichende Syntaxkonstruktionen gesteht CLAHSEN den anderen Autoren als Hypothese nicht zu. Er reibt sich an den Versuchen GRIMMS, die Störung kognitionspsychologisch zu erläutern und Hinweise für eine Ursachenforschung zu geben; die abweichenden Wortordnungen und besonders die "speziell einseitig bemühte Verbendstellung"[38] seien keine Garantie dafür, dass analytische Informationsprozesse stattfinden würden. Die umgekehrte Argumentation ist nach CLAHSEN ebenfalls nicht zulässig, da dem Kind (theoretisch) nicht nur die Verbendstellung als Umsetzungsmöglichkeit zur Verfügung stünde.

---

[38] Holtz, Axel. Die Entwicklungsdysphasie - sprachpathologisches Konzept oder psycholinguistisches Chaos? In: Sprache - Stimme - Gehör 11 (1987), S.25.

Möglich ist m.E. aber auch das schlichte Eingeständnis, bei der Beschreibung von gestörtem Spracherwerb noch nicht entscheiden zu können, welchen Mikro- und Makrostrategien der Verarbeitung die dysgrammatische Sprache folgt.

Zusammenfassung: Das erste Teilkapitel konnte zeigen, dass die Begrifflichkeit "Dysgrammatismus" im deutschen Sprachraum sehr uneinheitlich ist. So definierte SCHOLZ im Sinne einer Zweiteilung die Sprachentwicklungsverzögerung und die strukturelle Sprachentwicklungsstörung. SCHOLZ lehnt den Begriff der Entwicklungsdysphasie, der Grundlage der Äußerungen von GRIMM und Mitarbeitern ist, ab. Letztere beschreiben Dysphasien als strukturelle Störungen, deren Ursache eine gestörte Mutter-Kind-Dyade, aber auch abweichende Verarbeitungsmuster sein könnten. DANNENBAUER beschreibt den Entwicklungsdysgrammatismus als abweichende Sprachentwicklung; dieser müsse therapeutisch entwicklungsproximal, d.h. möglichst nah am normalen Spracherwerb, begegnet werden. Diese Therapie würde in der Folge die Technik des Modellierens bedeuten. Harald CLAHSEN betrachtet den Entwicklungsdysgrammatismus schließlich als das grammatische "Modul" betreffende Störung.

Insgesamt kann festgestellt werden, dass

- ... die Begrifflichkeit hinsichtlich des Dysgrammatismus heterogen ist. Entwicklungsdysgrammatismus wird z.T. als eigenständiges Störungsbild, z.T. als Ausprägung der Entwicklungsdysphasie benannt. Weiterhin wird der Begriff der Dysphasie von einem Teil der Forscher abgelehnt.
- ... den unterschiedlichen Begrifflichkeiten auch unterschiedliche Vorstellungen über den Spracherwerb zugrundeliegen. (CLAHSEN geht etwa von einem separaten grammatischen Modul und einem abgestuften Spracherwerb aus.[39])
- ... man von einem forschungsförderlichen Konsens hinsichtlich der Begrifflichkeit auch durch die vielen beteiligten Disziplinen noch weit entfernt ist, weil tragfähige Kategorien (Klassifikations-(merkmale)) fehlen, die eine Beschreibung von Subgruppen des Entwicklungsdysgrammatismus ermöglichen würden.

---

[39] Vgl. in diesem Zusammenhang insbesondere Kapitel III.

2.2 Im Vergleich: Beschreibungen im englischen Sprachraum

Im Vergleich zeigt sich der englische Sprachraum in einer ähnlichen Situation: Hier werden mehrere Begriffe benutzt, die in einer kurzen Übersicht präsentiert werden sollen.

- "*Language delayed*": Der Begriff, der an die deutsche "Sprachverzögerung" erinnert und sein Hauptgewicht auf die Verzögerungsproblematik legt, wurde von SHRIBERG & KWIATKOWSKI 1987[40] in die Diskussion eingebracht und fand eine Wiederaufnahme in dem Aufsatz von RICE, BUHR & NEMETH[41] im Jahr 1990.
- "*Developmental dysphasic*": Der Begriff hat im Deutschen eine Aufnahme von Hannelore GRIMM erfahren und konzentriert sich auf den Entwicklungsaspekt. Die begriffliche Verwandtschaft zu "Language delayed" ist bei der Übernahme durch GRIMM sehr hoch. Die Bezeichnung "developmental dysphasic" wurde durch WYKE 1978[42] und CHIAT & HIRSON 1987[43] benutzt.
- Von "*Developmental*" oder "*Congenital aphasic*" sprachen 1982 BONVILLIAN & NELSON[44].
- Als "*Linguistically deviant*", als linguistisch (sprachlich) abweichend charakterisierte 1982 HABER[45] das Phänomen Dysgrammatismus.
  Die hauptsächlich benutzen Termini sind aber *"(specific) language-impaired"* durch DOLLOGHAN 1987, HABER 1982, KAMHI, GENTRY, MAUER & GHOLSON 1990[46], "*(specific) language disabeled*" durch CRYSTAL, FLETCHER & GARMAN

---

[40] Shriberg, Laurence D.; Joan Kwiatkowski. A retrospective study of spontaneous generalization in speechdelayed children. In: Language, Speech and Hearing Services in Schools 18 (1987), S. 144-157.

[41] Rice, Mabel L.; JoAnn C. Buhr; Mary Nemeth. Fast mapping word-leaming abilities of language-delayed preschoolers. In: Journal of Speech and Hearing Disorders 55 (1990), S. 33-42.

[42] Wyke, Maria A. (Hrsg.). Developmental dysphasia. New York: Academic Press, 1978.

[43] Chiat, Shula; Allen Hirson. From conceptual intention to utterance: a study of impaired language output in a child with developmental dysphasia. In: British Journal of Communication 22 (1987), S. 37-64.

[44] Bonvillian, John D.;Keith E. Nelson: Exceptional cases of language acquisition. In: Nelson, Keith E. (Hrsg.). Children's language Vol. 3. Hillsdale: Gardner Press, 1982, S.322-391.

[45] Haber, L.R. An analysis of linguistic deviance. In: Nelson, Keith E. (Hrsg.). Children's language Vol. 3. Hillsdale: Gardner Press, 1982, S.247-285.

[46] Dolloghan, Christine A. Fast mapping in normal and language-impaired children. In: Journal of Speech and Hearing Disorders 52 (1987), S.218-222. Haber, L.R. An analysis of linguistic deviance. In: Nelson, Keith E. (Hrsg.). Children's language Vol. 3. Hillsdale: Gardner Press, 1982, S.247-285.

1976, RAPIN & WILSON 1978[47], "*language disturbed*" durch AFFOLTER, BRUBAKER & BISCHOFBERGER 1974[48]und "*devlopmental language disordered*" durch BISHOP 1987, ELLIS WEISMER 1985, KIRCHNER & KLATZKY 1985, LUDLOW 1980, WILCOX & LEONARD 1978[49].

Auf den ersten Blick scheinen die englischen Begrifflichkeiten noch umfangreicher und weniger strukturiert zu sein, als es im deutschen Sprachraum der Fall ist. Dieser Eindruck täuscht - nicht zuletzt deshalb, weil die englische Forschung sich dem Problem Dysgrammatismus auf mehreren Ebenen nähert. Es wird versucht, im folgenden Absatz die Beschreibungsdimensionen und Kontroversen zu verdeutlichen. Zunächst wird die Struktur der Sprache charakterisiert; sie ist nach Autoren unterschiedlich: "deviant" (strukturell abweichend) oder "delayed" (zeitlich verzögert). Daneben wird Sprache als "disabled" (unfähig zur Produktion), "impaired" (beschädigt) und "disordered" (nicht den Regeln entsprechend, durcheinander) beschrieben.
Gleich, welchem der Begriffe man folgt - es bleibt festzuhalten, dass im englischen Sprachraum Konsens darüber herrscht, dass es sich bei Störungen der betroffenen Kinder um eine schwerwiegende Beeinträchtigung handelt. Christy L. LUDLOW beschreibt in ihrem um Integration der unterschiedlichen Sichtweisen bemühten Artikel die dysgrammatische Sprachstörung folgendermaßen:

Kamhi, Alan G.; Betholyn Gentry; Daria Mauer; Barry Gholson. Analogical leaming and transfer in language-impaired children. In: Journal of Speech and Hearing Disorders 55 (1990), S.140-148.

[47] Crystal, David; Paul Fletcher; Michael Garman. The grammatical analysis of Language Disability. London: Arnold, 1976. Rapin, Isabelle; Barbara C. Wilson. Children with developmental language disability: neurological aspects and assessment. In: Wyke, Maria A. (Hrsg.). Developmental dysphasia. New York: Academic Press, 1978, S.13-41.

[48] Affolter,Félicie; Robert Brubaker; Walter Bischofberger. Comparative studies between normal and language-disturbed children. In: Acta Laryngologica Suppl. 323 (1974), S. 1-32.

[49] Bishop, Dan V.M. The causes of specific developmental language disorder (‚developmental dysphasia'). In: Journal of Child Psychology and Psychiatry 28 (1987), S.1-8. - Weismer, Susan Ellis. Constructive comprehension abilities exhibited by language-disordered children. In: Journal of Speech and Hearing Research 28 (1985), S.175-184. - Kirchner, Diane M.; Roberta L. Klatzky. Verbal rehearsal and memory in language-disordered children. In: Journal of Speech and Hearing Research 28 (1985), S. 556-565. - Ludlow, Christy L. Children's language disorders: recent research advances. In: Annals of Neurology 7 (1980), S. 497-507. - Wilcox, M. Jeanne; Laurence B. Leonard. Experimental acquisition of wh-questions in language-disordered children. In: Journal of Speech and Hearing Research 21 (1978), S. 220-239.

"Developmental language disorders may be primary (and specific) or secondary. A primary disorder exists when no other sensory or cognitive impairment is present to account for the delay in language development."[50]

Neben die nur auf Sprache konzentrierte primäre Störung setzt Ludlow die sekundären Sprachstörungen, die etwa durch angeborene Taubheit oder mentale Retardierungen begründet sind.[51] Die Forschung hat sich bis 1980 vorrangig mit dem Problem "delayed" versus "deviant" beschäftigt. Die These, dass sprachgestörte Kinder die Konstruktionen ihrer Zielsprache in einer ähnlichen Weise akquirieren wie ihre sprachunauffälligen Altersgenossen und dabei als Unterschied eine zeitliche Verzögerung auftritt, hat in den Fachkreisen für eine intensive Diskussion gesorgt. So haben MOREHEAD & INGRAM 1973 ermittelt, dass sprachgestörte Kinder über weniger syntaktische Konstruktionen verfügen als gleichaltrige unauffällige Kinder. Die Untersuchenden fanden weiterhin, dass die verwendeten Konstruktionen denen eines jüngeren sprachunauffälligen Kindes durchaus entsprechen. Ihre Schlussfolgerung war einfach: Es handele sich um eine Sprachverzögerung, die zeitlich und nicht strukturell bedingt sei. Ihre Ergebnisse wurden von FREEDMAN & CARPENTER 1976 gestützt. Erste Zweifel an einer nur zeitlichen Verzögerung traten nach Abschluss der Studie von MENYUK & LOONEY auf, die 1972[52] die Struktur mithilfe von Satzimitationen überprüften. Dabei stellten sie fest, dass bevorzugt Modal- und Auxiliarverben bei Imitationen verschwanden, und auch die Umstellung im Sinne einer Inversion bereitete schwerwiegende Probleme. Diese Crosstab-Studien lassen Zweifel an einer rein zeitlichen Verzögerung entstehen. Aufklärung wird aber vermutlich erst eine Longitudinalstudie bringen, deren Beobachtung über den Vergleich zwischen zwei Kindern (language impaired(Li) und normal) wie ihn TRANTHAM & PEDERSON 1976 vornahmen, hinausreicht.[53]

---

[50] Ludlow, Christy L. Children's language disorders: recent research advances. In: Annals of Neurology 7 (1980), S. 497.
[51] Vgl. ebd.
[52] Vgl. Menyuk, Paula; Patricia.L. Looney. Relationships among components of the grammar in language disorder. In: Journal of Speech and Hearing Research 15 (1972), S. 390-394. Die Studien von Freedman & Carpenter werden bei Menyuk & Looney referiert. Vgl. auch Ludlow, 1980, S.498f.
[53] Vgl. Ludlow, Christy L. Children's language disorders: recent research advances. In: Annals of Neurology 7 (1980), S.499.

In der jüngeren Forschung steht die Frage, ob die betroffenen Kinder nun "delayed" oder "deviant" sind, nicht mehr im Zentrum: Es hat sich weitestgehend der Begriff "Specific language impairment" durchgesetzt. Er berücksichtigt die Tatsache, dass die zu beschreibenden Sprachentwicklungsstörungen nicht mit Intellekt- oder Hörschäden kombiniert sein sollten ("specific" und "primary") und umgeht daneben elegant das Problem, ob Sprache nun verzögert oder abweichend erworben wird.[54] Hier ist davon auszugehen, dass sich die Kinder mit language-impaired-Symptomen sowohl in bestimmten strukturellen Momenten als auch in der zeitlichen Komponente von ihren gleichaltrigen Spielkameraden unterscheiden. Damit diese Annahme überprüft werden kann, ist eine umfassende Beschreibung erforderlich. Die Frage, ob bei allen betroffenen Kindern beide Abweichungen auftreten oder ob bestimmte Kinder nur unter einer zeitlichen Retardierung leiden, hat zu einer Verschiebung des Interesses in der englischsprachigen Diskussion von den absoluten Thesen zu dem Versuch einer dezidierteren Beschreibung und Klassifikation der Symptomatik von "Li"-Kindern geführt.

In die Diskussion um Klassifikationsschemata des "Specific language impairment" haben insgesamt drei Ansätze Eingang gefunden.

a) das Klassifikationssystem von ARAM & NATION (1975):
ARAM & NATION legten 1975 ein Klassifikationsschema vor, dem ein Datenkorpus von 47 Kindern mit der Diagnose "Language-Impaired" zugrundelag. Physische Beeinträchtigungen wurden durch Vortests und audiometrische Untersuchungen ausgeschlossen. Durch die faktorielle Analyse entstanden insgesamt sechs Störungsbilder:

- *"Repetition strength"*: Im phonologischen und syntaktischen Bereich der Imitation sowie bei der phonologischen Produktion erreichen die zugeordneten Personen gute Leistungen. Alle anderen sprachlichen Bereiche sind indifferent.

[54] Vgl. auch Teilkapitel II. 2.1, in dem das Problem für den deutschen Sprachraum erläutert wurde. Vgl. zum Ausschluß von physischen Störungen: Rapin, Isabelle; Barbara C. Wilson. Children with developmental language disability: neurological aspects and assessment. In: Wyke, Maria A. (Hrsg.). Developmental dysphasia. New York: Academic Press, 1978, S.13: "[...] providing that hearing loss, cognitive and motor deficits and behavioural disorders are judged unsuffcient to account for the extent of the language impairment."

- *"Nonspecific formulation-repetition deficit"*: Grundsätzlich erfolgen unterdurchschnittliche Leistungen in allen sprachlichen Bereichen, besonders aber bei der Imitation und Produktion im syntaktischen und phonologischen Bereich.
- *"Generalized low performance"*: geringe Leistungsfähigkeit in allen Bereichen.
- *"Phonologic comprehension-formulation - repetition deficit"*: Hier liegt eine Störung relativ klar eingrenzbar im phonologischen Bereich mit Schwierigkeiten in syntaktischer Imitation und Produktion vor.
- *"Comprehension deficit"*: Das Sprachverstehen erreicht einen deutlich niedrigeren Leistungslevel als die Sprachproduktion und die Imitation.
- *"Formulation-repetion deficit"*: Der Schwerpunkt der Beeinträchtigung liegt in Produktion und Imitation.

Die Erstellung von sechs Störungsbildern überzeugt grundsätzlich, wenn die Klassifikationsmerkmale deutlich abzugrenzen wären. Leider trifft dies nicht zu. ARAM & NATION kommt zwar das Verdienst zu, sich als erste systematisch dem überaus wichtigen Problem der Klassifikation gewidmet zu haben, ihre Ergebnisse bedürfen aber der Diskussion. Zunächst ist anzumerken, dass die Probandengruppe nur auf bestimmte - theoretisch nicht näher begründete - sprachliche Komponenten geprüft wurde. Während am Testverfahren zum Ausschluss von physischen Beeinträchtigungen keine Kritik zu üben ist, sind die sprachlichen Tests, die nur Sprachimitation, Benennung und Verstehen überprüfen, ein empirisch sehr schwaches Fundament. Dies gilt in besonderem Maß für die aus den Ergebnissen abgeleiteten Folgerungen, welche immerhin ein Klassifikationsschema für Language-impaired-Kinder ergeben sollten. GRIMM übt an der geringen theoretischen Fundierung Kritik, indem sie LUDLOW zitiert:

"[...] they (the tests, d.Verf.) do not contain measures of deviant language behaviors seen in children contained in each of these subgroups."[55]

LUDLOW selbst geht in ihrem Forschungsüberblick bei der Kritik an ARAM & NATION noch weiter: Sie wirft ihnen vor, die Probandengruppe mit destandardisierten Tests untersucht zu haben, sodass es bei Reanalysen nicht möglich sei, dieselben Subgrup-

[55] Ludlow, Christy L. Impaired language development: Hypotheses for research. Bulletin of the Orton Society, Vol.30, S.156, zit.n.Grimm, Hannelore. Entwicklungs-dysphasie - kein einheitliches Konstrukt. In: Heilpädagogische Forschung 15 (1989), S.4.

pen zu klassifizieren. Somit ist LUDLOWS Forderung verständlich und nachvollziehbar:

"Work is needed to develop and standardize comprehensive language batteries for assessing and subgrouping language-impaired children."[56]

Die von ARAM & NATION herausgestellten Subgruppen sind zwar ein Schritt in die richtige Richtung gewesen, es fällt bei genauerer Betrachtung aber auf, wie schwierig es ist, die Subgruppen voneinander zu unterscheiden.
Um diese These zu stützen, sei hier die fünfte Subgruppe "*Comprehension deficit*" herausgegriffen: 'Schlechtere Leistungen beim Sprachverstehen als bei der Sprachproduktion bzw. der Imitationsfähigkeit' gibt nur einen sehr groben Rahmen der Symptomatik und Ursachen vor, unter denen die hier eingruppierten Kinder zu leiden haben. Therapeutisch hat diese Beschreibung überhaupt keinen Nutzen, diagnostisch bietet sie einen minimalen Ansatz, der Hinweise auf weiter durchzuführende Testverfahren geben könnte - von einer soliden Beschreibung der Störung ist man aber noch weit entfernt.
LUDLOW berichtet weitergehend von einer Studie von WOLPAW, NATION & ARAM aus dem Jahr 1977, in der die ermittelten sechs Subgruppen fünf Jahre nach der ersten Untersuchung erneut getestet wurden. Als Ergebnis fand die Forschungsgruppe die interessante Tatsache, dass sich einige Subgruppen offensichtlich (weiter-) entwickelt hatten, andere in ihrer Performanz gleich geblieben waren.[57] Unabhängig von der Tatsache, dass die Ergebnisse durch ihren geringen Betrachtungsradius nur eingeschränkte Gültigkeit[58] haben, zeigt diese Replikationsstudie (nach fünf Jahren), welche prognostische Bedeutung eine Klassifikation von Subgruppen haben kann.

---

[56] Ludlow, Christy L. Children's language disorders: recent research advances. In: Annals of Neurology 7 (1980), S.500.
[57] Vgl., ebd.
[58] Die Replikationsstudie ist m.E. der prinzipiell richtige Weg, um festzustellen, ob sich die Subgruppen verändern, neue Gruppen gebildet werden können oder bereits bestehende Gruppen in neuen aufgehen. Eine solche Untersuchung macht jedoch nur dann Sinn, wenn ein möglichst großes Spektrum an Sprachkomponeneten in die Untersuchung einbezogen wird. Auf der Basis des hier vorliegenden Datenmaterials lassen sich besipielsweise zwar nach fünf Jahren Aussagen über die Entwicklung der Probanden im Imitationsvermögen treffen, nicht aber über die Entwicklung des Lexikons in diesem Zeitraum. - Diese Anmerkung zielt in Richtung auf Entwicklung einer sprachkomponentenvernetzenden Analyse. (vgl. Kap V.)

Diese Erkenntnis war ausschlaggebend dafür, dass im englischsprachigen Raum die Suche nach Subklassifikationen trotz der Kritik am ersten Versuch von ARAM & NATION nicht aufgegeben, sondern mit Engagement weiterverfolgt wurde.

b) das Klassifikationssystem von WOLFUS, MOSCOVITCH & KINSBOURNE (1980):
Im Jahr 1980 legte eine Forschungsgruppe bestehend aus WOLFUS, MOSCOVITCH & KINSBOURNE[59] eine weitere Klassifikation vor. Sie beinhaltet zwei Subgruppen, die nachfolgend vorgestellt werden. Zunächst soll aber der Begründungszusammenhang der Studie betrachtet werden, die nur language-impaired Kinder untersucht.
Zwei wesentliche Zugriffe haben bislang bei der länderübergreifenden Erforschung des Dysgrammatismus dominiert: Einerseits sind Kinder mit Sprachstörungen mit sprachunauffälligen Kindern verglichen worden, andererseits stellten Kinder mit Sprachauffälligkeiten eine eigenständige Gruppe dar, die es zu untersuchen galt.
Die *erste Untersuchungsform* nimmt unterschwellig an, - und an dieser Stelle kann WOLFUS et al. in jeder Hinsicht zugestimmt werden - dass die sprachgestörten Kinder eine homogene Gruppe sind und weiterhin, dass es in der Folge nur einen Mechanismus, eine Ursache für ihre Schwierigkeiten mit der Sprache gibt. Die *zweite Untersuchungsform* wird durch Studien repräsentiert, die Kinder mit Sprachauffälligkeiten separat untersuchen, also graduell mehr individualistische Züge einer Störung berücksichtigen können. Dies berücksichtigt, obwohl diese Studien auch den testtheoretischen Rahmenbedingungen genügen müssen, die Ansprüche auf Validität, Objektivität und Reliabilität. Ein Zugriff, der sich in den beiden testtheoretischen Untersuchungsformen verpflichtet, verspricht m.E. am ehesten neue Erkenntnisse über Sprachstörungen.

Die hier zu besprechende Studie von WOLFUS, MOSCOVITCH & KINSBOURNE bezieht sich auf in der klinischen Umgebung entstandene Klassifikationen durch DE AJURIAGUERRA aus dem Jahr 1966 und gehört der o.g. zweiten Form des Zugriffs an.[60] DE AJURIAGUERRA unterscheidet zwischen einer Gruppe mit schlechten Produktions-

[59] Wolfus, Beverly; Morris Moscovitch; Marcel Kinsbourne. Subgroups of developmental language impairment. In: Brain and Language 10 (1980), S. 152-171.
[60] de Ajuriaguerra, J. Speech disorders in childhood. In: Carterette, C. (Hrsg.). Brain function: Speech, language and communication, Vol. 3. Los Angeles: University of California Pr., 1966. Zit. n. Wolfus, Beverly; Morris Moscovitch; Marcel Kinsbourne. Subgroups of developmental language impairment. In: Brain and Language 10 (1980), S. 153.

und Rezeptionsfähigkeiten und einer zweiten, die bessere Fähigkeiten in beiden Bereichen aufweist. Mit Recht kann hier eingewendet werden, dass diese Klassifikationen noch weniger tragfähig sind als diejenigen von ARAM & NATION. Maßgeblich für die weitere Argumentation ist hier aber nicht die Testvalidität der Einschätzung von DE AJURIAGUERRA, sondern die Inspiration, die die Beobachtung WOLFUS et al. brachte: Forschungsabsicht der vorliegenden Studie sind zwei Elemente:

"More specifically, it was asked whether a group of children who demonstrate deficits in syntax and/or semantic ability could be divided into (A) one group with syntax production deficits and another group with syntax production and comprehension deficits, or (B) a group which is semantically normal and another group which is semantically impaired."[61]

Die Untersuchung von zwanzig Kindern ergab, nachdem mit der Wechsler Intelligence Scale for children (WISC), dem Northwestern Syntax Screening Test (NSST und dem Illinois Test of Psycholinguistic Abilities (ITPA) intellektuelle und Verhaltens-Störungen ausgeschlossen worden waren, dass Li-Kinder keine homogene Gruppe sind. Zwei Untergruppen sind gebildet worden:

- "*the expressives*": Kinder dieser Gruppe haben Schwierigkeiten bei der Syntaxproduktion, besitzen aber ein ansonsten normales Sprachverständnis. Es liegen keine signifikanten Abweichungen bei den semantischen Fähigkeiten und der Aufmerksamkeitsspanne vor.
- "*the expressives-receptives*": Kinder mit dieser Zuordnung besitzen Defizite in Syntaxproduktion und -rezeption und damit auch Probleme bei der phonologischen Diskrimination. Bei der Überprüfung des Kurzzeitgedächtnisses fällt auf, dass Zahlen für einen kürzeren Zeitraum als in der ersten Gruppe memoriert werden können. Semantisch haben die Kinder ebenfalls einige Schwierigkeiten.
- "*Receptives*": Hier liegen die Defizite in der auditorischen und semantischen Verstehensebene.
- "*Global*": Das Störungsbild ist umfassend und beinhaltet Defizite im auditorischen, visuell-kognitiven und im Gedächtnisbereich.

[61] Ebd.

- "*Auditory memory and retrieval*": Das Störungsbild betrifft die auditorische und semantische Komponente.
- "*Expressive*": Kinder dieser Gruppe leiden primär unter semantischen (Wort-) findungsstörungen und dem allgemeinen Defizit, Sprache angemessen zu organisieren.
- "*No deficits*": Kinder dieser Gruppe sind nicht im vorher definierten Sinn "language-impaired". WILSON & RISUCCI sehen anhand dieser 'fehlerhaften' Gruppe zwingend die Notwendigkeit einer Integration von klinischen (u. schlussfolgernden Daten)[62].
- "*Short-term memory*": Sowohl das sprachliche als auch das visuelle Gedächtnis weisen Minderleistungen auf.
- "*Auditory processing*": Nur die auditorische Komponente ist betroffen, die anderen Sprachkomponenten funktionieren.

Fasst man diese Subtypen in der Art und Weise von GRIMM weiter zusammen, dann bleiben insgesamt vier zentrale Typen[63] von Sprachstörungen übrig:

- "*Expressive disorders*": In diese Kategorie fallen alle unterdurchschnittlichen Werte bei den Tests, die verbale Äußerungsfähigkeit und verbales Gedächtnis betreffen.
- "*Auditory memory and retrieval disorder*": Hier sind zusätzlich zu den o.g. noch unterdurchschnittliche Werte im auditorisch-sequenziellen Gedächtnis zu verzeichnen.
- "*Receptive disorder*": Unterdurchschnittliche Werte des auditorisch-verbalen Bereich führen zu vermehrten Verstehensproblemen.
- "*Global disorder*": Es werden keine durchschnittlichen Werte in den meisten vorgelegten Testkategorien erreicht.

Ebenso wie die beiden zuvor präsentierten Verfahren erfüllt die WILSON & RISUCCI-Studie die Ansprüche an diagnostisch brauchbare Klassifikationen nicht. Diese Tatsache ist aber nicht WILSON & RISUCCI oder WOLFUS et al. anzulasten. Die Existenz

---

[62] Vgl., a.a.O., S.295.

der Restkategorie ‘no deficits’ macht deutlich, dass die Versuche zur Deskription und Klassifikation zur Zeit von einer Lösung noch entfernt sind.

Obwohl die Auflistung der verwendeten Testverfahren nicht nur durch den Umfang, sondern auch durch die Qualität der eingesetzten Batterien für eine solide testtheoretische Fundierung spricht, reflektieren Barbara WILSON und Donald RISUCCI ihr Vorgehen unter Einbindung in einen umfassenderen diagnostischen Horizont. Sprachstörungen lassen sich in ihrem Verständnis nicht nur durch Testverfahren diagnostizieren, denn

"[...] It would be difficult to accurately characterize such a child in the absence of the relevant clinical information. A test score tells you what a child ‘got’, not ‘how he got it’."[64]

Aus dieser Überzeugung folgern die beiden Forscher, dass ein maßgeblich anzustrebendes Ziel "[...] the integration of clinical-inferential and quantitative procedures"[65] ist - Die Integration von klinischen (qualitativ-schlußfolgernden) und quantitativen Daten ist eines der zukünftig wichtigsten Anliegen beim Vorantreiben der diagnostischen Entwicklung.

Zusammenfassung: Im zurückliegenden Kapitel hat sich gezeigt, dass auch in der englischsprachigen Forschung die Diskussion über die Begrifflichkeit allgegenwärtig ist. Im Gegensatz zum deutschen Sprachraum steht hier aber eine Vielzahl von Begriffen abgegrenzt nebeneinander. Die Begriffe werden nicht wie im deutschen Pendant teilweise in andere Definitionen integriert, was zu einer unklaren Begriffssituation noch zusätzlich beiträgt; an dieser Stelle sei auf die in Kapitel 2.1 dargelegten Ausführungen zur "Entwicklungsdysphasie" und "Dysgrammatismus" verwiesen.[66] Deutlich geworden sind folgende Punkte:

---

[63] Grimm, Hannelore. Entwicklungsdysphasie - kein einheitliches Konstrukt. In: Heilpädagogische Forschung 15 (1989), S.4.
[64] Wilson, Barbara C.; Donald A. Risucci. A model for clinical-quantitative classification. Generation I: application to language-disordered preschool children. In: Brain and Language 27 (1986), S.287.
[65] Ebd.
[66] Vgl. auch Kap. II 2.1, insbes., S.22.

Die Begriffsfindung ist im englischen Sprachraum problematisch, sie wird aber mit Umsicht geführt. Der zentrale Streitpunkt kristallisiert an den Einordnungen der Sprachprobleme in "delayed" und "deviant"; hier ist ein direkte Übereinstimmung mit dem deutschen Sprachraum zu erkennen. Über die Definitionsproblematik hinaus sind im englischen Sprachraum Klassifikationssysteme zur theoretisch-praktischen Kategorienbildung entwickelt worden, die im deutschen Sprachraum bislang nur Rezensionen, aber keine umfassenden eigenen Klassifikationen zur Folge hatten. Dieser englische Prozess ist im deutschen Sprachraum nur eingeschränkt zu beobachten. Während in der englischen Literatur das Problem der begrifflichen Feststellung der Sprachstörungen in zweifacher Weise produktiv genutzt wurde (einerseits, um Definitionen zu entwickeln; andererseits, um vernetzt mit diesem Problem Überlegungen zur Klassifikation anzustellen), ist dieser Prozess in der deutschsprachigen Forschung so nicht abgelaufen. Hier lag der Schwerpunkt eher auf der Entwicklung von diagnostischen Verfahren, die gewissermaßen eine Klassifikation als Nebenprodukt abwerfen sollte. Man übersah dabei lange Zeit das daraus resultierende theoretische Problem: Die Entwicklung von Testinstrumenten setzt eine dezidierte Kenntnis über das zu erforschende Objekt voraus. Diese Kenntnis schlägt sich in Normen nieder, die bei einer aus den diagnostischen Verfahren entstehenden Klassifikation den Blick verengen können. Grundsätzlich ist daher der "amerikanische" Weg zu begrüßen, da in seinem Gefolge versucht wird, Klassifikationsmerkmale deskriptiv zu erfassen und nicht wie beispielsweise im Test von H. Grimm, Normen zu setzen, und aus diesen normativ erfassten Daten Klassifikationsmerkmale abzuleiten. Nachteil dieser rein deskriptiven "Lehre" ist der lange Zeitraum, der notwendig ist, um aus dem Phänomen selbst (induktiv) Klassifikationsmerkmale zu erschließen. Entwürfe dieses Weges liegen in den drei vorgestellten Klassifikationssystemen vor.

In diesem Rahmen wurden die Systeme von Dorothy ARAM & James NATION, Beverly WOLFUS, Morris MOSCOVITCH & Marcel KINSBOURNE sowie Barbara WILSON & Donald RISUCCI vorgestellt. Zusammenfassend weist die Entwicklung der Systeme auf eine unbedingte Notwendigkeit einer Klassifikation der Sprachstörungen hin, bislang bleiben die Ergebnisse aber hinter den ambitioniert formulierten Erwartungen einer empirisch *und* theoretisch validen Einteilung zurück. Gründe hierfür sind die "nur" statistische Ermittlung von Subgruppen (Faktorenanalyse) und eine wenig praktikable Anwendung im klinischen Bereich, da Anamnesen und andere qualitative Daten bislang keinen Eingang in die Klassifikationssysteme finden.

3. Zur Ätiologie des Dysgrammatismus

Im zurückliegenden Kapitel sind die Ebenen von Symptom und Ursache häufig vermischt worden. Bei den Versuchen zur Klassifikation ist die Verbindung dieser zwei Ansatzpunkte zur Erforschung des Dysgrammatismus nicht überraschend. Dieses Teilkapitel ist deshalb der ätiologischen (ursachenerforschenden) Frage gewidmet.

Die Erforschung der Ursachen ist ähnlich kompliziert wie die Versuche zur Klassifikation. Weil die Gruppe der Dysgrammatiker keineswegs homogen ist, überträgt sich die Vielfalt der Symptome zwangsläufig auch auf die Erforschung der Ursache. Ob das Symptombündel die Ausprägungsform einer Ursache ist oder für eine analoge Ursachenstruktur spricht - beide Interpretationsmuster sind denkbar.[67]
Zunächst soll die Frage nach den Ursachen in die Bereiche der *äußeren* und *inneren Bedingungen* unterteilt werden.

Unter *äußeren Bedingungen* sind die situativen sprachlichen Angebote zu verstehen, die dem Kind im Laufe seines Spracherwerbsprozesses unterbreitet werden und die die sprachliche Umgebung bestimmen. Dazu gehört die familiäre Situation genauso wie andere Gelegenheiten zur Kommunikation. Diese Suche nach Umgebungsvariablen impliziert die These, dass der Dysgrammatismus nicht grundsätzlich auf eine linguistische Fehlentwicklung oder eine organische Beeinträchtigung zurückgeführt werden kann. Diese Definition äußerer Bedingungen, wie sie u.a. Sabine WEINERT vorgelegt hat[68], ist im Prinzip richtig, jedoch sollte der Blickwinkel über den rein linguistischen Aspekt hinaus erweitert werden: Vorstellbare organische Ursachen sollten miteinbezogen werden, damit die Beschreibung von äußeren Bedingungen nicht auf einer linguistischen und damit sehr engen Betrachtung verharrt. Gleichzeitig bedeutet diese Einbeziehung das Aufweichen der starren Trennung in innere und

---

[67] Vgl. auch die kritische Einschätzung von Tallal & Piercy zur Generalisierbarkeit der einzelnen dysgrammatischen Befunde: Tallal, Paula; Malccolm Piercy. Defects of auditory perception in children with developmental dysphasia. In: Wyke, Maria A. (Hrsg.). Developmental dysphasia. New York: Academic Press, 1978, S. 63-84.

[68] Weinert, Sabine. Spracherwerb und implizites Lernen: Studien zum Erwerb sprachanaloger Regeln bei Erwachsenen, sprachunauffälligen und dysphasisch-sprachgestörten Kindern. Göttingen: Huber, 1991, S.65.

äußere Bereiche. Eine solche Unterteilung kann m. E. ohnehin nur in einem klassifizierenden und systematisierenden Kontext wie diesem eine sinnvolle Aufgabe haben.

Eine Längsschnittstudie von GRIMM & WEINERT nimmt sich des Zusammenhangs zwischen der Sprachumwelt und der defizitären Sprache der Kinder an.[69] Die Idee, das sprachliche Angebot für die Kinder forschungstheoretisch an Umfang, Struktur und Komplexitätsgrad der mütterlichen Sprache zu orientieren, erweist sich in der 1987 durchgeführten Studie als tragfähig. Mütter von Dysgrammatikern sind offensichtlich nicht an einem defizienten Spracherwerb ihrer Kinder beteiligt: Sie verwenden ähnliche Sprachstrategien, etwa den "baby talk" wie die Mütter von sprachunauffälligen Kindern.[70] Zusammenfassend stellt WEINERT fest, "[...] dass die Sprachdefizite nicht auf strukturelle Merkmale des Sprachangebots zurückgeführt werden können [...]".[71] LEDERBERG resümiert bereits im Jahr 1980, dass die Eltern von sprachgestörten Kindern nicht weniger sensibel oder in einer der erfassten Verhaltensdimensionen auffällig wären: "[...] parents of delayed children seem to be as sensitive to their child's abilities as parents of normal children."[72] Prosodische Abweichungen in der elterlichen Sprache können ebenfalls nicht festgestellt werden, sodass derzeit nichts auf einen ätiologischen Zusammenhang zwischen Sprachumwelt und kindlichem Dysgrammatismus hinweist. WEINERT bemerkt aber, dass die

[69] Vgl. Grimm, Hannelore; Sabine Weinert. Mütterliche Sprache und Sprachverarbeitung dysphasischer Kinder. In: Heilpädagogische Forschung 15 (1989), S.20f. Vgl. auch: Grimm, Hannelore. Sprachentwicklung: Voraussetzungen, Phasen und theoretische Interpretationen. In: Oerter, Rolf; Leo Montada (Hrsg.). Entwicklungspsychologie: ein Lehrbuch. München/Weinheim: Beltz/ Psychologie-Verlagsunion, 1987, S. 578-636.

[70] Snyder weist zwar für den englischsprachigen Raum auf Unterschiede in bezug auf den verbalen und nicht-verbalen Interaktionsstil von Müttern hin, diese Ergebnisse ließen sich jedoch in der von Grimm 1983 durchgeführten Studie nicht replizieren. Vgl. Grimm, Hannelore. Kognitions- und interaktionspsychologische Aspekte der Entwicklungsdysphasie. In: Sprache & Kognition 2 (1983), S. 169-186. Vgl. außerdem: Snyder, L. Communicative competence in children with delayed language development. In: Schiefelbusch, R.; J. Picker (Hrsg.). The acquisition of communicative competence. Baltimore: University Park Press, 1984. Zit.n. Szagun, Gisela. Sprachentwicklung beim Kind. München/Weinheim: Beltz/ Psychologie-Verlagsunion, 1991, S.304f.

[71] Weinert, Sabine. Spracherwerb und implizites Lernen: Studien zum Erwerb sprachanaloger Regeln bei Erwachsenen, sprachunauffälligen und dysphasisch-sprachgestörten Kindern. Göttingen: Huber, 1991, S.65.

[72] Lederberg (1980), S. 151, zit n. Weinert, Sabine. Spracherwerb und implizites Lernen: Studien zum Erwerb sprachanaloger Regeln bei Erwachsenen, sprachunauffälligen und dysphasisch-sprachgestörten Kindern. Göttingen: Huber, 1991, S.66. Vgl. für einen weiteren Überblick der Umgebungsvariablen: Leonard, Laurence B.What is deviant language? In: Journal of Speech and Hearing Disorders 37 (1972), S.427-446.

sprachliche Umwelt für die Sprachentwicklung keineswegs irrelevant ist.[73] Tatsache ist, dass sich *kein signifikanter Zusammenhang* zwischen sprachlicher Umwelt und der Entstehung von Sprachentwicklungsstörungen ermitteln lässt.

Den *inneren Bedingungen* ist in der Forschung weit mehr Aufmerksamkeit zuteil geworden als den äußeren Bedingungen. Diese Forschungen, die am Kind und seinen (defizitären) Fähigkeiten ansetzen, lassen sich in drei große Bereiche einteilen: Das sprachauffällige Kind wird in Bezug auf

1. seine allgemeinen *kognitiven Leistungen*,
2. seine Schwierigkeiten der *Informationsaufnahme und -abgabe* (Verarbeitungsprozesse) und
3. seine Fähigkeiten, *Sprache zu rhythmisieren,* untersucht.

1.) die allgemeinen kognitiven Leistungen:
Die Diskussion in diesem Bereich wird von vier Vorstellungen über mögliche Ursachen dominiert.
a) In Anlehnung an die elementaren Überlegungen und Modelle von Jean PIAGET & Bärbel INHELDER (u.a. 1977)[74] und die Übertragung dieser Modelle von DANNENBAUER & CHIPMAN (1988)[75] wird angenommen, dass sich die dysgrammatischen Symptome ursächlich auf eine *Symbolisierungsschwäche* beziehen.
Unter der *Symbolisierungsschwäche* wird ein Defizit des Kindes verstanden, das auf einer gestörten Entwicklung der Fähigkeit zur mentalen Repräsentation von Informationen beruht und sich in primär auf den gesamten Bereich der kognitiven Fähigkeiten erstreckt. Auf der Basis von PIAGET & INHELDER wurde in den letzten Jahren argumentiert, dass sich die Sprachschwierigkeiten als ein Symptom einer solchen Repräsentationsschwäche verstehen lassen könnte. Falls diese Hypothese zutrifft, kön-

---

[73] Vgl. Weinert, Sabine. Spracherwerb und implizites Lernen: Studien zum Erwerb sprachanaloger Regeln bei Erwachsenen, sprachunauffälligen und dysphasisch-sprachgestörten Kindern. Göttingen: Huber, 1991, S.67.
[74] Vgl. Piaget, Jean; Bärbel Inhelder. Von der Logik des Kindes zur Logik des Heranwachsenden. Olten: Walter, 1977. Vgl. zur Feststellung von allgemeinen kognitiven Defiziten auch die Studien von Snyder, L.S. Developmental language disorders: elementary school age. In: Holland, A. (Hrsg.). Language disorders in children. San Diego: Verlag, 1984, S.129-158.

nen nicht nur die Sprache, sondern auch andere kognitive Elemente betroffen sein. Hierunter fällt z.B. die Fähigkeit, geometrische Formen mental zu repräsentieren und auch in veränderter Position im Raum wieder zu erkennen. Zusammenfassend lässt sich sagen, dass sich eine generelle Symbolisierungsschwäche nicht überzeugend belegen ließ; gegen die Hypothese spricht, dass dysphasische Kinder beim Evozieren von Symbolstrukturen keine so schlechten Leistungen erbrachten, dass die These gestützt werden könnte.[76]

b) Richard CROMER formulierte 1978 in Übereinstimmung mit Paula TALLAL & Malcolm PIERCY[77] die These einer *generellen Sequenzierungsschwäche*. Diese Überlegung setzt voraus, dass Sprache aus Elementenfolgen besteht, die nacheinander abgearbeitet werden. CROMER zitiert in seinem Aufsatz "A Linguistic Approach"[78] zahlreiche Studien, die diese Überlegung bekräftigen sollen. Kernstück ist dabei eine Studie von Audrey LOWE & Richard CAMPBELL[79], auf die sich neben CROMER auch TALLAL & PIERCY beziehen. Untersucht wurden von LOWE & CAMPBELL die Schwellen, die dysphasische Kinder benötigen, um beispielsweise entscheiden zu können,

---

[75] Vgl. Dannenbauer, Friedrich Michael; Harold H. Chipman. Spezifische Sprachentwicklungsstörung und symbolische Repräsentationsschwäche. In: Frühförderung interdisziplinär 7 (1988), S. 67-78.

[76] Vgl. Dannenbauer, Friedrich Michael; Harold H. Chipman. Spezifische Sprachentwicklungsstörung und symbolische Repräsentationsschwäche. In: Frühförderung interdisziplinär 7 (1988), S. 67-78. Dannenbauer & Chipman beschäftigen sich in diesem Aufsatz auch mit dem grundsätzlichen Problem der Ursachenermittlung: Sie kritisieren vor allem, daß Ursachen bisher nur schlagwortartige Berücksichtigung gefunden haben, etwa in Form von cerebraler Schädigung, Erbfaktoren oder Deprivationsretardierung (vgl. S.69). Sie weisen neben der Aufstellung ihrer These einer mentalen Repräsentationsschwäche darauf hin, daß diese These "[...] einer konstruktivkritischen Prüfung und Erforschung [...]" (S.76) bedarf. Sie selbst räumen ein, daß offensichtlich nicht alle Kinder unter einer symbolischen Repräsentationsschwäche leiden. Vgl. in diesem Zusammenhang auch Kamhi, Alan G.; Betholyn Gentry; Daria Mauer; Barry Gholson. Analogical leaming and transfer in language-impaired children. In: Journal of Speech and Hearing Disorders 55 (1990), S.140-148, in deren Studie zwei Kinder beispielsweise nicht unter haptischen Problemen litten. Vgl. auch Snyder, L.S. Developmental language disorders: elementary school age. In: Holland, A. (Hrsg.). Language disorders in children. San Diego: Verlag, 1984, S.129-158.

[77] Vgl. Tallal, Paula; Malcolm Piercy. Defects of auditory perception in children with developmental dysphasia. In: Wyke, Maria A. (Hrsg.). Developmental dysphasia. New York: Academic Press, 1978, S. 63-84.

[78] Vgl. Cromer, Richard F. The basis of childhood dysphasia: a linguistic approach. In: Wyke, Maria A. Developmental dysphasia. New York: Academic Press, 1978, S.85-134. Vgl. außerdem: Cromer, Richard F. Hierarchical planning disability in the drawings and constructions of a special group of severely aphasic children. In: Brain and Cognition 2 (1983), S.144-164.

[79] Vgl. Lowe, Audrey D.; Richard A. Campbell. Temporal discrimination in aphasoid and normal children. In: Journal of Speech and Hearing Research 8 (1965), S. 313-314.

ob sie einen oder zwei Töne gehört haben bzw. welcher Ton tiefer war. Die Ergebnisse überraschen: Die Forscher fanden, dass die Kinder bei der Entscheidung, ob sie ein oder zwei Töne gehört hatten, sich nicht von ihren sprachunauffälligen Pendants unterschieden, wohl aber bei der Einordnung der Tonhöhe (575 ms versus 80 ms). Kinder mit den in dieser Arbeit diskutierten Sprachstörungen sollen nach dieser Studie erhebliche Probleme bei der zeitlichen und sequenziellen Verarbeitung von Sprache haben.

Die Ergebnisse erlauben allerdings den nach CROMER berechtigten Einwand, dass das Vermögen, gesprochene Sprache zu verstehen, nicht unbedingt bedeuten muss, dass die temporäre Sequenzierung einwandfrei funktioniert. MILLIKAN & DARLEY zeigten im Gegensatz zur Sequenzierungshypothese, dass Sprachverstehen und temporäre Sequenzierung von Phonemen nicht zusammenhängen müssen.[80] LOWE & CAMPBELL fanden dagegen, wie gesagt, einen diesbezüglich hoch signifikanten Unterschied zwischen normalen und sprachauffälligen Kindern.[81]

Eindeutig ist wohl nur, dass die Verarbeitungsgeschwindigkeit des Gehirns bei Kindern mit Sequenzierungsdefiziten herabgesetzt ist.[82] Für TALLAL & PIERCY bedeutet dies, die Sequenzierungsschwäche eher als Symptom denn als Ursache zu sehen. Diese Hypothese ist von ihren Grundannahmen plausibel, jedoch besteht das große forschungsmethodische Problem, die Ergebnisse der Studien von LOWE & CAMPBELL nicht replizieren zu können.[83] Das verweist auf die Grundannahme vieler Untersuchungen, es bei den Probanden mit einer homogenen Gruppe zu tun zu haben. Weiterhin wird dadurch impliziert, nach *einer* Ursache oder *einem* ursächlichen Zusammenhang zu suchen, ohne die Möglichkeit zu bedenken, dass eventuell mehrere Ursachen bzw. intraindividuelle Unterschiede vorliegen könnten. Cromer verweist auf die Notwendigkeit eines zweigeteilten Zugriffs: 1) Beschreibung des Phänomens, 2)

---

[80] Vgl. Cromer, Richard F. The basis of childhood dysphasia: a linguistic approach. In: Wyke, Maria A. Developmental dysphasia. New York: Academic Press, 1978, S.96.

[81] Vgl. a.a.O., S.97.

[82] Vgl. Tallal, Paula; Malccolm Piercy. Defects of auditory perception in children with developmental dysphasia. In: Wyke, Maria A. (Hrsg.). Developmental dysphasia. New York: Academic Press, 1978, S. 77ff.

[83] Vgl. Weinert, Sabine. Spracherwerb und implizites Lernen: Studien zum Erwerb sprachanaloger Regeln bei Erwachsenen, sprachunauffälligen und dysphasisch-sprachgestörten Kindern. Göttingen: Huber, 1991, S.70.

Beschreibung der zugrunde liegenden Struktur. Diese Form der Überlegungen sollte nach CROMER gegen die "Homogenisierungstendenz" der bisherigen Forschung wirken.[84]

Aus der Kritik von LOWE & CAMPBELL heraus stellt CROMER 1978 zw. 1981 die Annahme auf, dass die Ursache für die in der vorliegenden Studie beschriebenen Sprachstörung in einem *hierarchischen Strukturierungsdefizit* zu sehen sei. Diese These resultiert aus einer Studie, in der Kindern eine Geschichte in Form eines Puppenspiels dargeboten wurde. Die anschließende Aufgabe bestand in der Verschriftlichung des Geschehens. Die Testgruppe bestand aus zehn Kindern, die entweder Sprache gar nicht erlernt oder sie später wieder verloren hatten. Die Kontrollgruppe bestand aus zehn tauben Kindern. CROMER versprach sich durch diese Konstellation aufschlussreiche Erkenntnisse über die Strategien zur Aufgabenbewältigung.[85] Die Untersuchung erbrachte folgendes Ergebnis: Taube und "aphasische"[86] Kinder produzieren die gleiche Satzlänge, aber ertaubte Kinder verwenden signifikant mehr Satzkategorien und Verbformen. Es fiel weiterhin auf, dass die Testgruppe kaum Negationen, Fragen, komplette Nebensatzstrukturen und geeignete Adjektive verwendete, gleichzeitig machte sie ob der geringeren Komplexität ihrer schriftlichen Äußerungsstrukturen weniger Fehler als die Kontrollgruppe.[87] Die von Cromer untersuchten aphasischen Kinder hatten offensichtliche Schwierigkeiten, die sich nicht

---

[84] Vgl. Cromer, Richard F. The basis of childhood dysphasia: a linguistic approach. In: Wyke, Maria A. Developmental dysphasia. New York: Academic Press, 1978, S.85ff.

[85] Die Idee im Hintergrund ist deutlich: Da entwicklungsdysgrammatische Kinder nicht wie ihre Altersgenossen Sprache als Kommunikationsmittel nutzen können, entwickeln sie Strategien zur Verständigung, die die sprachlichen Defizite soweit möglich kompensiert. Eine z.T. sehr elaborierte Gestik und Mimik kann hier das Ergebnis sein. Taube Kinder stehen vor einem ähnlichen Kommunikationsproblem, dennoch ist m.E. von ihren Stategien nur sehr vage auf die Verhaltsweisen von dysgrammatischen Kindern zu schließen, da ertaubten Kindern frühzeitig Ausweichstrategien vermittelt werden.

[86] Weinert merkt zu diesem Begriff im Kontext der Cromer-Studie zu recht an, daß die aphasisch bezeichneten Kinder nur z.T. dieses Merkmal auch tatsächlich besitzen: Vier Kinder hatten überhaupt keine Sprache erworben, während die restlichen sechs Kinder ihre sprachliche Kompetenz zu einem späteren Zeitpunkt wieder eingebüßt hatten. Trotzdem sind die Ergebnisse interessant, da dysphasische Kinder z.T. ähnliche Störungsbilder aufweisen. Vgl. Weinert, Sabine. Spracherwerb und implizites Lernen: Studien zum Erwerb sprachanaloger Regeln bei Erwachsenen, sprachunauffälligen und dysphasisch-sprachgestörten Kindern. Göttingen: Huber, 1991, S.71.

[87] Vgl. Cromer, Richard F. The basis of childhood dysphasia: a linguistic approach. In: Wyke, Maria A. Developmental dysphasia. New York: Academic Press, 1978, S.122ff.

auf einzelne grammatische Phänomene, z.B. Pluralformen zurückführen lassen.[88] Die hierarchische Strukturierungsschwäche ist nach Cromer aber nicht nur auf die Verbindung von Satzgliedern im Sinne eines Baumdiagramms zu beziehen, sondern bedeutet primär, dass Sprachverarbeitungsprozesse mit unterschiedlichen Prioritäten durchgeführt werden.[89] Die weitgehend fehlerfreie Produktion von kurzen Sätzen spricht nicht gegen diese Annahme, da davon auszugehen ist, dass die Produktion das Ergebnis von sequenziellen Reihungen oder von einem Zusammenfügen von Versatzstücken ist. Es darf nicht vergessen werden, dass auch einfache Aufzählungen hierarchische Prinzipien beinhalten.[90] Die Ergebnisse stehen aber nicht zwangsläufig im Gegensatz zur oben besprochenen Sequenzhypothese: Vielmehr könnte das Sequenzierungsproblem als eine beigeordnete Ursache verstanden werden. Zu berücksichtigen ist weiterhin, dass sich eine generelle hierarchische Strukturierungsschwäche auch in anderen Bereichen, etwa dem motorischen, niederschlagen müsste.

c) SCHÖLER & MOERSCHEL[91] und KANY & SCHÖLER (1988)[92] beziehen sich bei ihrer Erklärung von Dysgrammatismus ebenfalls auf kognitive Erklärungsmuster. Sie nehmen übereinstimmend an, dass die betroffenen Kinder *die sprachlichen Regeln situationsabhängig* erwerben, d.h. sie setzen die sprachliche Regel zu einer außersprachlichen Situation in Beziehung. SCHÖLER & MOERSCHEL lehnen sich mit dem Begriff des Satzrahmens direkt an SKINNER an. Demnach lernen die betroffenen Kinder eine zu der Situation passende Satzstruktur, die aus sprachlichen Determinanten und Leerstellen besteht. Letztere werden der Situation entsprechend "gefüllt". Diese Strategie ermöglicht es den Kindern, auf unterschiedliche Situationen sprachlich zu reagieren. Die Flexibilitätsgrenze dieser Strategie ist dann erreicht, wenn es darum geht, neue Informationen zu verarbeiten, oder wenn der außersprachliche Kontext keine Hilfestellung mehr geben kann. Dies kann etwa bei unterschiedlichen Kasusmarkierungen desselben Substantivs (das große Buch; ein großes Buch) der Fall sein. Bei Versuchen mit Kunstwörtern, die von sprachunauffälligen und sprachgestörten

[88] Vgl., a.a.O., S.126.
[89] Vgl., a.a.O., S.127f.
[90] Vgl., ebd.
[91] Vgl. Schöler, Hermann; Doris Moerschel. Anmerkungen zu einer Theorie der Sprachbehinderung im Zusammenhang mit der Entwicklung morphologischer Strukturen bei Dysgrammatikern. In: Die Sprachheilarbeit 29 (1984), S. 95-109.
[92] Vgl. Kany, Werner; Hermann Schöler. Sprachentwicklungspsychologische Fragen zum kindlichen Dysgrammatismus. In: Studium Linguistik 22 (1988), S. 66-87.

Kindern flektiert werden sollten, stellt sich nach KANY & SCHÖLER heraus, dass sprachauffällige Kinder mehr Fehler und Übergeneralisierungen produzieren als die Kontrollgruppe. Sie folgern aus dem Ergebnis, dass sprachauffällige Kinder das Problem der Markierung nicht über die Herstellung eines innersprachlichen Nexus lösen können. Die Kinder beziehen das Problem demnach nicht auf vorhandenes Regelwissen. SCHÖLER & MOERSCHEL nehmen deshalb an, dass die Kinder aufgrund von allgemeinen kognitiven Defiziten (Klassifikation, Abstraktion und Differenzierung) andere Lernstrategien verwenden als normal entwickelte Kinder.

d) Die Annahme eines *Gedächtnisdefizits* birgt ähnliche Probleme wie die These der hierarchischen Strukturierungsschwäche: Die Gedächtnisschwäche dürfte nicht nur Auswirkungen auf die Strukturierung von Sprache haben, sondern müsste sich auch im Umfang des verfügbaren Vokabulars niederschlagen. Der zentrale Gedanke bei der These des Gedächtnisdefizits ist der einer Schwäche im Kurzzeitgedächtnis. Da alle Informationen dieses "Nadelöhr"[93] passieren müssen, kann vermutet werden, dass eine geringe Verarbeitungsgeschwindigkeit, wie sie von MENYUK & LOONEY oder LOWE & CAMPBELL ermittelt wurde, durch eine Beeinträchtigung oder einen Defekt des Kurzzeitgedächtnisses verursacht sein könnte. Dieser Annahme folgen Ergebnisse, die GRIMM 1986 und 1988 veröffentlichte.[94] Danach haben Kinder mit Sprachstörungen erhebliche Schwierigkeiten mit einem Aufgabentyp, der die Anforderung von Elementwiederholungen (Zahlen und Worte) an sie stellt. Exemplarisch wurden die Kinder mit dem Untertest "Zahlenfolgegedächtnis" des PET geprüft. Die Gruppe der sprachgestörten Kinder erhielt einen durchschnittlichen T-Wert von 35, während die Kontrollgruppe einen Wert von 50 erreicht. An diesem Ergebnis ändert sich nichts, wenn die Sinneinheiten inhaltlich verknüpft werden. Offensichtlich sind die (inhaltlichen) Verbindungen für die sprachgestörten Kinder nicht von Bedeutung, sie erleichtern die Assoziationen nicht. MENYUK & LOONEY folgern daraus, dass die Kinder nicht in der Lage sind, sprachliche Informationseinheiten zu dekodieren und

---

[93] Weinert, Sabine. Spracherwerb und implizites Lernen: Studien zum Erwerb sprachanaloger Regeln bei Erwachsenen, sprachunauffälligen und dysphasisch-sprachgestörten Kindern. Göttingen: Huber, 1991, S.72.

[94] Grimm, Hannelore. Sprachliche und kognitive Probleme dysphasischer Kinder. In: Frühförderung interdisziplinär 7 (1988), S. 57-66. Grimm, Hannelore. Entwicklungsdysphasie: Verlaufsanalyse gestörter Sprachentwicklung. In: Narr, Brigitte; H. Wittje (Hrsg.). Spracherwerb und Mehrsprachigkeit: Festschrift für Els Oksaar zum 60. Geburtstag. Tübingen: Verlag, 1986, S. 93-114.

zu vernetzen.[95] Wenn diese Einschätzung in Beziehung zu einer (angenommenen) begrenzten Kapazität des Gedächtnisses gesetzt wird, so bedeutet das für die sprachliche Informationsbearbeitung kein strukturelles Defizit, sondern eine verlangsamte Umsetzung. Als These würde daraus folgen, dass die Sprachentwicklung nicht abweichend, sondern prozessual verlangsamt läuft. Somit wäre das entwicklungsdysgrammatische Störungsbild keine qualitative Störung. Das Regelsystem wäre der Verarbeitungsgeschwindigkeit angepasst: einfach und wenig komplex.

CHIAT & HIRSON haben sich gegen diese Argumentation gewendet. Sie stellen die Frage, die aus der einfachen Annahme einer umfassenden Gedächtnisschwäche folgen muss: Welcher Art sind diese Schwierigkeiten, bestehen sie nur bei der Produktion oder Rezeption (prozessuale Dimension), oder liegen sie im Bereich der sprachlichen Struktur? Welche Ebenen sind betroffen (Sätze, Phrasen, Wörter, Morpheme)?[96] Alle diese Fragen sind nicht leicht zu beantworten, weil die Erklärung von kognitiven Schwierigkeiten durch theoretische Erklärungsmuster grundsätzlich zu kurz greift: Letztlich versagen diese Überlegungen alle an dem Punkt, an dem es gilt, intraindividuelle Unterschiede in der Gruppe der Dysphasiker zu erklären.

Derzeit lässt sich keine Entscheidung für die eine oder andere Hypothese treffen, da die Hypothesen von einer strukturellen Problemdimension ausgehen, die weder medizinisch noch sprachtheoretisch fundiert werden kann.

2.) die Schwierigkeiten der Informationsaufnahme und -abgabe (Verarbeitungsprozesse):

In der Forschung hat sich neben der strukturell orientierten Ursachenforschung auch eine prozessorientierte Richtung herausgebildet.

a) Sie nimmt sich unter anderem den *Problemen bei der Verarbeitung von akustischen Informationen* an. Für eine solche Annahme spricht, dass bei bisher allen vorliegenden Klassifikationssystemen eine Subgruppe identifiziert werden konnte, deren Problem mittels der verwendeten Testinstrumentarien im audiorezeptiven Bereich verortet werden konnte. LEONARD (1987), TALLAL & PIERCY (1978) und TALLAL

[95] Vgl. Menyuk, Paula; Patricia.L. Looney. Relationships among components of the grammar in language disorder. In: Journal of Speech and Hearing Research 15 (1972), S. 399f.

[96] Vgl. Chiat, Shula; Allen Hirson. From conceptual intention to utterance: a study of impaired language output in a child with developmental dysphasia. In: British Journal of Communication 22 (1987), S. 56ff.

(1980)[97] formulieren diese These und stützen sich auf zahlreiche Studien, die hier aber nicht referiert werden sollen.[98] Kerngedanke ist die bereits von LOWE & CAMPBELL gewonnene Einsicht, dass der Entwicklungsdysgrammatismus zumindest in einigen Fällen die kausale Folge von defizitären audiorezeptiven Verarbeitungsprozessen ist. Möglicherweise hängt damit auch eine verminderte Gedächtnisspanne für Audioinformationen zusammen.[99] Derzeit gibt es aber keine Anhaltspunkte dafür, dass die gestörte Diskriminationsfähigkeit allein für die dysgrammatischen Symptome verantwortlich ist. TALLAL & PIERCY folgern entsprechend vorsichtig:

"[...] this constraint on speed of auditory processing might underlie their language impairment."[100]

Es ist zu kritisieren, dass TALLAL & PIERCY von metasprachlichen Aufgaben (Urteilsprozesse hinsichtlich Tonanzahl und Tonäquivalenz) in einer direkten Ableitung auf die Verarbeitungsprozesse zu schließen. Wie für fast alle Ätiologien gilt auch hier, dass die Hypothese den strukturellen Problemkomplex nicht ausreichend erleuchten kann.[101]

b) Eine weitere These geht davon aus, dass bei der *Nutzung von Sprachverarbeitungsstrategien Unterschiede* vorliegen. Dieser Ansatz wird maßgeblich von Hannelore GRIMM vertreten, die folgende Theorie postuliert: Jedes normale sprachunauffäl-

---

97 Vgl. Tallal, Paula; Malcolm Piercy. Defects of *auditory perception* in children with developmental dysphasia. In: Wyke, Maria A. (Hrsg.). Developmental dysphasia. New York: Academic Press, 1978, S. 77ff. Vgl.: Leonard, Laurence B. *Phonological deficits* in children with developmental language impairment. In: Brain and Language 16 (1982), S.80ff. Vgl. die Basisstudie von Leonard et al.: Leonard, Laurence B.; Letizia Sabbadini; Jeanette S.Leonard;Virgina Volterra. Specific language impairment in children: a cross-linguistic study. In: Brain and language 32 (1987), S.242ff. Vgl. Tallal, Paula. Language disabilities in children: a *perceptual* or linguistic deficit? In: Journal of Pediatric Psychology 5 (1980), S. 127-140.

98 Vgl.Weinert, Sabine. Spracherwerb und implizites Lernen: Studien zum Erwerb sprachanaloger Regeln bei Erwachsenen, sprachunauffälligen und dysphasisch-sprach-gestörten Kindern. Göttingen: Huber, 1991, S.75.

99 Vgl. Tallal, Paula; Malcolm Piercy. Defects of *auditory perception* in children with developmental dysphasia. In: Wyke, Maria A. (Hrsg.). Developmental dysphasia. New York: Academic Press, 1978, S. 82.

100 A.a.O., S.71.

101 Vgl. die grundsätzliche Argumentation Cromers. Für einen zusammenfassenden Überblick vgl. Weinert, Sabine. Spracherwerb und implizites Lernen: Studien zum Erwerb sprachanaloger Regeln

lige Kind verfügt über zwei Strategien des Spracherwerbs. Zunächst wird das Gehörte holistisch aufgenommen und dann in einem zweiten Schritt analytisch dekodiert. GRIMM vermutet, dass die sprachauffälligen Kinder die an sie adressierte Sprache vorwiegend analytisch - ob sequenziell oder hierarchisch wird von GRIMM nicht geklärt - betrachten.[102] Sie folgert aus dieser bevorzugten Verarbeitungsstrategie weiter, dass bei den sprachauffälligen Kindern Defizite der holistischen Verarbeitung vorliegen. GRIMM sieht bei ihrer Hypothese den Vorteil in einer Verknüpfung von sprachbeschreibenden und strukturell-kognitiven Elementen. Diese Einschätzung wird in weiten Teilen unkritisch von WEINERT gestützt, die das zentrale Problem dieser Theorie in einem Nebensatz anspricht: GRIMM habe, "[...]aus welchen Ursachen auch immer [...}", bei den sprachauffälligen Kindern eine Präferenz für die analytische - nicht die holistische - Strategie entdeckt. An dieser Stelle ist fraglich, inwieweit GRIMM den Verknüpfungsanspruch bei ihrer eigenen Theorie halten kann.[103] Wenn sie den bisherigen Forschungsansätzen vorwirft, sie seien zu sehr auf eine rein kognitive oder formal-strukturelle Ebene ausgerichtet gewesen, dann darf hier die Frage gestellt werden, welchen Fortschritt ihre Theorie bringen kann. Außer einer weiteren, differenzierten Beschreibung des Phänomens Dysgrammatismus und der zu wenig reflektierten Postulierung von zwei grundlegenden Spracherwerbsstrategien, die bereits durch frühere Forschungen[104] als wahrscheinlich angesehen werden dürfen,

---

bei Erwachsenen, sprachunauffälligen und dysphasisch-sprachgestörten Kindern. Göttingen: Huber, 1991, S.77.

[102] Vgl. Grimm, Hannelore. Kognitions- und interaktionspsychologische Aspekte der Entwicklungsdysphasie. In: Sprache & Kognition 2 (1983), S. 169-186.

[103] Vgl. Grimm, Hannelore (a). Developmental dysphasia: New theoretical perspectives and empirical results. In: The German Journal of Psychology 11 (1987), S.8-22.Grimm, Hannelore. Kognitions- und interaktionspsychologische Aspekte der Entwicklungsdysphasie. In: Sprache & Kognition 2 (1983), S. 169-186. Grimm, Hannelore (b). Sprachentwicklung: Voraussetzungen, Phasen und theoretische Interpretationen. In: Oerter, Rolf; Leo Montada (Hrsg.). Entwicklungspsychologie: ein Lehrbuch. München/Weinheim: Beltz/Psychologie-Verlagsunion, 1987, S. 578-636. Grimm, Hannelore. Sprachliche und kognitive Probleme dysphasischer Kinder. In: Frühförderung interdisziplinär 7 (1988), S. 57-66.

[104] Von einem holistischen Spracherwerb (zumindest am Anfang), der sich dann in immer differenzierteren Regeln ausprägt, gehen z.B. Chomsky und - auf eine biologisch determinierte Art und Weise - auch Lenneberg aus. Vgl. z.B. Chomsky, Noam. Reflections on Language.(dt. Reflexionen über Sprache, Frankfurt/Main: Suhrkamp, 1977.) London: Temple Smith, 1976. Vgl. auch Lenneberg, Eric. Biological foundations of language. Newe York: Wiley, 1967. Für einen Überblick vgl. Szagun, Gisela. Sprachentwicklung beim Kind. München/Weinheim: Beltz/ Psychologie-

vermag der Leser hier nichts Neues zu erkennen. Darüber hinaus ist die Problemdimension über analytische Strategien des hierarchischen und sequenziellen Scannings nach CROMER nicht einmal annähernd diskutiert worden. Wenn ein Defizit im holistischen Bereich determiniert wird, ohne dass die Frage nach möglichen weiteren Defiziten in der sequenziellen oder hierarchischen (En- und) Dekodierung gestellt wird, dann kann bei den Überlegungen von GRIMM der Eindruck entstehen, sie habe eine *monokausale* Vorstellung hinsichtlich der ätiologischen Faktoren.

3.) die Schwierigkeit, Sprache zu rhythmisieren:
Es lässt sich häufig beobachten, dass Kinder mit Sprachstörungen vielfach Probleme mit Rhythmen haben, ganz gleich, ob es sich nun um Rhythmen in der Sprache oder in der Musik handelt. Klangmuster zu erkennen, sie zu unterscheiden oder sie sogar zu reproduzieren - dazu sind viele Kinder nicht in der Lage. Außer der Tatsache, dass rhythmische Störungen häufig in Verbindung mit Sprachstörungen auftreten, besteht allerdings in der Forschung wenig Konsens. CROMER betont den hierarchischen Charakter von rhythmischen Folgen, um eine Verbindung zu seinem Erklärungsmuster herzustellen, KRACKE (1975)[105] vermutet, dass die Unfähigkeit, Laute zu rhythmisieren, in dem Unvermögen besteht, Lautfolgen ganzheitlich (holistisch) zu erfassen. Die letztere Erklärungsvariante steht in enger Verwandtschaft zu GRIMMS Hypothesen.
Zur Zeit ist nicht sicher zu sagen, ob sich die Defizite im sprachlichen und rhythmischen Bereich in Form eines Kausalnexus bedingen, oder ob beide Faktoren gleichberechtigt auf der Symptomebene anzusiedeln sind. Die letzte Annahme würde für einen Drittfaktor als Verursacher sprechen.[106]

Zusammenfassung und Ableitungen: Die Darstellung der verschiedenen Überlegungen zur Ätiologie des Dysgrammatismus hat gezeigt, dass in diesem Bereich eine ähnlich unübersichtliche Situation besteht wie in der Frage der Klassifikationssysteme.

Verlagsunion, 1991, S.82ff u. S. 74ff. Für die spätere Abwandlung von Chomskys Language Acquisition Device (LAD) vgl. S.79ff.

[105] Zit.n. Weinert, Sabine. Spracherwerb und implizites Lernen: Studien zum Erwerb sprachanaloger Regeln bei Erwachsenen, sprachunauffälligen und dysphasisch-sprach-gestörten Kindern. Göttingen: Huber, 1991, S.80f.

Übereinkunft besteht nur darin, dass es sich bei der Entwicklungsdysphasie (Begriff nach GRIMM) bzw. dem Entwicklungsdysgrammatismus (Begriff nach DANNENBAUER/CLAHSEN) um eine Leistungsschwäche handelt. In welcher Verbindung die konstatierten kognitiven Schwächen mit den formal-strukturellen stehen, konnte bislang nicht geklärt werden. Denkbar ist sowohl ein funktionaler Zusammenhang als auch ein Koexistieren der unterschiedlichen Störungsbilder. Eine Theorie, die einen kausalen Zusammenhang belegen könnte, existiert derzeit nicht. Perspektiven der Forschung im ätiologischen Kontext werden vor allem in dem Versuch gesehen, "irrelevante Ursachenfaktoren"[107] (WEINERT) zu ermitteln.
Die Überlegungen sollten sich auch darauf konzentrieren, bereits vorhandene Vorstellungen zur Ätiologie zu vernetzen. Es kann deshalb nicht Ziel sein, Theorien gegeneinander auszuspielen. Wenig Zukunft ist auch in der Entwicklung von immer neuen Klassifikationssystemen zu sehen, die z.B. von GRUNWALD vorgelegt wurde. Sie dienen m.E. eher einer weiteren terminologischen Verwirrung als dass sie fortschrittliche Gedanken enthalten Vielmehr kann man sich mehr konstruktive Anregungen von einer differenzierten Detailbeobachtung versprechen, die dann auf bereits entwickelte Vorstellungen zur Ätiologie und/oder auf Klassifikationssysteme angewandt wird und nicht zwangsläufig zu einem neuen Klassifikationsschema führt.[108]
In den Ausführungen zur Erklärungshypothese ist bereits deutlich geworden, dass der Ansatz von GRIMM allein kaum einen neuen Impuls gibt. Ihre These gewinnt jedoch an Plausibilität und methodischer Vielfalt, wenn man sie mit den Vorstellungen zur Strategie der analytischen Sprachverarbeitung nach CROMER verbindet. Eine ähnliche Verbindung müsste zwischen den äußeren und inneren Bedingungen geschaffen werden, genauso wie dies die Gedanken von SCHÖLER & MOERSCHEL und MENYUK & LOONEY belegen. Letzteren ist bereits eine intensive ("vernetzende") Diskussion durch CHIAT & HIRSON zu Teil geworden.

---

[106] Vgl. Cromer, Richard F. The basis of childhood dysphasia: a linguistic approach. In: Wyke, Maria A. Developmental dysphasia. New York: Academic Press, 1978, S.85-134.
[107] Weinert, Sabine. Spracherwerb und implizites Lernen: Studien zum Erwerb sprachanaloger Regeln bei Erwachsenen, sprachunauffälligen und dysphaisch-sprach-gestörten Kindern. Göttingen: Huber, 1991, S.84.
[108] Vgl. Grunwald, Arnold. Ein neues Kategorisierungsmodell der Dysgrammatismen - unter Berücksichtigung ätiologischer und psycholinguistischer Fragen. In: Die Sprachheilarbeit 27 (1982), S.162-174.

Sollte in Richtung der Vernetzung ein Fortschritt gelingen, dann würde das Konsequenzen für den ätiologischen, den klassifikationstheoretischen und in Ableitung von diesen auch für den allgemeinen diagnostischen Bereich haben. Tragfähige Erkenntnisse sind in erster Linie für die Unterscheidung zwischen Faktoren und Symptomatik im Bereich der inneren und äußeren Bedingungen zu erwarten. Zur Zeit müssen aber, auch im Hinblick auf eine fehlende empirisch und theoretisch valide forschungsleitende Hypothese, alle Annahmen zur Rolle der äußeren Bedingungen, der kognitiven Defizite und der speziellen sprachlichen Schwächen in der Informationsverarbeitung weiter verfolgt werden.

4. Dysgrammatismus - zu Untersuchungsergebnissen auf unterschiedlichen Störungsebenen

Aufgabe dieses Teils wird es sein, in einer Literaturschau den Stand der Forschung auf den einzelnen Störungsebenen nachzuzeichnen, um so neben den Ausführungen zur Ätiologie und Begrifflichkeit einen Eindruck davon zu erhalten, wie und mit welchen Intentionen die einzelnen Störungsebenen erforscht werden. Die folgenden Ausführungen werden nicht separiert neben den bisherigen Überlegungen stehen, sondern sich an den Schnittstellen in die vorstehenden theoretischen Überlegungen einklinken.

4.1 Der verbale Untersuchungskomplex

Zur Verdeutlichung der einzelnen Störungsebenen und um einer inneren Logik zu folgen, sind die anschließenden Kapitel in den verbalen und nonverbalen Untersuchungskomplex geteilt.

4.1.1 Deviation auf morphologischer Ebene

Die Beschreibung der abweichenden Sprache hat sich früh darauf konzentriert festzustellen, worin die eigentlich abweichenden Merkmale liegen. Zentrales Merkmal ist die Flexionsmorphologie. Sprachgestörte Kinder flektieren weniger oder in anderer Art und Weise als ihre Altersgenossen. Ihre spontansprachlichen Äußerungen fallen durch Auslassungen sowie Fehler in der Morphologie und der Wortstellung auf.

Beide Elemente dominieren auch die Definitionen von Dysgrammatismus. So schreibt KNURA: "Dysgrammatismus lässt sich allgemein kennzeichnen als die Unfähigkeit, das morphologische und syntaktische Regelsystem der Muttersprache altersgerecht zu erwerben und/oder zu gebrauchen."[109] Ersteres soll hier betrachtet werden: Die morphologischen Kompetenzen von einhundert Kindern ($N_{Gesamt}=100$) der ersten bis vierten Klasse der Grundschule ($N_1=57$ waren nach Auffassung der Lehrer dysgrammatisch) wurden in einem methodischen Dreierschritt untersucht.[110] Zunächst wurde mit den Kindern die Bildung von Pluralformen durchgeführt. Verwendet wurde in diesem Zusammenhang der Untertest PS des HSET. Dieser Untertest besteht aus 18 Aufgaben. In einem zweiten Schritt waren durch die Kinder 29 Lükken mit Flexionen in einer Geschichte zu ergänzen. Im dritten Schritt wurden den Kindern 14 Sätze vorgelegt, in denen die morphologischen Elemente zu begutachten und ggf. zu verbessern waren.

Folgende Ergebnisse konnten ermittelt werden[111]: Im Untertest des HSET erreichten die dysgrammatischen Kinder einen Wert, der weit unter den üblichen Werten für sprachunauffällige Kinder lag. Bessere Ergebnisse wurden von den Dysgrammatikern in diesem Test nur in dem Bereich erzielt, der sich mit "Realien" beschäftigte. Kunstwörter führten meist zu einer "Nullmorphemflexion", d.h. das Kunstwort wurde einfach wiederholt. Die geforderte Pluralbildung unterblieb somit. Ein ähnliches Verhalten fand sich bei den realen Substantiven. Hier ist zu vermuten, dass sich die

---

[109] Knura, G. Grundfragen der Sprachbehindertenpädagogik. In Knura, G.; B. Neumann (Hrsg.). Handbuch der Sonderpädagogik. Berlin, 1980, S.24. Zit.n. Schöler, Hermann ; Erna Illichmann; Werner Kany. Zum Morphologieerwerb bei kindlichem Dysgrammatismus. In: Günther, Hartmut (Hrsg.). Experimentelle Studien zur Flexionsmorphologie. Hamburg: Buske, 1989, S. 189.

[110] Die Studie von Schöler und Mitarbeitern ist unter verschiedenen Gesichtspunkten in den folgenden Aufsätzen besprochen worden: Vgl. Schöler, Hermann. Überlegungen zum Erwerb morphologischer Strukturformen bei dysgrammatisch sprechenden Kindern am Beispiel des Pluralmorphems. In: Füssenich, Iris; Bernhard Gläß (Hrsg.). Dysgrammatismus: theoretische und praktische Probleme bei der interdisziplinären Beschreibung gestörter Kindersprache. Heidelberg: Schindele, 1985, S.170ff. Vgl. Schöler, Hermann ; Doris Moerschel. Anmerkungen zu einer Theorie der Sprachbehinderung im Zusammenhang mit der Entwicklung morphologischer Strukturen bei Dysgrammatikern. In: Die Sprachheilarbeit 29 (1984), S. 104. Vgl. Schöler, Hermann; Erna Illichmann. Selbstkorrekturen bei Erzählungen: Ein Vergleich zwischen sprachunauffälligen Kindern und sprachbehinderten Kindern. In: Heilpädagogische Forschung 13 (1987), S. 101. Vgl. Schöler, Hermann. Untersuchungen zu metasprachlichen Fähigkeiten dysgrammatisch sprechender Kinder. In: Die Sprachheilarbeit 31 (1986), S. 282f.

einfache Nichtflexion als Strategie bei Dysgrammatikern etabliert. Beim Einfügen von Flexionen in den Text zeigte sich, dass Dysgrammatiker erstens weniger korrekte Flexionen einfügen, aber zweitens durchaus über die benötigten Allomorphe verfügen. Zu vermuten sind daher im zweiten Fall "[...] große Unsicherheiten im kontextangemessenen Einsatz dieser Formen [...]"[112]. Der dritte Aufgabentyp, der Erkennen und Korrektur als Ziele hatte, erbrachte ein überraschendes Ergebnis: Dass Dysgrammatiker auch insgesamt wieder schlechtere Ergebnisse erbrachten als die sprachunauffällige Vergleichsgruppe überrascht nicht, doch war der Teil der Dysgrammatiker, der den Fehler erkannte, aber unfähig war, ihn zu korrigieren, gemessen an der richtig vorgenommenen Korrektur durch die Vergleichsgruppe relativ hoch. Häufig trat dieser Fall bei Sätzen auf, in denen Adjektive und Präpositionen fehlerhaft waren. Erklärungsmöglichkeiten lassen sich mit der Tatsache verbinden, dass die Anzahl der anzusetzenden Flexionsmorpheme bei Adjektiven größer als diejenige bei Nomen ist. Darüber hinaus ließe sich noch vermuten, dass der Schwierigkeitsgrad, Allomorphe in ihrer Eigenschaft als Flexionsmorpheme einzusetzen mit der vorzunehmenden Operation korrespondiert: Offensichtlich ist es schwieriger, Flexionen anzufügen[113] als Ableitungen von bereits vorhandenen Flexionsmorphemen vorzunehmen: "Die Subtraktion von bereits vorgegebenen Flexionen fällt leichter als

---

[111] Vgl. zur Übersicht der Teststruktur: Schöler, Hermann ; Erna Illichmann; Werner Kany. Zum Morphologieerwerb bei kindlichem Dysgrammatismus. In: Günther, Hartmut (Hrsg.). Experimentelle Studien zur Flexionsmorphologie. Hamburg: Buske, 1989, S. 193-195.

[112] Schöler, Hermann ; Erna Illichmann; Werner Kany. Zum Morphologieerwerb bei kindlichem Dysgrammatismus. In: Günther, Hartmut (Hrsg.). Experimentelle Studien zur Flexionsmorphologie. Hamburg: Buske, 1989, S. 199.

[113] Vgl. Schöler, Hermann. Untersuchungen zu metasprachlichen Fähigkeiten dysgrammatisch sprechender Kinder. In: Die Sprachheilarbeit 31 (1986), S. 282f.
Vgl. Schöler, Hermann. Überlegungen zum Erwerb morphologischer Strukturformen bei dysgrammatisch sprechenden Kindern am Beispiel des Pluralmorphems. In: Füssenich, Iris; Bernhard Gläß (Hrsg.). Dysgrammatismus: theoretische und praktische Probleme bei der interdisziplinären Beschreibung gestörter Kindersprache. Heidelberg: Schindele, 1985, S.170ff. Vgl. Schöler, Hermann ; Doris Moerschel. Anmerkungen zu einer Theorie der Sprachbehinderung im Zusammenhang mit der Entwicklung morphologischer Strukturen bei Dysgrammatikem. In: Die Sprachheilarbeit 29 (1984), S. 104. Vgl. Schöler, Hermann; Erna Illichmann. Selbstkorrekturen bei Erzählungen: Ein Vergleich zwischen sprachunauffälligen Kindern und sprachbehinderten Kindern. In: Heilpädagogische Forschung 13 (1987), S. 101. Vgl. Tallal, Paula. Language disabilities in children: a perceptual or linguistic deficit? In: Journal of Pediatric Psychology 5 (1980), S. 130ff.

die Addition, bei der eine produktive Morphemableitung erforderlich ist."[114] Gerade das Fehlen dieser Transferleistung scheint für SCHÖLER und Mitarbeiter ein Indiz dafür zu sein, dass ein umfassendes morphologisches Regelwissen nicht nutzbar ist. Eine Erklärung liegt in der Vermutung, dass Dysgrammatiker ihre Regeln nicht situationsabgelöst verwenden können (fehlende Generalisierungskompetenz). Zweitens ist denkbar, dass vom Dysgrammatismus betroffene Kinder keine sprachlichen Hypothesen formulieren können und somit Regularien nicht situationsorientiert modifizieren können.[115]

Zusammenfassung und Ableitungen:

- Eine *Störung der morphologischen Prozesse bei Dysgrammatikern kann als gesichert* angenommen werden. Die morphologischen Fehlleistungen sind diejenigen, die am leichtesten zu erkennen sind. Inwieweit sie nur Symptom, also auf der Oberflächenstruktur angesiedelt sind, kann ohne weitere differenzierte Studien nicht abschließend beurteilt werden.
- In Bezug auf die Störungsintensität kann postuliert werden, dass aktive Produktionsprozesse von Flexionsmorphemen für Dysgrammatiker insgesamt komplizierter zu sein scheinen als Flexionsabgleichungen. Ein Beispiel für den schwierigeren Fall wäre die Pluralbildung auf der Basis des vorgegebenen Singulars. Es spricht aufgrund dieser Erkenntnis vieles für *unterschiedliche Qualitäten (i.S. von Prozesskomplexität)* bei morphologischen Prozessen.
- Dysgrammatiker weisen bei der Flexion von reinen Kunstwörtern erheblich schlechtere Leistungen auf als ihre nicht sprachgeschädigten Altersgenossen, die bei Kunstwörtern ebenfalls gegenüber realen Wörtern abfallen. Somit darf - so lautet die Hypothese - die morphologische Ebene nicht von der semantischen abgekoppelt werden. Die spärlichen Regeln, die Dysgrammatiker aus eigenem Antrieb erlernen, sind offensichtlich an das Lexikon und damit auch *situationsgebunden.* Sie sind *situationssensitiv,* oder - um mit anderen Worten zu sprechen - es liegt ein Prozess der *Situationsgeneralisierungen* vor.

---

[114] Schöler, Hermann. Untersuchungen zu metasprachlichen Fähigkeiten dysgrammatisch sprechender Kinder. In: Die Sprachheilarbeit 31 (1986), S. 283.

Die Tatsache, dass Dysgrammatiker Fehler zwar erkennen, aber nicht korrigieren können, spricht für einen *Teildefekt im morphologischen Verarbeitungssystem*: Die Kinder verfügen offensichtlich nur über Teile von Kontrollmechanismen ("monitoring"). Gibt ihr Gegenüber vor, sie nicht zu verstehen, erweitern sie ihre Äußerungen nicht, wie es semantisch und morphologisch sinnvoll wäre. Es kommt zu einer Verkürzung - die ohnehin bruchstückhaften Äußerungen werden um die Funktionswörter sowie Allomorphe reduziert und nehmen gänzlich rudimentären Charakter an. Die These von SCHÖLER & ILLICHMANN[116] formuliert weitergehend, dass die Kontrollmechanismen zwar in Ordnung sind, aber das linguistische Wissen fehlt, um korrekte "Monitor"-Funktionen auszuführen. Der Beleg erscheint nicht sehr tragfähig, da er sich laut Literatur nur auf die Tatsache stützt, dass die Dysgrammatiker in den beschriebenen Tests mindestens einen Fehler korrigiert hätten. Man sollte mit Absicht an dieser Stelle etwas vorsichtiger formulieren und würde zunächst von *Teildefiziten des morphologischen Systems* ausgehen, wobei die Hypothese von SCHÖLER & ILLICHMANN eine weitergehende (vorstellbare) Annahme ist, die noch ausführlicher zu belegen wäre.

4.1.2 Syntax und syntaktische Strukturen

Die defizitäre Verbindung von Flexionen und grammatischer Kongruenz lässt auch auf der "übergeordneten" Ebene, der Syntax, Probleme erwarten. Gleich den Morphemen hat die syntaktische Struktur der dysgrammatischen Sprache aufgrund der einfachen Beobachtungs- und Beschreibungsmöglichkeit im Forschungskontext große Aufmerksamkeit erhalten. Dysgrammatischer Satzbau ist, ähnlich wie die Morphemstruktur, auf oberster Ebene des Störungsbildes anzusiedeln. Ob es sich, wie sich durch einen einfachen analogen Schluss vermuten ließe, um ein Symptom handelt, bleibt fraglich. Bei der Beschreibung der Syntax von Dysgrammatikern wurde durch zahlreiche Studien das grundlegende Muster des Satzbaus gefunden: das S-O-

---

[115] Vgl in diesem Zusammenhang die von Hans Strohner vorgelegte Bedingungsanalyse des Spracherwerbs, in dem die zweite Erklärungsvariante vertreten wird: Strohner, Hans. Spracherwerb: Versuch einer Bedingungsanalsyse. München: Fink, 1976.

[116] Vgl. Schöler, Hermann; Erna Illichmann. Selbstkorrekturen bei Erzählungen: Ein Vergleich zwischen sprachunauffälligen Kindern und sprachbehinderten Kindern. In: Heilpädagogische Forschung 13 (1987), S. 102.

V-Muster (Subjekt-Objekt-Verb-Muster). Während die normal entwickelte und grammatisch korrekte Sprache das S-V-O-Muster als Basis der korrekten Syntax sieht, ließen sich bei den Dysgrammatikern also die verbalen Elemente in sehr vielen Fällen am Ende der Sätze lokalisieren.[117] Neben diesen Satzfolgen, die häufig der syntaktischen Anordnung in beigeordneten Sätzen entspricht, steht als zweites Merkmal die Permutation von Subjekt und Objekt. Die Schwierigkeit, aus der besonderen Organisation der Syntax Ableitungen zu formulieren, ist nicht zuletzt darauf zurückzuführen, dass ein Rückgriff auf die Forschung des englischen Sprachraums nur bedingt möglich ist. Das liegt daran, dass die englische Sprache eine weniger große Flexionsvielfalt als die deutsche aufweist und Satzstrukturen aufgrund der sprachspezifischen Grammatik anders aufgebaut sind. Es scheint so, als müsste das Problem der syntaktischen Struktur zunächst *sprachspezifisch*, und das meint an dieser Stelle *sprachintern*, untersucht werden. Diese Annahme impliziert bei weitem keine Abkopplung von der internationalen Forschung; unter methodischen und theoretischen Gesichtspunkten bleibt die englischsprachige Forschung weiterhin der bestimmende Faktor. Für die sprachspezifische Beschreibung der Syntax sollte überlegt werden, ob nicht eine Betrachtung zwischen devianter und "normaler" Syntax des Spracherwerbs ein "Mehr" an Erkenntnissen verspricht. Für diese Einschätzung stehen die Ergebnisse von BATES[118] u.a., die ergaben, dass von englischsprachigen und italienisch sprechenden Kindern unterschiedliche Strategien zum Erwerb von syntaktischen Regeln bevorzugt werden. Diese Tatsache muss nicht in letzter Konsequenz bedeuten, dass das Problem der inkorrekten Syntaxproduktion in jedem Fall sprach-

---

[117] Im Gegensatz dazu: die Ausführungen von Günther 1981, die in ihrer Aussagekraft aber bezweifelt werden dürfen. Die Probandengruppe der dort ausgeführten Grimm'schen Versuchsanordnung war im Schnitt vier Jahre alt und verfügte noch nicht über flektierte Verbformen. Die Versuchsgruppe von Günther war (wahrscheinlich; die oberflächlichen Angaben zur Probandengruppe rügt auch: Clahsen, Harald. Normale und gestörte Kindersprache: Linguistische Untersuchungen zum Erwerb von Synatx und Morphologie. Amsterdam: Benjamins, 1988, S.116ff.) acht bis elf Jahre alt und flektierte Satzbausteine, die Personen und Numerus betrafen. Die Ergebnisse sind also nicht vergleichbar, so daß m.E. von einer S-O-V-Struktur des Satzes ausgegangen werden kann. Vgl. Günther, H. Untersuchungen zum Sprachverhalten agrammatischer Kinder mit Ziel- und Modellsatzmethode. München, 1981, S.47.

[118] Bates, E. et al. A cross-linguistic study of the development of sentence interpretation strategies. In: Child Development 55 (1984), S. 341-354. Vgl. auch: Slobin, Dan I. ;Thomas G. Bever. Children's use of canonical sentence schemas: a cross-linguistic study. In: Cognition 12 (1982), S. 240ff.

spezifischer Natur ist, ein Blick auf die unterschiedlichen sprachspezifischen Präferenzen beim Erwerb bietet sich aber in jedem Fall an.[119]

KALTENBACHER & KANY[120] haben bei einem Vergleich von deutschsprachigen Kindern bezüglich ihrer kognitiven und syntaktischen Verarbeitungsstrategien zwei grundlegende Strategien des Erwerbs von syntaktischen Strukturen ermittelt, die sowohl von dysgrammatischen als auch "normalen" Kindern verwendet werden:

- die *ganzheitliche Strategie* ("holistisch"[121]): Sie fasst Syntax nicht primär als Ergebnis eines sprachlichen Regelsystems auf, sondern als Sinneinheit, die z.B. durch prosodische Markierungen begrenzt wird. Diese Sinneinheiten werden nach KALTENBACHER & KANY unanalysiert memoriert, wiederholt und "gespeichert". Die holistische Aufnahme von Sinneinheiten nimmt in ihrem Verständnis eine "[...] vermittelnde Funktion auf dem Weg zu einem differenzierten Regelsystem [...]"[122] ein.
- die *elementbezogene Strategie*: Sie nähert sich der Syntax im Kontext der Einordnung von Sprache aufgrund ihrer "Einzelteile". Worte werden Kategorien zugeordnet. Aufgrund von Worten werden z.T. auch erst Kategorien gebildet.

---

[119] Leonard, Laurence B.; Letizia Sabbadini; Jeanette S.Leonard;Virgina Volterra. Specific language impairment in children: a cross-linguistic study. In: Brain and Language 32 (1987), S.233-252, konnten zeigen, daß englischsprechende Kinder in bezug auf die Wortordnung gegenüber der Morphologie besser reüssierten als italienisch sprechende Kinder, die in der Morphologie bessere Leistungen aufwiesen. Dies, weil die Morphologie in der italienischen Sprache komplexer und semantische Strukturen essentiell notwendiger sind als im Englischen. Die Ergebnisse deuten also sprachspezifische Dissonanzen an.

[120] Vgl. Kaltenbacher, Erika; Werner Kany. Kognitive Verarbeitungsstrategien und Syntaxerwerb bei dysphasischen und sprachunauffälligen Kindern. In: Füssenich, Iris; Bernhard Gläß (Hrsg.). Dysgrammatismus: theoretische und praktische Probleme bei der interdisziplinären Beschreibung gestörter Kindersprache. Heidelberg: Schindele, 1985, S.180-219. Vgl auch: Grimm, Hannelore (a). Developmental dysphasia: New theoretical perspectives and empirical results. In: The German Journal of Psychology 11 (1987), S.8-22.

[121] Vgl. die übergeordneten Ausführungen zum holistischem Spracherwerb im Teilkapitel zur Ätiologie.

[122] Kaltenbacher, Erika; Werner Kany. Kognitive Verarbeitungsstrategien und Syntaxerwerb bei dysphasischen und sprachunauffälligen Kindern. In: Füssenich, Iris; Bernhard Gläß (Hrsg.). Dysgrammatismus: theoretische und praktische Probleme bei der interdisziplinären Beschreibung gestörter Kindersprache. Heidelberg: Schindele, 1985, S.187.

Dysgrammatische Kinder verwenden ihrer Strategie nach, und das haben neben sprachlichen auch kognitive Tests[123] erwiesen, vornehmlich die Analyse von Elementen. Aber: Auch sie entwickeln genauso wie ihre sprachunauffälligen Altersgenossen ein sprachliches Regelsystem. Die Struktur dieses Regelwerkes unterscheidet sich aber durch die unterschiedlichen Erwerbswege. "Normale" Kinder nehmen Sprache zunächst ganzheitlich wahr. Sie entwickeln aufgrund des Austausches von bestimmten Worten so genannte "frames" (Satzrahmen), in denen die durch die Analyse entwickelten Kategorienbestandteile, etwa der Agens, ausgetauscht werden. Diese Satzrahmen werden immer flexibler, enthalten immer mehr Leerstellen[124].

Zusammenfassung: Die Syntax von spracherwerbsgestörten Kindern mit dysgrammatischen Symptomen ist *abweichend* von der normalen Sprache konzipiert. Sie ist ebenso wie die normale Sprache *regelgeleitet.* Die Konstruktion des Regelsystems erfolgt vornehmlich über eine *elementbezogene Strategie*, während sprachlich normal entwickelte Kinder Sprache zunächst *ganzheitlich* erwerben und in der Folge die memorierten Sinneinheiten über Leerstellen variieren und ihr Regelsystem auf diese Weise erlernen. Keinesfalls lässt sich aber eine scharfe Grenze zwischen Element und ganzheitlich bezogener Strategie ziehen: Alle Kinder, auch die dysgrammatischen, verfügen über beide Strategien - jedoch mit unterschiedlichen Schwerpunkten. Dysgrammatische Sprache ist vielfach *unvollständig*: Artikel und Präpositionen werden bevorzugt ausgelassen.[125] Eine nachprüfbare Systematik liegt dieser Unvollständigkeit aber nicht zugrunde - es sei denn, man bezeichnet die absolute Ökonomisierung der Sprache, den Verzicht auf jegliche Redundanz, als System.

4.1.3 Semantische Produktionen von Dysgrammatikern

---

[123] Vgl., a.a.O., S.199 (Aufgabenstellung) und. S.207ff. für beispielhafte Lösungsversuche.

[124] Anmerkung: Vgl. themenübergreifend zur Fachdidaktik u. Produktionsorientierung die interessante Diskussion um den Begriff der Leerstellen einer textuellen Struktur nach Wolfgang Iser, der "Ambiguität" nach Umberto Eco und der "Polyfunktionalität" nach S.J. Schmidt.

[125] Vgl. Schöler, Hermann et al. Zur Sprachdiagnostik bei Sprachentwicklungsstörungen. In: Günther, Klaus-Burkhard (Hrsg.). Sprachstörungen. Heidelberg: Schindele, 1988, S.204-225. Vgl. außerdem: Menyuk, Paula; Patricia.L. Looney. Relationships among components of the grammar in language disorder. In: Journal of Speech and Hearing Research 15 (1972), S. 390ff.

Die bisherigen Ergebnisse lassen vermuten, dass es sich beim Dysgrammatismus um eine Störung handelt, die mehrere Komponenten des Spracherwerbs und der Sprachproduktion betrifft. Diese These wird u.a. von Gerd KEGEL vertreten und auf die Semantik bezogen:

"Der kindliche Dysgrammatismus scheint keine isolierte Störung der Syntax, sondern eine die Semantik umfassende Beeinträchtigung der Sprache zu sein."[126]

Durch Studien, die sich dieser Vermutung widmeten, war es nicht möglich, die Einschätzung KEGELS zu stützen. Zwar kann angenommen werden, dass die morphosyntaktischen Schwierigkeiten nicht ohne Einfluss auf die Semantik, etwa den Aus- und Aufbau des Lexikons, bleiben, doch sind in diesem Forschungsfeld bisher wenige aussagekräftige Studien erschienen. Fragt man nach der Rolle der Semantik, so wird man vorrangig in Studien zur Morphologie und Syntax fündig, in denen eventuelle Effekte auf die Semantik, die quasi als "Nebenprodukt" angefallen sind, dargestellt werden. Diese leicht ironische Formulierung darf nicht darüber hinwegtäuschen, dass die Semantik bislang tatsächlich wenig Aufmerksamkeit erhalten hat. Heather VAN DER LELY und Margret HARRIS machen in ihrer Studie "Comprehension of reversible sentences in specifically language-impaired children"[127] die Feststellung, dass dysgrammatische Kinder offensichtlich die morphosyntaktischen Informationen, insbesondere Flexionen, nur bedingt nutzen können und damit auf eine semantisch dominierte Analysetechnik angewiesen sind:

"[...]One process involves parsing or syntactic analysis of the sentence. [...] Another process is required to identify the predicates of the sentence. [...] Finally, a third process is required to integrate the information from the above two processes, that is, that provided from parsing the sentence and that from consulting the lexical entries."[128]

---

[126] Kegel, Gerd. Zum Einfluß von Syntax und Semantik auf die Nachsprechleistung agrammatischer Kinder. München, 1981, S. 78. Zit. n. Schöler, Hermann; Claudia Dalbert; Heike Schäle. Neuere Forschungsergebnisse zum kindlichen Dysgrammatismus. In: Grohnfeldt, Manfred (Hrsg.). Störungen der Grammatik. Berlin: Spiess, 1991, S. 69.

[127] Vgl. van der Lely, Heather K.J.; Margret Harris. Comprehension of reversible sentences in specifically language-impaired children. In: Journal of Speech and Hearing Disorders 55 (1990), S. 101-117.

[128] A.a.O., S.112.

VAN DER LELY& HARRIS folgern aus ihren Daten, dass eine Beeinträchtigung des dritten (integrierenden) Prozesses vorliegen muss, da Aufgaben zur Reproduktion des Lexikons keine signifikanten Unterschiede zu sprachunauffälligen Kindern erbrachten.[129] Die formulierte Feststellung über die eingeschränkte Nutzung der morphosyntaktischen Markierungen (VAN DER LELY & HARRIS) konnten CHIPMAN und DANNENBAUER in ihren Experimenten, die über die zeitlichen Beziehungen in der Sprache handeln, unterstützen:

"Ein Hauptaspekt der Sprachverwendung dysphasischer Kinder, der in diesem Experiment [sic!] zum Vorschein kam, ist der offensichtliche Mangel an Mobilität. Dieser zeigte sich in ihren Schwierigkeiten, Ereignisse auf eine Weise zu beschreiben, die nicht mit der Sequenz der Ereignisse in der Zeit korrespondiert."[130]

Auch SCHÖLER et al. sind sich nicht sicher, ob die Semantik tatsächlich gestört ist.[131] Es kann in diesem Zusammenhang die These vertreten werden, dass semantische Prozesse, besonders der komplexe Aufbau des Lexikons in den ersten Lebensjahren, durch die morphosyntaktischen Schwierigkeiten der Kinder gestört wird. Im Kontext der Störung kann neben diesem kein weiterer ursächlicher Zusammenhang zwischen der semantischen ("betroffenen") und morphosyntaktischen ("verursachenden") Ebene festgestellt werden, wenn man impliziert, dass die Lexeme ohne Flexionen im Lexikon gespeichert werden. KEGELS Einschätzung zu Beginn dieser Ausführungen ist in diesem Punkt abzuschwächen: Die semantischen Störungen sollten solange - um eine vorsichtige Formulierung zu verwenden - als ein *abzuleitendes Symptom der morphosyntaktischen Schwierigkeiten* verstanden werden, bis sich durch weiterführende Studien differenziertere Erkenntnisse ergeben.

4.1.4 Phonologische Störungen bei dysgrammatischen Symptomen

---

[129] Vgl., ebd.

[130] Chipman, Harold H.; Leo Barblan; Friedrich Michael Dannenbauer. Zeitliche Beziehungen in der Sprache: ein Vergleich zwischen normalen und dysphasischen Kindern. In: Die Sprachheilarbeit 31 (1986), S.200. Einfügung in eckigen Klammern durch den Verfasser.

Offenkundig gehen dysgrammatische Störungen häufig mit Sprechstörungen einher. GRAICHEN weist auf eine zusätzliche Beeinträchtigung dysgrammatischer Sprache vor allem durch Stammeln hin.[132] Dysgrammatismus ist nach seiner Auffassung fast immer mit Dyslalien verbunden. Diese phonologischen Einschränkungen des Sprachvermögens bedürfen nicht nur einer differenzierten Diagnose der spontanen und natürlichen Sprachproduktion, sondern sollten nach Meinung GRAICHENS auch mit Gedächtnisfunktionen, Aufmerksamkeits- und Antriebssteuerung in Verbindung gebracht werden. Man erkennt jedoch an der "neuropsychologischen Differenzialdiagnostik Graichens", dass sich hier ein Neuropsychologe und kein Linguist mit dem Problem auseinandersetzt. Die von GRAICHEN angeführten "Prüfungsstufen"[133] sind deshalb eher der medizinischen Diagnostik entliehen. Wie z.B. "sequenzielle" oder "sequenziell-hierarchische Reihen von Silben mit Freiheitsgraden" in der Praxis überprüft werden sollen, wird nicht deutlich. Die angeführten Beispiele begnügen sich damit, anhand von Spontansprachproben die Probleme der Dysgrammatiker exemplarisch zu illuminieren. Immerhin kommt GRAICHEN am Schluss seiner Überlegungen zu der wichtigen Erkenntnis, dass

"[...] allzu isoliertes Einüben und Trainieren einzelner Musterstrukturen den Kern der Störungen nicht trifft; dennoch kann und muss man hie und da auch die gezielte Betrachtung und Übung von linguistischen Teilprozessebenen einfügen [...]"[134]

Ob sich diese "Übung" auch auf die phonologischen Aspekte beziehen soll, bleibt weitgehend unklar. Diese Tatsache ist nicht GRAICHEN anzulasten, sondern dem defizitären Wissensstand in dieser Fragestellung. Es steht fest, dass sich die phonologischen Störungen durch sprachheilpädagogische Maßnahmen gut beeinflussen lassen. Das hat zuletzt die Studie von KING, JONES & LASKY aus dem Jahr 1982 gezeigt, die mittels Telefoninterviews fünfzig Personen befragten, die Mitte der Sechzigerjahre als dysgrammatisch beurteilt wurden. Bei allen Mitgliedern der Probandengruppe

[131] Vgl. Schöler, Hermann; Claudia Dalbert; Heike Schäle. Neuere Forschungsergebnisse zum kindlichen Dysgrammatismus. In: Grohnfeldt, Manfred (Hrsg.). Störungen der Grammatik. Berlin: Spiess, 1991, S. 69.

[132] Vgl. Graichen, J. Neuropsychologische Differenzierung des Dysgrammatismus durch artikulatorische Regelprogramme. In: Deutsche Gesellschaft für Sprachheilpädagogik (Hrsg.). Zentral bedingte Kommunikationsstörungen. Hamburg, 1985, S.75-86.

[133] Vgl., a.a.O., S.81f.

[134] A.a.O., S.85.

ließ sich eine Verbesserung der Sprache beobachten, wobei die beurteilenden Eltern ihren Kindern noch häufiger eine restliche Sprachstörung zusprachen als diese fünfzehn Jahre nach der Erstdiagnose selbst angaben.[135]
Obwohl diese Ergebnisse von KING, JONES UND LASKY viel über die mögliche Berücksichtigung der phonologischen Schwierigkeiten im familiären Kontext aussagen könnten, bleibt die Verbindung zwischen Phonologiestörungen und Dysgrammatismus in vielen Facetten im Dunkeln. Lediglich zwischen Feinmotorik der Sprechwerkzeuge und phonologischen Auffälligkeiten lassen sich Kausalzusammenhänge nachweisen. Ob es sich bei den phonologischen Störungen - ähnlich der semantischen Ebene - um ein *abzuleitendes Symptom* handelt oder ob die phonologischen Störungen mit (minimalen) celebralen Dysfunktionen - also physiologischen Ursachen - in Verbindung gebracht werden können, ist hier nicht abschließend zu diskutieren. Die häufige Gleichzeitigkeit des Auftretens von phonologischen und dysgrammatischen Symptomen spricht in jedem Fall dafür, diese noch ungeklärte Verbindung bei einer begrifflichen Präzisierung und der Betrachtung von Diagnoseinstrumenten zu berücksichtigen.

4.1.5 Metasprachliche Probleme bei Dysgrammatikern

Der Bereich der metasprachlichen Fähigkeiten ist bislang nur wenig untersucht worden. Im Vordergrund standen bislang die primären sprachlichen Fähigkeiten, sodass die Entwicklungslinien von Kindern bezüglich ihres Nachdenkens über Sprache, die Struktur ihrer Muttersprache und deren Besonderheiten nur wenig bekannt sind. Die einzige deutschsprachige Untersuchung von SCHÖLER, ANZER & ILLICHMANN[136] nähert sich der metasprachlichen Kompetenz über Abforderung von Entscheidungen über korrekte und fehlerhafte Satzstrukturen. Die Antworten einer nicht repräsentativen Vp-Gruppe von sieben Personen ergaben zwei häufige Antworten:

[135] King, Rella R.; Cynthia Jones; Elaine Lasky. In retrospect: a fifteen-year-follow-up report of speech-language-disordered children. In: Language, Speech, and Hearing Services in Schools 13 (1982), S.24-32.
[136] Vgl. Schöler, Hermann; Andrea Anzer; Erna Illichmann. Untersuchungen zu metasprachlichen Fähigkeiten dysgrammatisch sprechender Kinder. In: Die Sprachheilarbeit 31 (1986), S. 279-285.

1.) Dysgrammatiker konnten zu einem gewissen Teil (37.4%) Fehler erkennen, waren aber nicht in der Lage, diese Fehler angemessen zu korrigieren.[137]
2.) Dysgrammatiker beurteilten fehlerhafte Sätze pauschal als richtig. Ob sich hierbei um eine testspezifische Vermeidungsstrategie handelt, kann nicht geklärt werden.[138]

Zusammenfassend lässt sich festhalten, dass Dysgrammatiker offensichtlich über metasprachliches Wissen verfügen. Ob dieses Wissen defizitär ist, wie die Studie von SCHÖLER et al. vermuten lässt, kann nicht abschließend beurteilt werden. Hierzu bedarf es hinsichtlich der Verbindung zwischen realsprachlichen und metasprachlichen Fähigkeiten weiterer intensiver Forschung. SCHÖLER et al. postulieren in diesem Zusammenhang die These, dass metasprachliche Fähigkeiten maßgeblich am Prozess der Anpassung von Dysgrammatikern an die normale sprachliche Umwelt beteiligt seien.[139] Therapie allein könne nach ihrer Auffassung diese Leistung nicht erbringen. Wenn die metasprachlichen Fähigkeiten Brücken zu einer normalen Sprachverwendung schlagen können, so wie es hier anklingt, dann sollten die metasprachlichen Fähigkeiten auch im Kontext des weichen Bereichs der Emotionspsychologie betrachtet werden; die folgenden Fragen wären m.E. von Interesse:

- Welche Einstellung hat das Kind gegenüber seiner eigenen Sprache?
- Erlebt es seine Sprache defizitär?
- Muss die Therapie im dysgrammatischen Bereich nicht eine primär sprachpsychologische Ausrichtung erhalten, die vom psychologischen Standpunkt aus sprachstabilisierend wirkt? Wenn das zutrifft, dann müssen sprachpsychologische Zusammenhänge auch in der Diagnose als Erstkontakt Berücksichtigung finden.

4.2 Der nonverbale Untersuchungskomplex

137 Vgl., a..a.O., S.282.
138 Vgl., ebd.
139 Vgl., a.a.O., S.284.

Neben den sprachlichen Störungsebenen ist ein Blick auf die nonverbalen sprachlichen Fähigkeiten unerlässlich, weil gerade dieser Bereich für die Betrachtung von sprachlichen Anomalien und hier für die Diagnose von Bedeutung sein könnte. Dieses ist in zweierlei Hinsicht zu verfolgen: Zum einen sind Beschreibungen der nonverbalen Fähigkeiten von Dysgrammatikern vielleicht insofern von Interesse, als dass sich zusätzliche Merkmale im Sinne von Indikatoren bereitstellen ließen, um die dysgrammatischen Anomalien genauer und damit in einem diagnostisch professionelleren Sinn zu beschreiben. Dieser Bereich soll hier mit dem Terminus der *Inklusion von nonverbalen Merkmalsbereichen* bezeichnet werden.
Zum zweiten könnten die nonverbalen Fähigkeiten die Möglichkeit zur *Exklusion*, zum Ausschluss von bestimmten Kriterien bieten. So könnte man wie in der Studie von TALLAL & STARK aus dem Jahr 1981 Kinder mit entwicklungsdysgrammatischen Problemen aus einem großen Pool von sprachgestörten Kindern herausfiltern, um eine solidere Definition zu erhalten.[140]

4.2.1 Gedächtnisleistung und Informationsumsetzung

Seit CROMER 1978 von einem qualitativ abweichenden Erwerb von Sprache bei Dysgrammatikern ausging, ist den nonverbalen Bereichen der Sprache eine verstärkte Bedeutung zugemessen worden. Durch die Studien von LOWE & CAMPELL (1965), TALLAL & PIERCY (1978)[141] konnte eine Gedächtnisminderleistung bei Dysgrammatikern beobachtet werden. Sie bezieht sich auf die Abspeicherung von auditiv wahrgenommenen Informationen ebenso wie auf die Verarbeitung der gehörten Informationen. Während LOWE & CAMPBELL in ihrer Studie feststellen konnten, dass sich die Probleme signifikant auf die zeitliche Verarbeitung ("temporal order") bezogen, unterschieden sich die Leistungen bezüglich der Entscheidung, ob ein Simultanreiz oder zwei hintereinander ausgesandte Reize vorlagen ("succession"), nicht signifi-

---

[140] Vgl. Stark, Rachel E.; Paula Tallal. Selection of children with specific language deficits. In: Journal of Speech and Hearing Disorders 46 (1981), S. 114-222. Über den Sinn dieses Verfahrens kann man geteilter Ansicht sein: Tallal & Stark stellen nach der Anwendung verschiedenster Exklusionskriterien fest, daß die zurückbleibende Gruppe von Kindern bezüglich vieler Merkmale heterogen ist. (vgl. S.122) Was Stark et al. als Chance zur differenzierten Betrachtung von Exklusionskriterien sehen, mag anderen als ein unnötiger theoretischer Umweg erscheinen (vgl. ebd.).
[141] Vgl. Lowe, Audrey D.; Richard A. Campbell. Temporal discrimination in aphasoid and normal children. In: Journal of Speech and Hearing Research 8 (1965), S. 313-314. Vgl. Tallal, Paula;

kant von den Werten der Kontrollgruppe.[142] Zusammenfassend folgern LOWE & CAMPBELL aus ihren Untersuchungen:

"It would appear that the temporal ordering malfunction of the aphasoid child [...] may be a major factor contributing to this communication problem."[143]

Die in dieser Zusammenfassung widergespiegelte Unsicherheit bei der Beurteilung der Gedächtnisfunktion im ursächlichen Geflecht des Entwicklungsdysgrammatismus hat sich in den Jahren nach 1965 noch verstärkt, mit Sicherheit kann nur gesagt werden, dass sich im Bereich der auditiven Wahrnehmung ein Defizit feststellen lässt. Ob die mangelnde Memorierungsfähigkeit auch bei der Verarbeitung visueller Informationen auftritt, kann nicht beantwortet werden.
Zwar konnten AMOROSA & PLOOG (1988, S.61) keine Anzeichen für eine Beeinträchtigung der visuellen Informationsbearbeitung[144] feststellen, dasselbe gilt für die Untersuchung von TALLAL & STARK; dagegen steht die vorsichtige Formulierung von TALLAL & PIERCY:

"The experiments investigating the auditory and the visual sequencing abilities of dysphasic children have suggested that these children may have both auditory temporal sequencing deficits and visual temporal, spatial sequencing deficits."[145]

Ich schließe mich an dieser Stelle der vorsichtigeren Bewertung an und stütze auch die argumentativen Schlüsse TALLAL & PIERCYS, die aus der folgenden Einschätzung resultieren:

Malcolm Piercy. Defects of auditory perception in children with developmental dysphasia. In: Wyke, Maria A. (Hrsg.). Developmental dysphasia. New York: Academic Press, 1978, S. 63-84.

142 Lowe, Audrey D.; Richard A. Campbell. Temporal discrimination in aphasoid and normal children. In: Journal of Speech and Hearing Research 8 (1965), S. 313.

143 A.a.O., S.314.

144 Vgl. Amorosa, Hedwig ;D. Ploog: Phonetische und phonologische Untersuchungen an sprachentwicklungsgestörten Kindern. München; 1988, S.61. Zit. n. Schöler, Hermann; Claudia Dalbert; Heike Schäle. Neuere Forschungsergebnisse zum kindlichen Dysgrammatismus. In: Grohnfeldt, Manfred (Hrsg.). Störungen der Grammatik. Berlin: Spiess, 1991, S.71.

145 Tallal, Paula; Malcolm Piercy. Defects of auditory perception in children with developmental dysphasia. In: Wyke, Maria A. (Hrsg.). Developmental dysphasia. New York: Academic Press, 1978, S. 68.

- Die durch Exklusion ausgeschlossenen und die durch Inklusion für "valide" befundenen Merkmale von sprachgestörten Kindern müssen einer erneuten und genauen Prüfung unterzogen werden. Dazu zählen in Bezug auf die Leistung des Gedächtnisses und die Informationsverarbeitung insbesondere a) die *defizitäre Gedächtniskapazität*, um sprachliche Signale zu speichern ("defective capacity for storing speech signals"), b) das mangelnde Vermögen, *Phoneme unabhängig vom Kontext zu erkennen* ("impairment of phoneme recognition") und c) sprachliche Sequenzen in einer *angemessenen Geschwindigkeit* zu verarbeiten ("impairment in processing sequences").[146] Grundsätzlich ist demnach darüber nachzudenken, ob die Diagnose der Gedächtnis- und informationsverarbeitenden Prozesse im Sinne des Postulats "[...] In consequence diagnosis of specific developmental language delay is characteristically diagnosis by exclusion."[147] fortgeführt werden sollte.
- Daneben ist unabhängig von TALLAL & PIERCY auf einen weiteren Punkt hinzuweisen, der sich aber nicht ausschließlich auf die Gedächtnis- und Informationsverarbeitung bezieht: Gedächtnisleistungen und die Fähigkeit zur Informationsverarbeitung werden im Regelfall bei der Untersuchung von sprachlich auffälligen Kindern im Vorfeld untersucht - nicht zuletzt deshalb, um das Feld der Versuchspersonen einheitlich zu gestalten. Welche vielfältigen Instrumentarien die Psychologie zu ihrer Überprüfung mittlerweile bereitstellt, zeigt exemplarisch das von STARK & TALLAL durchgeführte Verfahren zur Exklusion. Da das Konzept fast jeder Studie andere Tests zum Ausschluss von Nichtdysgrammatikern zugrundelegt, z.B. STARK & TALLAL den Wechsler Pre-school und Primary Scale of Intelligence[148], ist nicht gewährleistet, dass es sich bei den verschiedenen Studien um jeweils vergleichbare Versuchspersonengruppen handelt. Dieses Verfahren mag für die relativ problemlose Feststellung von Hörverlusten angezeigt sein - für die Ermittlung von vergleichbaren Daten bezüglich der gedächtnis- und informationsverarbeitenden Prozesse ist sie es ganz sicher nicht.

---

146 A.a.O., S.65.

147 A.a.O., S.64.

148 Vgl. Stark, Rachel E.; Paula Tallal. Selection of children with specific language deficits. In: Journal of Speech and Hearing Disorders 46 (1981), S. 116.

4.2.2 Kognitive Leistungen von Dysgrammatikern

Die kognitiven Kompetenzen der Dysgrammatiker sind in der Forschung im wesentlichen auf ihre Fähigkeit zur symbolischen Repräsentation bezogen worden. Daraus resultierend ergab sich die Frage nach dem Zusammenhang von symbolischer Repräsentation und Spracherwerb. In allen Studien wird die Meinung vertreten, dass eine Schwäche bei Dysgrammatikern im Bereich der symbolischen Repräsentation zu erkennen sei. Ob diese Ergebnisse den von PIAGET & INHELDER postulierten Zusammenhang zwischen symbolischer Repräsentationsfähigkeit und Sprachentwicklung während der sensumotorischen Entwicklung unterstützen, wird in der Literatur nicht eindeutig beantwortet.[149] In den Studien sind insgesamt drei unterschiedliche Einschätzungen zu erkennen, die alle durch eine statistische Analyse "ihres" Datenkorpus abgesichert sind:

1. These: *Das zu beobachtende Defizit bei der symbolischen Repräsentationsfähigkeit hängt mit der Entwicklung des Spracherwerbs zusammen.* Vertreter dieser Argumentationslinie sind u.a. ROTH & CLARK und UDWIN & YULE.
2. These: *Die symbolische Repräsentationsfähigkeit und die Sprache hängen zusammen, aber nicht so eng wie bisher angenommen.* Diese gemäßigte Hypothese wird z.B. von FOLGER & LEONARD in die Diskussion gebracht.[150]
3. These: *Die symbolische Repräsentationsfähigkeit und Sprachentwicklung hängen sensu Piaget nicht zusammen.* Diese These wird u.a. von SARIMSKI, HOFFMANN & SÜß vertreten.

---

[149] Vgl. Roth, Froma P.; Donna M. Clark. Symbolic play and social participation abilities of language-impaired and norrnally developing children. In: Journal of Speech and Hearing Disorders 52 (1987), S.17-29. Udwin, Orlee; William Yule. Imaginative play in language disordered children. In: British Journal of Disorders of Communication 18 (1983), S.187-205. Savich, Patricia A. Anticipatory imagery ability in normal and language-disabled children. In: Journal of Speech and Hearing Research 27 (1984), S.494-501.

[150] Folger, M. Karen; Laurence B. Leonard. Language and sensorimotor development during the early period of referential speech. In: Journal of Speech and Hearing Research 21 (1978), S. 523.

[150] Folger, M. Karen; Laurence B. Leonard. Language and sensorimotor development during the early period of referential speech. In: Journal of Speech and Hearing Research 21 (1978), S. 519-526.

Die Begründungen für die Thesen sind der Literatur zu entnehmen; deshalb wird an dieser Stelle ebenfalls auf die Überprüfung der statistischen Plausibilität verzichtet. Die Entscheidung für die eine oder andere Hypothese ist aus Gründen der mangelnden Vergleichbarkeit der Vp-Gruppen und der methodischen Verfahren schwierig. Exemplarisch ist diese theoretische "Zwangslage" an zwei Aspekten zu erkennen:

- *Auswahl und Testung der Gruppen mit nonverbalen Intelligenztestverfahren und Verfahren zur Feststellung der symbolhaften Repräsentation sowie die Zusammensetzung der Vp-Gruppen*: Bei SARIMSKI ET AL. wurde der nonverbale Intelligenzquotient mit der "Leiter International Performance Scale" ermittelt und mit der Skala W "Wahrnehmung" aus der Münchner Funktionellen Diagnostik die symbolische Repräsentationsfähigkeit untersucht[151]; bei der gleichen "Aufgabe" setzten ROTH & CLARK "Lunzers adaption and integration play scales" (1959) und die "Scale of Social Participation in Play (SSPP)" ein[152]; UDWIN & YULE bevorzugten wiederum den "LOWE & COSTELLO Symbolic Play Test", die Intelligenzüberprüfung führen sie mit dem "Wechsler Preschool and Primary Scale of Intelligence" durch[153]; bei SAVICH fand unter vielen anderen der Minnesota Paper Form Board (MPFB) nach LIKERT & QUASHA (1970) Anwendung; der IQ wurde bewusst weder verbal noch nonverbal überprüft: "Any slight differences in IQ between the two groups would not be expected to contribute significantly to differences in imagery ability."[154]; LEONARD & FOLGER weisen als einzige eine deutliche Definition des bei PIAGET im Kontext der symbolischen Repräsentation wichtigen Begriffs 'Symbolic Play' aus: "Symbolic play was defined as the assimilation of a new object into schemes previously applied to other objects."[155]
- Die *Verteilung des Geschlechts* in den Versuchspersonengruppen ist ebenfalls sehr unterschiedlich: Es sind in den Untersuchungen reine Gruppen männlichen Ge-

[151] Vgl. Sarimski, Klaus; Walter Hoffmann; Heinz Süß. Entwicklungsdysphasie und Symbolgebrauch im Spiel. In: Zeitschrift für Kinder- und Jugendpsychiatrie 13 (1985), S. 356f.
[152] Vgl. Roth, Froma P.; Donna M. Clark. Symbolic play and social participation abilities of language-impaired and norrnally developing children. In: Journal of Speech and Hearing Disorders 52 (1987), S.18f.
[153] Vgl. Udwin, Orlee; William Yule. Imaginative play in language disordered children. In: British Journal of Disorders of Communication 18 (1983), S. 199.
[154] Savich, Patricia A. Anticipatory imagery ability in normal and language-disabled children. In: Journal of Speech and Hearing Research 27 (1984), S. 496.
[155] Folger, M. Karen; Laurence B. Leonard. Language and sensorimotor development during the early period of referential speech. In: Journal of Speech and Hearing Research 21 (1978), S. 523.

schlechts untersucht worden, etwa bei UDWIN & YULE[156]; es finden sich aber auch gemischtgeschlechtliche Gruppen, bei denen das Verhältnis von Jungen zu Mädchen immer unausgewogen zugunsten der Jungen ausfällt, so z.B. bei Patricia SAVICH oder Klaus SARIMSKI, Walter HOFFMANN und Heinz SÜß[157].

Zusammenfassung: Die symbolische Repräsentationsfähigkeit scheint bei Dysgrammatikern ebenso geschädigt zu sein wie die sprachlichen Fähigkeiten. Über die Antwort auf die Frage, wie eng der Zusammenhang zwischen symbolischer Repräsentation und sprachlicher Entwicklung wirklich ist, gibt es unterschiedliche Ansichten (vgl. oben). Ähnlich wie in den Ausführungen zur Informationsverarbeitung konnte in diesem Kapitel gezeigt werden, dass die Vielzahl der Studien nur bedingt zur Klärung des Bedeutungsgrades der kognitiven Fähigkeiten beiträgt. Der häufige Einsatz von unterschiedlichen Testverfahren zur Ermittlung von nonverbaler Intelligenz und symbolischer Repräsentation trägt mit einer uneinheitlich strukturierten Versuchspersonengruppe hinsichtlich Alter und Geschlecht dazu bei, dass trotz der Vielzahl vorliegender Studien die Rolle der symbolischen Repräsentationsfähigkeit nicht befriedigend geklärt werden kann. Barbara ZOLLINGER urteilt abwägend: "Was nun die Frage betrifft, ob Spracherwerbsstörungen mit Störungen kognitiver Kompetenzen einhergehen oder gar durch solche verursacht werden, muss davon ausgegangen werden, dass dies der Fall sein kann, aber nicht muss."[158]

5. Zusammenfassung und Perspektivenentwicklung

Das umfangreiche vorstehende Kapitel hat gezeigt, dass es sich bei dem Phänomen Dysgrammatismus nicht um eines handelt, das eindeutig und umfassend zu beschreiben ist.

In den zurückliegenden Kapiteln wurde sich dem Phänomen Dysgrammatismus auf vielfältige Weise genähert, umso in dieser Zusammenfassung ein möglichst prägnan-

---

[156] Vgl. Udwin, Orlee; William Yule. Imaginative play in language disordered children. In: British Journal of Disorders of Communication 18 (1983), S. 198.

[157] Vgl. Sarimski, Klaus; Walter Hoffmann; Heinz Süß. Entwicklungsdysphasie und Symbolgebrauch im Spiel. In: Zeitschrift für Kinder- und Jugendpsychiatrie 13 (1985), S.356. Ähnliche Differenzen sind beim Aspekt Alter zu beobachten: Die Versuchspersonengruppen sind z.T. von 24-60 Monate alt, in einer Studie wird das Alter von sieben bis neun Jahre untersucht.

[158] Zollinger, Barbara. Spracherwerbsstörungen: Grundlagen zur Frühförderung und Frühtherapie. Bern: Haupt, 1988, S.39.

tes Bild dieser Sprachauffälligkeit zeichnen zu können. Es wurde versucht, insgesamt vier Zugänge für eine präzise Beschreibung nutzbar zu machen:

- den Zugriff über *Deskription des Phänomens*: Den Dysgrammatismus zunächst von der Position des außenstehenden Beobachters zu beschreiben, ist die wohl nahe liegendste Möglichkeit, Erkenntnisse zu sammeln. In diesem Zusammenhang wurden die deutschen Untersuchungen von LIEBMANN, GRIMM, DANNENBAUER und CLAHSEN referiert. Unter Berücksichtigung englischsprachiger Literatur hat sich gezeigt, dass der Begriff "Dysgrammatismus" im deutschen und im englischen Sprachraum terminologisch insgesamt uneinheitlich ist[159] und z.T. auch durch die unterschiedlichen (theoretischen) Vorstellungen über Spracherwerb beeinflusst wird.

- den Zugriff über *Klassifikationsverfahren*: Die Klassifikationssysteme von ARAM & NATION, WOLFUS, MOSCOVITCH & KINSBOURNE sowie von WILSON & RISUCCI sind Ansätze des englischen Sprachraums und haben erkennen lassen, wie schwierig es ist, solide, d.h. in diesem Fall homogene, Subgruppen zu identifizieren, wenn parallel dazu keine exakte Beschreibung des Gesamtgebildes "Dysgrammatismus" möglich ist (vgl. die Problematik des ersten Zugriffs). Eine theoretisch und empirisch valide Einordnung konnten die Klassifikationssysteme bislang nicht erbringen; immerhin geht aber dieser methodische Zugriff über die reine Deskription hinaus und liefert - obschon die Daten der einzelnen klassifizierenden Systeme nicht vergleichbar sind - ein stärker an der Realität orientiertes Bild. Insgesamt verspricht diese Form des Zugriffs für die Zukunft differenziertere Ergebnisse als die alleinige Deskription.

- den Zugriff über die *Ursachenforschung (Ätiologie):* Der Dysgrammatismus sieht sich zum einen Klassifikationsversuchen und Beschreibungen ausgesetzt; zum anderen wird parallel dazu nach der Ursache oder besser: den Ursachen geforscht. Neben den verschiedenen Beschreibungen hat wohl kein Zugriff eine so große Zahl an Hypothesen hervorgebracht wie die Frage nach den Ursachen. Hier ist ein interessantes Feld für eine (interdisziplinäre) Zusammenschau im Sinne einer Vernetzung von Hypothesen zu sehen. Es wurde versucht, diese Perspektive im zugehörigen Kapitel am Beispiel von GRIMM und CROMER zu erläutern.. Es ist deutlich geworden, dass von der Vernetzung von Hypothesen, dem Aufeinanderbeziehen von Informationen, noch ein großes innovatives Potenzial zu erwarten ist.

- den Zugriff über die Beschreibung von *Störungsebenen*: Die Beschreibung der verschiedenen Störungsebenen wurde zunächst in verbale und nonverbale Ebenen unterteilt: Die verbalen Ebenen waren in einem sehr hohen Maße von Sprachstörungen, wie durch den deskriptiven Zugriff als Postulat formuliert werden konnte, betroffen: Insbesondere die *morphologischen Prozesse* unterliegen mit Sicherheit einer massiven Störung, wobei die eigenen Produktionen, z.B. bei Flexionen, schwieriger zu sein scheinen als Reduktionen - etwa die Ermittlung der singulären Wortform bei Vorgabe des Plurals. In Bezug auf die Störungsintensität muss demnach der Komplexitätsgrad des zu erbringenden morphologischen Prozesses mit berücksichtigt werden. Neben der Morphologie konnten auch für die *Syntax* abweichende Strukturen ausgemacht werden; eine möglicherweise vorhandene Systematik für die Abweichungen konnte bislang nur sehr oberflächlich bestimmt werden. Die Beeinträchtigung der *Semantik* ist m.E. als abzuleitendes Symptom der morphosyntaktischen Schwierigkeiten zu verstehen; dasselbe könnte für *phonologische* Probleme der Dysgrammatiker gelten, hier ist jedoch auch noch die MCD als hirnphysiologische Ursache[160] in betracht zu ziehen. Ebenso vage Aussagen lassen sich hinsichtlich der *metasprachlichen* Kompetenz machen: Dysgrammatiker verfügen über metasprachliches Wissen; ob dieses aber defizitär ist, lässt sich bislang nicht sagen. Bei den nonverbalen Bereichen wurde auf die Literatur zur *Gedächtnisleistung und Informationsumsetzung* und diejenige zur symbolischen Repräsentation als Bereich der *Kognition* zurückgegriffen. In Bezug auf

[159] Vgl. u.a. Förster, Uwe. Die Dysphasie - ein mehrdeutiger Terminus. In: Die Sprachheilarbeit 31 (1986), S. 24.

[160] Vgl. jedoch die ähnlich schwierige Diagnostiksituation in der MCD-Forschung: Derzeit ist es nicht möglich, MCD aufgrund eines einzelnen Symptoms zu charakterisieren. Vogt merkt dazu an, "[...] daß diese pathologische Veränderung fließende Übergänge zum Normalen hat." Vogt, Christine. Die minimale celebrale Dysfunktion unter Berücksichtigung pädagogisch-therapeutischer Maßnahmen. Gießen: Institut für Heil- und Sonderpädagogik (Diss.), 1984, S.154. Vgl. außerdem: Rie, Herbert E.; Ellen D. Rie (Hrsg.). Handbook of Minimal Brain Dysfunction: A Critical View. New York: Wiley, 1980, S.669ff. (Minimal Brain Dysfunctions: An Appraisal of Research Concepts and Methods; Vgl. insbes. die Ausführungen zur linguistischen Defizithypothese, S.693-700 und zu "Developmental Language Disorders", S. 299ff., insbes. S.302, 313 und 315ff. (Discussion)).

die Gedächtnisleistung und Informationsverarbeitung interessierte im Hinblick auf die der Studie zugrunde liegende Fragestellung vor allem, ob und in welcher Weise andere Kanäle zur Aufnahme von Informationen geschädigt sind. Leider lässt sich diese Frage derzeit nicht angemessen beantworten: Es ist zwar festzustellen, dass eine Gedächtnisminderleistung bei Dysgrammatikern vorliegt - ob und wie diese aber mit der sprachlichen Entwicklung in Beziehung steht, ist ebenso wie die Rolle der Kognition unklar. In welcher Form nicht nur die auditive Verarbeitung von Informationen betroffen, sondern auch die visuelle Aufnahme beeinträchtigt ist, lässt sich derzeit ebenfalls nicht beantworten.

Die insgesamt als weitgehend unbefriedigend einzustufenden Ergebnisse der vier Zugriffe haben mich zu folgender Überlegung gebracht: Wenn es gelingen soll, Dysgrammatismus für die Diagnose umfassend zu beschreiben, dann sind die folgenden fünf Fragen und "Einwände" m.E. unabdingbar für diese komplexe und schwierige Aufgabe:

1) Welcher Art soll die zu ermittelnde Definition sein?
Bislang ist in erster Linie ein Verfahren zur Definitionsgenese verwendet worden - das der *Exklusion*. Dieses methodische Vorgehen führte in letzter Zeit im Ergebnis vermehrt zu positiven und negativen Merkmalskatalogen und folgt der medizinischen Denkweise: Dysgrammatismus kann etwa nur dann vorliegen, wenn spezifische Symptome *nicht* gegeben sind. Dazu gehören Hörstörung, geistige Behinderung, Autismus, Aphasie, Celebralparese und Lippen-, Kiefer- oder Gaumenspaltung. Dagegen gelten folgende Merkmale als positive Indikatoren: verlangsamte Entwicklung, Diskontinuität, Diskoordination, Unverständlichkeit der Sprache, Diskrepanz zwischen Form und Inhalt und Wortfindungsstörungen.[161]
Das Denken in Ausschluss- und Einschlusskriterien scheint von einem methodisch-wissenschaftlichen Standpunkt aus zwar notwendig zu sein, gleichzeitig laufen aber viele Studien Gefahr, in einer Eindimensionalität der Beschreibung zu verharren bzw. bezüglich der Ursache monokausalen Erklärungsmustern Vorschub zu lei-

[161] Vgl. Clahsen, Harald; Gerd Kegel; Hermann Schöler. Bericht zur Tagung "Dysgrammatismus" bei der Wemer-Reimers-Stiftung. In: Kegel, Gerd et al. (Hrsg.). Sprechwissenschaft und Psycholinguistik 3, Opladen: Westdeutscher Verlag,1989, S.299f.

sten.[162] Wer diese Einwände nicht gelten lassen mag, der wird zumindest zugestehen, dass Merkmalskataloge in der oben genannten Art eine Sicherheit in der Beschreibung vermitteln, die objektiv nicht existent ist. Darüber hinaus sind die o.g. Merkmale nicht auf einer Störungsebene angesiedelt, und es ist deshalb zu vermuten, dass sie Ebenen der Störung berühren, die untereinander in Abhängigkeitsverhältnissen stehen. Letztere können aber in dieser Darstellungsform keine Berücksichtigung finden.

Das Pendant zur Exklusion, die *Inklusion,* bedeutet - wie zu erwarten war - in diesem Fall nicht die Lösung des Problems. Der umfassende Einschluss der möglichen Ursachen und Faktoren würde den Sinn einer Definition im klassischen Sinn ad absurdum führen. Es ist plausibel, deshalb für *eine Zweckorientierung des Definitionsbegriffs* einzutreten: Die Forschung ist zur Zeit in weiten Teilen zu pluralistisch, um eine Definition, die über einen Minimalkonsens hinausgeht, allgemein anerkennen zu können. Nicht ohne Grund forderten die drei Experten SCHÖLER, KEGEL und CLAHSEN deshalb auf der Tagung der Werner-Reimers-Stiftung 1989, zunächst zu einer einheitlichen Begrifflichkeit zu kommen.[163] Wenn Forschung und Praxis aber derzeit von ihren Ansprüchen und terminologischen Orientierungen nicht zusammenkommen können, dann ist an dieser Stelle mit Nachdruck zu fragen, ob sich die Suche nach einer Definition im klassischen Sinne überhaupt lohnt. Die Interdisziplinarität trägt zu vermehrtem Erkenntnisgewinn, aber nicht zu einer eindeutigen Definition bei. Zugespitzt könnte man davon sprechen, dass es sich bei Dysgrammatismus um eine Restkategorie handelt, die ebenso wenig zu beschreiben ist wie die Restkategorien bei den Klassifikationssystemen. Zudem muss sich die umfangreiche Begriffs- und Beschreibungsforschung die Frage stellen lassen, welchen Beitrag sie bislang für die Entwicklung von Prognostik und Therapie geleistet hat. M.E. lassen sich hier kaum positive Ergebnisse referieren: Die Tendenz der Forschung deutet immer mehr in eine Richtung, die die Heterogentität betont und damit zwangsläufig den Einzelfall in den Mittelpunkt stellt.

---

[162] Die differentialdiagnostischen Ansätze müssen demnach in der Lage sein, Kontakt zur übergeordneten Problemdimension der Beschreibung des Dysgrammatismus zu halten. Vielfach gelingt diese Einordnung der Detailergebnisse aber nicht. Vgl. z.B. Kiese, Christiane. Diagnostische Einengung von Sprachentwicklungsrückständen im Kindergarten- und Vorschulalter. In: Sprache - Stimme - Gehör 10 (1986), S. 64-67.

[163] Vgl. Clahsen, Harald; Gerd Kegel; Hermann Schöler. Bericht zur Tagung "Dysgrammatismus" bei der Wemer-Reimers-Stiftung. In: Kegel, Gerd et al. (Hrsg.). Sprechwissenschaft und Psycholinguistik 3, Opladen: Westdeutscher Verlag,1989, S.300.

Indes: Diese Entwicklung darf nicht mit grundsätzlichem Argwohn beobachtet werden. Sie zeigt vielmehr, dass über den basalen wissenschaftstheoretischen Ansatz von Beschreibung und Klassifikation hinausgedacht werden muss, da diese Konzeption offensichtlich nicht in der Lage ist, weitere fruchtbare Ergebnisse zu produzieren, die auch außerhalb der Theorie - nämlich in der Praxis - von Relevanz sind.

2) Welchen Nutzen sollte eine Definition für die praktische Diagnose haben?
An dieser Stelle ist m.E. zu bezweifeln, dass eine Definition im Rahmen einer begrifflichen Fassung von zwei oder drei Sätzen diagnostisch hilfreich ist. Sie birgt die zwangsläufige Gefahr der eindimensionalen Wahrnehmung von Symptomen und der einseitigen Interpretation. Der Diagnose, dem Bindeglied zwischen Symptom/Ursache und Therapie, kommt in diesem Zusammenhang eine große Bedeutung zu. Bei dieser Zuschreibung hat die Definition vor allem vier Punkte zu erfüllen bzw. zu berücksichtigen:

- Die Definition darf keinesfalls *normativen Konzepten* entspringen.
- Die Definition beeinflusst das Handeln des Therapeuten bei der Diagnose durch *die der Diagnose zugrunde liegende spracherwerbstheoretische Auffassung.*
- Und zentral: Die Definition ist an der diagnostischen Realität zu messen, sie muss somit Gestaltungs- und Interpretationsspielräume eröffnen, um *variabel und effektiv* auf Symptomkombinationen reagieren und dem Einzelfall intraindividuell begegnen zu können.
- Die Definition sollte deshalb dem *Prozessprinzip* verpflichtet werden: Hilfen, Einordnungen und Empfehlungen, die dem Therapeuten und Diagnostiker durch sie an die Hand gegeben werden, sind vorläufig. Sie sind an der Entwicklung des Patienten zu spiegeln und zu modifizieren. Die Definition ist durch ihre Prozesshaftigkeit dem Einzelfall verpflichtet. Gleichzeitig spiegelt die Entwicklung des Klienten (und ihr Prozess) Erkenntnisse und Vermutungen an die Definition zurück, die bereichernd wirken: a) Die Definition der Störung im Bezugshorizont des konkreten Einzelfalls wird klarer; b) gleichzeitig lässt sich u.U. ein globaleres Merkmal oder ein grundlegender Zusammenhang identifizieren, die beide für den anfänglichen Ausgangspunkt des Diagnostikers von Bedeutung sind. Die Definition ist also um die Dimensionen der *Evaluation und Expansion* erweitert.

Diese vier Punkte können von einer Definition normativen Charakters nicht erfüllt werden. Ich schlage deshalb für die Diagnose eine Definition vor, die Hilfe bei der Einordnung gibt, aber zugleich den Diagnostiker wissen lässt, dass die jeweiligen Merkmalszuschreibungen und Empfehlungen von bestimmten Vorstellungen über die "Restkategorie" Dysgrammatismus geprägt sind. Dazu gehört m.E. auch, physische Beeinträchtigungen nicht einfach per definitionem auszuschließen. Es gibt keinen überzeugenden Grund, physiologische oder psychophysiologische Merkmale, etwa MCD, als Ausschlusskriterien zu definieren, wenn man sich nicht von der wissenschaftlichen Idee leiten lässt, dass eine möglichst kurze und prägnante (normative) Beschreibung anzustreben sei. Für die Diagnose, in deren Verlauf ohnehin vielfältige Tests gemacht werden, um Ausschlusskriterien zu ermitteln, wäre eine Form, in der sich der jeweilige Diagnostiker an einem "empfehlenden" Merkmalskatalog orientiert, pädagogisch-psychologisch sinnvoller: "Eine Diagnostik, die nicht ausschließlich zum Zwecke des Screenings vorgenommen wird, ist um so aufschlussreicher und dabei schon ein Stück Therapie, je mehr sie als für das Kind sinnvoll erlebte Situation gestaltet wird."[164] Ein großes wissenschaftliches Defizit ist durch den Wegfall der Exklusionsmerkmale ebenfalls nicht zu erkennen, da die verschiedenen Studien mit unterschiedlichen Verfahren zur Ermittlung der Ausschlussmerkmale arbeiten und somit ohnehin in den meisten Fällen nicht vergleichbar sind. Es kann an dieser Stelle auf die bereits angesprochene Problematik verwiesen werden, Ergebnisse von Studien zu replizieren. Zugespitzt und etwas polemisch ist die abschließende Frage, die keine ernsthafte Antwort erwarten darf: Sind in den vorliegenden "Dysgrammatismus-Studien" nicht überwiegend Vertreter einer "Restkategorie" untersucht worden?

3) Wie sollen in einem theoretischen Rahmen Maßstäbe gesetzt werden?

Neben der mangelhaften Vergleichbarkeit der verschiedenen Studien stellt sich in Bezug auf die Einzelstudie das Problem der Bezugsnormen. Die spezifische Andersartigkeit der Sprache bei Dysgrammatikern kann nicht allein betrachtet werden. Forschungsleitend ist der Vergleich mit sprachunauffälligen Kindern. Da zumindest von einem Teil der Forscher die These vertreten wird, es handele sich beim Dysgrammatismus um eine Sprachverzögerung, ist die Frage der Zusammenstellung von Kon-

---

[164] Bahr, Reiner; Heiner Nondorf. Sprachentwicklungsstörungen aus entwicklungs- und neuropsychologischer Sicht. In: Die Sprachheilarbeit 31 (1987), S.54.

trollgruppen wesentlich. Die Kriterien reichen vom MLU-Wert bis zum Abgleichen von Alter und Geschlecht. Vielversprechend scheint wäre es, die Kontrollgruppe aus dem direkten Umfeld der betroffenen Kinder zu rekrutieren, um so die individuelle Lebensumwelt miteinzubeziehen. Als Kontrollgruppen wären z.B. parallele Schulklassen denkbar. Trotzdem: Die Klärung der Bezugsnormen wird ein weiterer Diskussionspunkt bleiben. Die weiterführende Diskussion ist vor allen Dingen notwendig, damit Studien hinsichtlich der Bezugsnormen vergleichbarer werden.

4) Wie soll mit den spezifischen Forschungsdefiziten im Bereich der Diagnose umgegangen werden?
Diese Frage ist kaum fundiert zu beantworten, deshalb soll die Zwangslage, der die Diagnose unterworfen ist, am Beispiel der Modelle zur Verknüpfung von sprachlichen und nichtsprachlichen Fähigkeiten verdeutlicht werden. Es existieren folgende Vorstellungen über den Zusammenhang:

- Es liegen kognitive Defizite vor, die zur Beeinträchtigung des Spracherwerbs führen.
- Es liegen linguistische Defizite vor, die zu kognitiven Störungen führen.
- Es bestehen wechselseitige Interaktionen zwischen kognitiven und sprachlichen Bereichen, d.h. die Störung eines Bereichs wirkt sich auf die Entwicklung eines anderen aus.
- Sprachliche und kognitive Fähigkeiten entwickeln sich unabhängig voneinander.
- Sprache und kognitive Fähigkeiten entwickeln sich unabhängig voneinander, hängen aber von einer dritten übergeordneten Komponente ab.

An dieser Stelle kann natürlich nicht entschieden werden, welche dieser in der Linguistik kontrovers diskutierten Hypothesen zutreffend sind. Vielmehr muss es darum gehen, in welcher Weise dieser interpretative Pluralismus vom Diagnostiker gehandhabt werden kann. Im zurückliegenden Kapitel konnte keine tragfähige Lösung für dieses Problem entwickelt werden. Außer dem Hinweis, der Klientel bei der Bestandsaufnahme diagnostisch möglichst offen gegenüberzutreten und sich den defizitären Kenntnisstand von Forschung und Praxis zu vergegenwärtigen, scheint derzeit keine praktikable Methode zu existieren, um das Dilemma der divergierenden Forschungsergebnisse auf der einen Seite und den unbefriedigten Ansprüchen aus der Praxis auf der anderen Seite zu lösen.

Und schließlich: 5) Wie sollen Daten erhoben werden, und welche Instrumentarien könnten dabei Anwendung finden?

Wenn das grundsätzliche Problem der in wesentlichen Fragen nicht abgesicherten Forschungserkenntnis bestehen bleibt, ist es umso mehr die Aufgabe der dem Diagnostiker zur Verfügung stehenden Instrumentarien, diese Problematik so weit wie möglich zu kompensieren. Wie und mit welchem Erfolg dieses Ziel angestrebt und erreicht werden kann, ist einer der zentralen Bezugspunkte für die Kapitel III und IV. Interessant wird in diesem Zusammenhang vor allen Dingen die Analyse des Spannungsfelds zwischen Forschung ("wissenschaftlichen" Überlegungen) und den Forderungen der Praxis sein, in dem sich alle Diagnoseinstrumente gewissermaßen als Schnittstelle befinden.

III. Die profilanalytischen Verfahren: Profilanalyse und LARSP nach Clahsen und Crystal

Der LARSP und die Profilanalyse stellen die wohl am meisten diskutierten Vertreter des so genannten profilanalytischen Vorgehens dar. In der Folge sollen beide Instrumente in ihrem Aufbau und ihrer Funktionsweise erläutert werden. Da es sich bei der Profilanalyse lediglich um eine adaptierte Version handelt, soll es in diesem Rahmen genügen, auf die Unterschiede der Profilanalyse zum LARSP hinzuweisen. Eine gesonderte Darstellung der Language Assessment and Remediation Screening Procedure (LARSP) ist der einschlägigen Literatur im Anhang zu entnehmen.[165]

1. Zur Entwicklung und den wesentlichen Zielsetzungen des LARSP und der Profilanalyse

Die Situation bei der Therapie von dysgrammatisch auffälligen Kindern kann durch folgende Aspekte gekennzeichnet werden: Der Therapeut sieht sich auch heute noch vor dem Problem, dass die vorhandenen Analyseverfahren sprachdiagnostisch und sprachtheoretisch nicht umfassend fundiert sind.[166] Pointiert formuliert, kann also von einem sprachlichen Phänomen gesprochen werden, dessen Ursachen und Entwicklungslinien (noch) weitestgehend im Dunkeln liegen. Diese Tatsache führt insbesondere zu Schwierigkeiten bei der Diagnose und Therapie, wenn beide nicht auf einer bloßen deskriptiven Ebene verharren wollen. Über die Beschreibung hinaus ist es notwendig, konkrete Aussagen zu Therapiestrategien zu formulieren. Die bisherigen Verfahren unterstützen die Therapie bislang nur unzureichend und halten sich nach Meinung von HEIDTMANN & AHRENS, um den wissenschaftlichen Ansprüchen durch die Linguistik zu genügen, nur sehr vage an die normalen kindlichen Entwicklungsstufen.[167]

---

[165] Vgl. Crystal, David. Working with LARSP. London: Arnold, 1972. Vgl. Crystal, David. Profiling Linguistic Disability. London: Arnold, 1982. Vgl. Crystal, David; Paul Fletcher; Michael Garman. The grammatical analysis of Language Disability. London: Arnold, 1976.

[166] Dies wird im folgenden Kapitel unter beispielhafter Darstellung des HSET und des PET näher zu erläutern sein.

[167] Vgl. Ahrens, Almut; Hildegard Heidtmann. Das LARSP als Beispiel eines Verfahrens zur grammatischen Analyse von Spontansprache. In: OBST, Beiheft 8, 1984, S 74ff. Vgl. Clahsen, Harald.

Dieser Zustand hat sich, so HEIDTMANN & AHRENS, seit der Einführung des LARSP in seiner momentanen Form im Jahr 1976 deutlich verbessert. Dies liegt nicht zuletzt am LARSP selbst, der das Spektrum der bis dahin vorhandenen Testverfahren um eine zusätzliche Variante zur Diagnose erweiterte. Die anderen Testverfahren PET[168] und HSET[169] sowie der LSV[170] finden allerdings auch heute noch kontinuierliche Anwendung.

Der LARSP wurde vor allem zur Abgrenzung von psychometrischen Testverfahren von CRYSTAL, FLETCHER und GARMAN[171] entwickelt; die deutsche Version legte 1983 erstmals Harald CLAHSEN vor. 1986 erfolgte eine weitere Version, die als zentrales neues Merkmal eine freie Spielsituation trug, die zur Erzeugung von Spontansprache durch Kinder führte. Diese durch Harald CLAHSEN als "Profilanalyse" bezeichnete Form der Untersuchung von Spontansprache wurde im englischen Vorläufer weiterentwickelt und 1982 fast zeitgleich als PLD (Profiling Linguistic Disability) in einer überarbeiteten Darstellung präsentiert.[172]

Die Zielsetzungen blieben aber gleich: Der Test bezieht sich in seinen englischen Formen vornehmlich - in seiner deutschen Form nahezu ausschließlich - auf die grammatische Kompetenz eines Sprachbenutzers. Diese soll systematisch erfasst und einer übersichtlichen Form zugänglich gemacht werden. Ziel ist deshalb die Erstellung eines *grammatischen Profils*. Dem Verfahren des LARSP sind weitere Testsequenzen zur Seite gestellt worden: Hier bietet sich dem Therapeuten die Möglich-

---

Die Profilanalyse: Ein linguistisches Verfahren für die Sprachdiagnose im Vorschulalter. Berlin: Marhold, 1986, S.5.

168 PET (Psycholinguistischer Entwicklungstest) 1974 von Angermaier aus dem Amerikanischen ins Deutsche übertragen. Vgl. Angermaier, Michael. Psycholinguistischer Entwicklungstest. Weinheim: Beltz, 1974.

169 HSET (Heidelberger Sprachentwicklungstest) Vgl. Grimm Hannelore; Hermann Schöler. Heidelberger Sprachentwicklungstest (HSET). Braunschweig: Westermann, 1978.

170 LSV (Landauer Sprachentwicklungstest für Vorschulkinder) 1976 von Götte entwickelt. Der Test prüft Grammatik, Pragmatik, Phonetik und Lexikon. In der Praxis wird er auch aufgrund eines akzeptablen Zeitvolumens häufig benutzt. Vgl. Götte, Rose. Landauer Sprachentwicklungstest. Weinheim: Beltz, 1976.

171 David Crystal, Michael Garman und Paul Fletcher entwickelten die ersten Überlegungen 1965 am Department of Linguistic Science an der University of Reading in Zusammenarbeit mit dem Royal Berkshire Hospital.

172 Vgl. Crystal, David. Profiling Linguistic Disability. London: Arnold, 1982.

keit, weitere Profile zu erstellen (PROP, PROPH und PRISM). Der Profilcharakter ist eines der wesentlichen Kennzeichen des LARSP und der Profilanalyse, wenngleich auch der HSET phasenweise ähnliche Darstellungsprozeduren verwendet.[173] Ein linguistisches Profil definiert CRYSTAL deshalb wie folgt:

"A Linguistic profile is a principled description of just those features of a person's (or group's) use of Language which will enable him to be indentified for a specific purpose."[174]

Aus diesem Zitat lassen sich weitere direkte Zielsetzungen ableiten: Der LARSP will demnach ein Überprüfungsverfahren für die Entscheidung über eine linguistische Therapie sein, eine deskriptive Darstellung des Sprachentwicklungsstandes eines Kindes liefern und eine "prinzipiengeleitete therapeutische Methodologie"[175] bereitstellen. Darüber hinaus weist eine profilorientierte Diagnose nach FÜSSENICH & HEIDTMANN die folgenden Vorteile auf: Sie ermöglicht eine umfassende linguistische Analyse, und eine Testsituation wird vermieden.[176]

Die Entscheidung, ein Testverfahren auf der Grundlage einer profilorientierten Analyse zu fundieren, lässt sich aber noch weiter begründen. Neben den bereits genannten Zielsetzungen, die man mittels Profilanalyse zu erreichen hofft, strebt CRYSTAL die Kooperation zwischen sprachtherapeutischer Praxis und der linguistischen Forschung an; eine Kooperation, die die bisherigen Untersuchungsmethoden nicht in das Zentrum ihrer Beobachtung setzten:

---

173 PROP-Prosodieprofil, PROPH-phonologisches Profil, PRISM-Semantikprofil. Vgl. Ahrens, Almut; Hildegard Heidtmann. Das LARSP als Beispiel eines Verfahrens zur grammatischen Analyse von Spontansprache. In: OBST, Beiheft 8, 1984, S.79. Vgl. Grimm, 1989, S.8f. Anmerkung: die nebengeordneten Profile weisen nicht entfernt die theoretischen Vorarbeiten auf, die für das grammatische Profil erforderlich waren. Eine Alibifunktion, die ob eines stark eingegrenzten diagnostischen Rahmens wahrscheinlich erscheint, ist das Ergebnis dieser Beiordnungen. Vgl. in diesem Zusammenhang auch die Ausführungen zum Interaktionsteil der Profilanalyse in diesem Kapitel.

174 Crystal, David. Profiling Linguistic Disability. London: Arnold, 1982, S.1.

175 Vgl. Ahrens, Almut; Hildegard Heidtmann. Das LARSP als Beispiel eines Verfahrens zur grammatischen Analyse von Spontansprache. In: OBST, Beiheft 8, 1984, S.80.

176 Vgl. Füssenich, Iris; Hildegard Heidtmann. Probleme bei der Diagnose dysgrammatisch sprechender Kinder. In: Füssenich, Iris; Bernhard Gläß (Hrsg.). Dysgrammatismus: theoretische und praktische Probleme bei der interdisziplinären Beschreibung gestörter Kindersprache. Heidelberg: Schindele, 1985, S. 13-48, hier S.24.

"Linguistic profiles provide one method of bridging the gap between the demands of theory and the exigencies of practice."[177]

2. Prämissen und ihre theoretische Fundierung

Profile - so sind die Intentionen von David CRYSTAL und Harald CLAHSEN - beschreiben genauer als die herkömmlichen Testverfahren. Sie beanspruchen nicht nur Innovationen auf diagnostischem Gebiet zu sein, ihre Zielsetzung richtet sich auch auf eine produktive linguistische Entwicklung im wissenschaftlichen Bereich. Nur zu deutlich tritt hier der Gegensatz zwischen Theorie und Praxis, zwischen induktivem und deduktivem Vorgehen, hervor. Welche Prämissen müssen gemacht werden, wenn ein solches Profil fundiert werden soll?

Diese Frage lässt sich in zwei Bereiche aufgliedern: Zunächst müssen die Rahmenbedingungen für ein solches Konzept geklärt werden, erst dann kann man darangehen, theoretische Einordnungen vorzunehmen. Organisatorisch stellt sich vor allem das Problem der Durchführung bzw. Praktikabilität. Die linguistische Profilanalyse bemüht sich - so versichern ihre Entwickler - in Abgrenzung zum PET und HSET, die reine Diagnosezeit so gering wie möglich zu halten. Dieses gelingt z.T. durch eine weitgehende Formalisierung und Standardisierung der Instrumentenskala. Informelle Prüfmethoden werden bereits oberflächlich ausgeschlossen.[178] Die Auswertung erfolgt auf einem Profilbogen, der sämtliche Angaben über das Prüfverfahren abfordert. Die logische Struktur und das einfache Abfrageschema ermöglichen eine Übertragung auf den Computer, wobei sich die Bearbeitungszeit im Hinblick auf das manuelle Auswerten erheblich verkürzt.[179]Organisatorische Grenzen müssen sich auf

---

[177] Crystal, David. Profiling Linguistic Disability. London: Arnold, 1982, S.2.

[178] Diese Aussage läßt bereits viel von der Problematik der Objektivierung im linguistischen Feld der Dysgrammatismustherapie erkennen. Das Bemühen, ein möglichst objektives Verfahren zu erreichen, vermittelt gerade der LARSP und die deutsche Form der Profilanalyse, dennoch läßt sich nicht übersehen, daß auch dieses Verfahren trotz standardisiertem Profilbogen hochgradig abhängig von der Subjektivität des Prüfers ist, die sich durch dessen interpretative Leistung oder auch linguistischer Kompetenz einbringt. Im Gegensatz zu dieser Auffassung steht: Vgl. Junker, Dörte et al. Überprüfung eines Screening-Verfahrens zur Diagnostik des kindlichen Grammatikerwerbs und seine Anwendung in der Praxis. In: Sprache - Stimme - Gehör 14 (1990), S. 34ff.

[179] Vgl. Schmitz, Stefan. Profilanalyse mit COPROF. In: Gert Rickheit, Rüdiger Mellies, Andreas Winnecken (Hrsg.). Linguistische Aspekte der Sprachtherapie: Forschung und Intervention bei

die linguistische - damit ist hier die wissenschaftliche Ebene gemeint - Untersuchung beziehen. Alle vorliegenden Verfahren sind in der Hauptsache für einen Einsatz in der diagnostischen Praxis konzipiert, sie bilden daher vor allem in der Hand des Logopäden die Grundlage für Diagnose und Therapie. Der wissenschaftliche Anspruch tritt deshalb naturgemäß zurück, wird aber von CRYSTAL nicht negiert, sondern (gleich)berechtigt neben den praktischen Aspekt gestellt. Die detaillierte Untersuchung wird den Linguisten durch so genannte Mikroprofile ermöglicht. Sie widmen sich Spezialaspekten des erfassten Sprachmaterials und erlauben nach CRYSTAL so dezidiertere Aussagen über bestimmte Erscheinungsformen:

"A micro-profile is a closer look at an area of the chart felt to be of particular significance for an individual P, using the same general procedures as were used to construct the chart as a whole."[180]

Die starke Ausrichtung auf den grammatischen Aspekt von Sprache zeigt deutlich, in welcher Form die Autoren von LARSP und der Profilanalyse den Bezug zwischen ihrem Diagnoseinstrument und der Linguistik sehen. Sie stellen sich mit der hauptsächlichen Betonung der linguistischen Teilbereiche von *Morphologie* und *Syntax* als den wesentlichen Komponenten der Ausbildung von grammatischen Fähigkeiten bewusst gegen die generative Linguistik.[181] Unter Bezugnahme auf CHOMSKY stellen sie aber fest, dass die Syntax das zentrale Element in der Sprache ist, und weiter:[182]

"Syntax has come to be seen as the network of organizational principles underlying Linguistic expression ... (and pointing out the basic Linguistic structures) (d.Verf.)".[183]

Sprachstörungen. Opladen: Westdeutscher Verlag, 1992, S.299ff. Die Auswertungszeit pro Sprachprobe (durchschnittliche Aufzeichnungsdauer: 15 Minuten) verkürzt sich nach Angaben von Dr. Detlef Hansen, Universität Hannover, auf ca. 90 Minuten.

[180] Crystal, David. Profiling Linguistic Disability. London: Arnold, 1982, S.6.

[181] Vgl. Crystal, David; Paul Fletcher; Michael Garman. The grammatical analysis of Language Disability. London: Arnold, 1976, S.5.

[182] Vgl. Chomsky, Noam. Reflections on Language. London: Temple Smith, 1976, S.29.

[183] Crystal, David; Paul Fletcher; Michael Garman. The grammatical analysis of Language Disability. London: Arnold, 1976, S.5.

Für die Profilanalyse wählen sie deshalb eine strukturalistische Bezugsgrammatik, die Grammar of Contemporary English von Quirn et al. aus dem Jahr 1972.

Eine erfolgreiche Profilanalyse ist erst dann möglich, wenn ein Vergleichsmaßstab existiert. Als Prämisse wird deshalb die folgende Annahme formuliert: Der Spracherwerb erfolgt in mehreren Stufen, die sich durch bestimmte Merkmale identifizieren lassen. Der so genannte hierarchische Spracherwerb vollzieht sich nach Crystal in sieben, nach Clahsen in fünf Phasen. Jede Phase wird durch mehrere Elemente charakterisiert: Der eigentliche Vorgang der Analyse, der im folgenden Teil dargestellt wird, greift diese Merkmale auf und sortiert aufgrund der Existenz oder des Fehlens bestimmter Merkmale das Kind den entsprechenden Phasen zu. An dieser Stelle muss deutlich gemacht werden, dass eine eindeutige Zuordnung eines Kindes zu einer einzigen Entwicklungsstufe die Ausnahme ist. Vielmehr entwickelt sich ein Kind in der Regel in den sprachlichen Kompetenzbereichen (Syntax, Lexikonaufbau etc.) nicht gleichmäßig.

3. Die Anwendung des profilanalytischen Verfahrens

Im Teilkapitel 2 wurden für die profilorientierte Vorgehensweise differenzierte Prämissen aufgestellt, die deutlich machen, in welcher Form Diagnoseinstrumente mit den bisher entwickelten Theorien zum Dysgrammatismus übereinstimmen oder auch nicht. An dieser Stelle kann bereits festgestellt werden, daß viele Annahmen sowie hypothetische Formulierungen über normalen und dysgrammatischen Spracherwerb erforderlich sind, wenn ein Diagnoseinstrument den ersten Einsatz in der Praxis erhalten soll. Die formulierten Einschränkungen besagen allerdings nichts über die Wirksamkeit eines solchen Instrumentes - die einseitige Betonung von den linguistischen Profilverfahren in diesem Kapitel kann diese Tatsache leicht vergessen lassen. Aus diesem Grund, aber auch, um ein möglichst breites Spektrum von Ansatzpunkten für eine kritische Reflexion im vierten Kapitel zu erhalten, soll nun modellhaft die praktische Tätigkeit mit der Profilanalyse vorgestellt werden.

3.1 Die Datenerhebung der Spontansprache

Für die Erstellung eines linguistischen Profils benötigt man im Selbstverständnis von Vertretern des profilanalytischen Verfahrens Proben der Spontansprache.[184] Die derart erhobenen Proben sind durch eine für das Kind kontextlose Kommunikation geprägt. Somit bestimmt der Klient, ob, wann und in welcher Form er sich in einem Gespräch mit dem Therapeuten äußert. Der Therapeut erhält in dieser Phase die Aufgabe, einen möglichst positiven Rahmen für die Aufzeichnung der Spontansprache zu schaffen. Die Gestaltung dieses Rahmens ist in der Hauptsache alters- und damit von der psychischen und physischen Verfassung der Klienten abhängig. Wenn man den Begriff Dysgrammatismus auf Kinder bezieht, dann lassen sich die Gestaltungsmöglichkeiten z.B. durch Spielzeug bestimmen oder für etwas ältere Kinder durch die Wahl von Gesprächsthemen, die ihrem Erfahrungshorizont entsprechen.

Die Aufzeichnung der Spontansprache muß nach CLAHSEN und CRYSTAL zwei wesentliche Aspekte berücksichtigen: Einerseits soll sie einen repräsentativen Charakter für die grammatischen Fähigkeiten des Klienten gewährleisten und andererseits die Ergebnisse standardisiert für einen längeren Zeitraum bereithalten.[185] CRYSTAL schlägt die Erhebung einer ausreichenden Menge von sprachlichen Äußerungen in Form von zwei Sprachproben in einer jeweiligen Dauer von 15 Minuten vor. Er ist der Ansicht, daß eine von beiden Situationen kontextgebunden sein sollte, d.h., es sollte eine Strukturierung des Gesprächs durch den Therapeuten geschehen. Vorteil dieses Splittings ist die Möglichkeit einer konkreten Überprüfung bei grammatischen Strukturen, die im freien Gespräch vom Klient entweder nicht benutzt oder umgangen werden. Für dieses Vorgehen liefert CRYSTAL aber keine praktikablen Vorschläge, so daß eine grammatisch zentrierte Lenkung des Gesprächs m.E. zu einer Ver-

---

[184] Vgl. Clahsen, Harald. Die Profilanalyse: Ein linguistisches Verfahren für die Sprachdiagnose im Vorschulalter. Berlin: Marhold, 1986., S.77. Vgl. Ahrens, Almut; Hildegard Heidtmann. Das LARSP als Beispiel eines Verfahrens zur grammatischen Analyse von Spontansprache. In: OBST, Beiheft 8, 1984, S.84. Vgl. Crystal, David; Paul Fletcher; Michael Garman. The grammatical analysis of Language Disability. London: Arnold, 1976, S.86f. HSET (Grimm) und PET (Angermaier) setzen sich bewußt gegen die Erhebung von Sprache in Form von Spontanstichproben ab.

[185] Vgl. Clahsen, Harald. Die Profilanalyse: Ein linguistisches Verfahren für die Sprachdiagnose im Vorschulalter. Berlin: Marhold, 1986, S.78.

krampfung der Kommunikationssituation führen könnte.[186] Für einen solchen speziellen Fall des Nachforschens bei bestimmten Phänomenen bieten sich deshalb eher andere Testverfahren an.

Die Aufnahme der Sprache kann entweder über Kassetten oder audiovisuelle Medien erfolgen, wobei letztere sicherlich vorzuziehen sind, weil bestimmte sprachliche Phänomene in das standardisierte Profilmuster besser eingepaßt werden können, wenn zusätzlich zur Sprache auch die Gestik und Mimik des Klienten in der jeweiligen Kommunikationssituation zur Verfügung steht.

3.2 Transkription

Die Transkription als Arbeitsschritt stellt - je nach Qualität der durchgeführten Fassung - in der schriftlichen Form ein Bindeglied oder Bruchstück zwischen Rohdatenmaterial und Analysematerial dar. Sie ist somit auch eine der potentiellen Fehlerquellen des Verfahrens. CLAHSEN weist auf die Wichtigkeit einer sorgfältigen Transkription ausdrücklich hin, diese Einschätzung wird auch von Lehrlogopäden bzw. Praxisvertretern geteilt.[187] Die Transkription und Protokollierung der Spontanstichprobe sollte möglichst bald nach der Erhebung erfolgen. Die schriftliche Form des erhobenen Sprachmaterials bildet die Grundlage für die Übertragung in den Profilbogen und in der Folge die Basis für die eigentliche Analyse. Wichtig ist vor allem, daß die Übertragung in die schriftliche Form so genau wie möglich ist. Dieser Hinweis mag überflüssig erscheinen, sollte aber Berücksichtigung finden, da m. E. die schriftliche Fassung maßgeblich für die Qualität der zu erstellenden Analyse ist.

Die erste Form der schriftlichen Darlegung orientiert sich an der Orthographie. Kriterium hierfür ist eine möglichst wortgetreue Abschrift. Dieses ist nach CLAHSEN insbesondere deshalb unerläßlich, weil sonst kaum das Interaktionsverhalten beschrie-

[186] Vgl. Ahrens, Almut; Hildegard Heidtmann. Das LARSP als Beispiel eines Verfahrens zur grammatischen Analyse von Spontansprache. In: OBST, Beiheft 8, 1984, S.84.

[187] Vgl. Clahsen, Harald. Die Profilanalyse: Ein linguistisches Verfahren für die Sprachdiagnose im Vorschulalter. Berlin: Marhold, 1986, S.80. Vgl. Ahrens, Almut; Hildegard Heidtmann. Das LARSP als Beispiel eines Verfahrens zur grammatischen Analyse von Spontansprache. In: OBST, Beiheft 8, 1984, S.85. Vgl. Crystal, David; Paul Fletcher; Michael Garman. The grammatical analysis of Language Disability. London: Arnold, 1976, S.8ff.

ben werden könne.[188] Eine Überarbeitung zielt dann auf eine bereinigte Fassung, in der neben den bekannten inhaltlichen Verschriftlichungen jetzt auch Kommentare zum kommunikativen Kontext und zur Verständlichkeit notiert werden. Hier setzt eine erste interpretative Ebene ein. Unverständliche Wörter werden z.B. in Klammern gesetzt, es folgt ein Schrägstrich am Ende der Äußerungen usw.[189] Beide Transkripte bilden die Grundlage für die Erstellung des linguistischen Profils.

3.3 Generierung des Profils

Die eben beschriebenen Transkripte werden nun zur Analyse herangezogen. Die Darstellung der Analyse erfolgt - wie in den vorstehenden Teilen auch - auf der Basis des LARSP mit Hinweisen auf die adaptierte deutsche Version der Profilanalyse.

3.3.1 Die Stufen

Der eigentlichen Stufenanalyse[190] ist auf dem Analysebogen ein allgemeiner Teil vorangestellt, der die Aufgabe hat, über den Umfang der durchgeführten Untersuchung zu berichten und den Grad der Aussagekraft der Ergebnisse festzustellen. Deshalb wird in diesem *Teil A* die Zahl der analysierten Äußerungen erfaßt und in verschiedene Kategorien eingestuft. Die untersuchten Äußerungen des Kindes (Total number of sentences) werden in drei Kategorien erfasst:

- unintelligible,
- deviant,
- symbolic noise.[191]

---

[188] Vgl. Clahsen, Harald. Die Profilanalyse: Ein linguistisches Verfahren für die Sprachdiagnose im Vorschulalter. Berlin: Marhold, 1986, S.80. Auf die generelle Problematik wird noch einzugehen sein.

[189] Vgl. ebd. Der genaue Konventionskatalog ist Clahsen zu entnehmen.

[190] Vgl. auch II. 3.2.

[191] unintelligible - unverständlich, deviant - abweichend, symbolic noise - Artikulation ohne semantischen Wert im Wortsinn, z.B. Schreien, "Gluckslaute", Lachen etc.

Daneben etabliert CRYSTAL noch eine weitere Kategorie, die mit "problematic" überschrieben ist; hier werden unvollständige und nicht eindeutige Stereotype erfasst.[192] CLAHSEN führt eine weitere Spezifizierung ein, die den Übersichtscharakter des Teils A noch verbessert: Zusätzlich zu den bisher genannten Kategorien führt er Spalten für imitative und einfache Antworten, z.B. ja/nein und formalistische Ausdrücke, ein.[193] Anschließend wird im profilanalytischen Verfahren von CRYSTAL die Gesamtanzahl der geäußerten Sätze neben die Anzahl der Sätze pro Äußerung und die durchschnittliche Wortanzahl pro Satz gestellt. Bei CLAHSEN fehlen die zur groben Einschätzung wichtigen statistischen Werte. Die Möglichkeit zum schnellen Überblick geht hier deshalb verloren.

Im *Teil B* behandelt CLAHSEN die analysierten Äußerungen und sortiert sie nach Einwort-, Zweiwort- und Mehrwortäußerungen. Jede dieser Kategorien erfaßt er ebenfalls unter den Merkmalen "Ellipsen", "Wiederholungen" und einer "Sonstigen"-Kategorie. CRYSTAL verfährt ähnlich, unterteilt die Äußerungen aber noch in "normal" und "unnormal". Außerdem wird der Wert der therapeutischen Stimuli, die beispielsweise durch Fragen und anderer Formen erfolgen können, erfasst. An Teil B schließt sich bei beiden Profilanalysen die *Stufenauswertung* an. Hierbei werden bestimmte morphosyntaktische Konstruktionen nach Komplexität und quantitativem Vorkommen bei nichtbehindertem Spracherwerb verschiedenen Sprachstufen zugeordnet. CLAHSEN geht in diesem Zusammenhang rein strukturell vor, beginnt bei einzelnen Worten, z.B. Nomen und Negationen ("Nein.") und erhöht dann systematisch den Komplexitätsgrad, bis er auf Stufe 5 u.a. zu subjektlosen Nebensätzen in der Form von (K_S) $X+V_f$ kommt.[194] CRYSTAL benutzt zwar einen für Laien ähnlich schwer handhabbaren Aufbau, nimmt aber neben den strukturellen Zuordnungen auch eine des Alters zu den Spracherwerbsstufen vor.[195]

---

[192] Die Begriffe des englischen Profilbogens lauten: incomplete, ambiguous, stereotypes.

[193] Vgl. Clahsen, Harald. Die Profilanalyse: Ein linguistisches Verfahren für die Sprachdiagnose im Vorschulalter. Berlin: Marhold, 1986, S.82.

[194] Vgl., a.a.O., S.70. Die verklausulierte Erfassung von grammatischen Strukturen zeigt, wie hochgradig komplex der Profilbogen gestaltet ist. Die Benutzerfreundlichkeit leidet unter solchen "Formeln".

[195] Vgl. Crystal, David; Paul Fletcher; Michael Garman. The grammatical analysis of Language Disability. London: Arnold, 1976, S.66. Vgl. Ahrens, Almut; Hildegard Heidtmann. Das LARSP als Beispiel eines Verfahrens zur grammatischen Analyse von Spontansprache. In: OBST, Beiheft 8, 1984, S.87, weist auf die altersgemäße Einteilung hin, moniert aber zurecht die z.T. willkürliche

Eine Übersicht über die jeweiligen Zuordnungen von CRYSTAL und CLAHSEN - CRYSTAL bezeichnet die Zuordnungen als Stufen, CLAHSEN als Phasen - soll die Struktur über die Vorstellung des Spracherwerbs verdeutlichen:[196]

a) die Zuordnung nach CRYSTAL:

- Stufe 1: Alter von neun Monaten bis anderthalb Jahren. Erste prosodische Elemente lassen sich erkennen. Äußerungen erfolgen in einem Element. Die produktiven Äußerungen werden nach Fragen, Aussagen und Befehlen sowie nach nominalen und verbalen Strukturen unterschieden.
- Stufe 2: Alter von anderthalb bis zwei Jahren. Prägend sind die Zweielementäußerungen. Subjekt und Prädikat, Negationen und Modalverben mit einem weiteren Element sind hier wesentlich.
- Stufe 3: Alter von zwei Jahren bis zweieinhalb Jahren. Satzelemente werden zu Phrasen verbunden, erste hierarchische Anlage von Sätzen wird geleistet.
- Stufe 4: Alter von zweieinhalb bis drei Jahren. Vollständige kurze Sätze, die Aussage- und Frageform wird beherrscht.
- Stufe 5: Alter von drei bis dreieinhalb Jahren. Zur Verbindung der Phrasen und ersten Sätze werden Konjunktionen genutzt, komplexere Phrasen und Sätze entstehen.
- Stufe 6: Alter von dreieinhalb bis viereinhalb Jahren. Das Erlernen der Grundmuster wird abgeschlossen, das Passiv wird genutzt, exklamatorische Elemente werden "rhetorisch wirksam" angewendet.
- Stufe 7: Beginn ab einem Alter von viereinhalb Jahren. Formulierungen werden eingeschliffen, Rede- und Diskursstrategien werden erprobt, verfeinert; die stilistische Varianzbreite wird ausgeformt, Sprache als Ausdrucksmittel und Kommunikationsträger wird in einer mehr oder minder umfangreichen Bandbreite genutzt.

Zuordnung. Phase 1 ist mit einem Jahr und sechs Monaten abgeschlossen unter Verweis auf die "sensumotorische Intelligenz " nach Piaget.

[196] Vgl. Übersicht in Ahrens, Almut; Hildegard Heidtmann. Das LARSP als Beispiel eines Verfahrens zur grammatischen Analyse von Spontansprache. In: OBST, Beiheft 8, 1984, S.87ff. Vgl. Crystal, David. Profiling Linguistic Disability. London: Arnold, 1982.

b) die Zuordnung von CLAHSEN:

- Phase I: Der Zeitraum der Vorstufe einer Syntax beginnt mit ca. einem Jahr. Einwortäußerungen dominieren hier und übernehmen syntaktisch die Funktion von ganzen Sätzen. Z.T. sind auch schon Kombination von Äußerungen zu beobachten. Die Strukturen beschränken sich auf sequentielle (reihende), reduplikative (wiederholende), deiktische (verweisende) und negationsbetonte (ablehnende) Formen. Ebenfalls findet eine separate Verwendung von Nomen statt.
- Phase II: Diese Phase wird mit ca. anderhalb Jahren erreicht. Sie bietet fundamentale Satzstrukturen (Zwei-, seltener auch Dreiwortsätze), die unviversalistische Gültigkeit haben, d.h. grammatische oder spezieller morpho-syntaktische Strukturen der zu erlernenden Muttersprache bleiben unberücksichtigt. Erstmals finden jetzt auch semantisch-syntaktische Relationen statt: Nominationen (Deklarieren von Gegenständen als Gegenstände), die Akteur-Aktion-Beziehung ("Auto da"), Objekt-Lokation-Beziehung ("Papa weg"), Aktion-Lokation-Beziehung ("Straße fahren"), Attribution ("Eis kalt"), Possession ("Dennis Auto"), Imperativ ("kauf Eis"). Für die zweite Phase lassen sich nach Clahsen weiterhin als Merkmale im Bereich der Wortstellung benennen: Die Anordnung von Wörtern ist variabel, Verben und Negationen finden sich entweder am Satzanfang oder am Satzende. Verbe werden nicht konjugiert, sondern zumeist in den Stammformen verwendet.
- Phase III: Sie beginnt ab einem Alter von zwei Jahren und ist durch ein zunehmendes Regelbewußtsein gekennzeichnet, Mehrwortäußerungen dominieren die Sprache. Die Verwendung von Adverbialen fördert neben dem Auftreten von Modalverben, Kopula und Auxiliarstrukturen das sprachliche Ausdrucksvermögen. Der parallele Gebrauch von possessivem Genitiv ermöglicht nun auch Besitzverhältnisse (gegenüber Eltern und/oder Spielpartnern) zu explizieren. Die Verbstellung erfährt eine restriktivere Benutzung: Einfache Verben stehen am Ende oder bereits in Zweitposition, zusammengesetzte Verben finden sich allerdings zumeist noch undifferenziert am Ende der Satzsequenz. Bei der Formenbildung beginnt eine Ausdifferenzierung mit der dritten Person Singular. Damit verbunden ist die Erkenntnis über erste Subjekt-Verb-Kongruenzen.
- Phase IV: Sie beginnt nach CLAHSEN im Alter von ca. drei Jahren. Er benennt als kennzeichnend die Einsicht in grammatische Regeln sowie eine überwiegend richtige Wortstellung. Die Äußerungslänge ist nun konstant zur Mehrwortäußerung weiter-

entwickelt worden. Grammatische Funktionswörter werden nunmehr nicht nur eingesetzt, sondern auch in ihrem Realisierungskontext korrekt verwendet (Kopula, Auxilia). Verben werden differenziert und ihre Kategorisierung entsprechend im Satz positioniert: Finite Verben befinden sich in der Zweitstellung; zusammengesetzte Verben werden getrennt; die Inversion bei Fragesätzen findet Anwendung; Verb und zugehöriges Objekt können nun auch durch Einschübe voneinander getrennt werden. Die Formenbildung ist zum überwiegenden Teil korrekt, Person und Numerus finden sich am Verb markiert: die Subjekt-Verb-Kongruenz wird regelgeleiteter erkannt als das noch in Phase III der Fall war.

- Phase V: Sie setzt im Alter von dreieinhalb Jahren ein, benutzt nur noch Mehrwortäußerungen, die zunehmend nicht nur syntaktisch korrekte Konstruktionen aufweisen, sondern immer häufiger auch komplizierte semantische Beziehungen vermitteln, etwa: additiv (beifügend), adversativ (einen Gegensatz bildend z.B. durch "aber"), kausal (Abhängigkeitsgefüge) und temporal (zeitliche Einordnung, Reihung und Sepzifizierung von Ereignissen, z.B. "erst ... dann ..."). Die syntaktische Konstellation werden durch die semantische Ausdrucksmöglichkeiten zunehmend komplexer: Nebensätze werden erzeugt. Die Kasusmarkierung erfährt in den meisten Fällen zunächst eine Übergeneralisierung in der Verwendung des Akkusativs bei Dativkonstruktionen. Diese Schwäche verliert sich aber mit der Zeit.[197]

Die Abstufungen erfolgen bei CLAHSEN und CRYSTAL ähnlich. Der Unterschied zwischen CLAHSENS und CRYSTALS Phasen- bzw. Stufeneinteilung manifestiert sich in der Erstellung der fünf Phasen respektive der sieben Stufen. Dadurch verschieben sich die den Phasen zugeordneten morphosyntaktischen Strukturen. Im Vergleich zur englischen Sprache wird der Katalog der zu analysierenden Einheiten bei CLAHSEN deutlich umfangreicher als dies bei CRYSTAL der Fall war. Was die Verschiebung betrifft, so kann zum Beispiel in der ersten Phase nach CLAHSEN bereits das Auftreten von Präfixen beobachtet werden, eine Komponente, die es in dieser Form in der englischen Sprache nicht gibt. In der Analyse betrachtet CLAHSEN jede Phase aus zwei Blickwinkeln: Zum einen betrachtet er die Wort- und Konstituentenstruktur, die ihren Schwerpunkt auf die Zusammensetzung der Verbalphrase (VP), Nominalphrase

[197] Vgl. Clahsen, Harald. Die Profilanalyse: Ein linguistisches Verfahren für die Sprachdiagnose im Vorschulalter. Berlin: Marhold, 1986, besonders S.4-75.

(NP) sowie Verbflexion legen; zum zweiten die Satzstruktur, die der Zusammensetzung von Subjekten, Objekten und verbalen Elementen Rechnung trägt.

Zusammenfassend läßt sich sagen, daß sich die Stufen beider Verfahren weitestgehend entsprechen, d.h. einen ähnlich strukturierten methodischen Zugriff aufweisen und daß Differenzen auf Sprachspezifika der Zielsprachen Englisch und Deutsch zurückzuführen sind.

3.3.2 Die Interaktionsanalyse

Neben der grammatischen Kategorisierung der aufgezeichneten Spontansprache verfügen die Testverfahren von CRYSTAL, GARMAN & FLETCHER über einen sogenannten Interaktionsteil, der die kommunikative Komponente des Datenmaterials erfassen soll.[198] Im Zentrum der Betrachtung stehen die kommunikativen Vorgänge zwischen Therapeut und Kind. Die Anregungen des Therapeuten werden im LARSP in Stimulustypen unterschieden: Fragen (questions) werden als eine Kategorie neben dem großen Feld der sonstigen Äußerungen geführt (others).[199] Ein weiteres Schema überprüft die Antworten des Kindes, wobei wichtig ist, daß die jeweils erste Äußerung auf einen Stimulus des Therapeuten als Antwort (response) - also als eine direkte Entgegnung - eingeordnet wird. Jede weitere Äußerung ist dann spontan (spontaneous). Die Antworten des Kindes werden nun weiter untergliedert und in der bekannten Form des Profilbogens quantitativ erfasst. Zunächst wird die Äußerung der Probe unterzogen, ob sie normal (normal) oder anormal (abnormal) ist. Erfaßt werden weiterhin der Grad der Produktivität (minor und major) sowie die Reduktionen und Ellipsen.[200]

Interessant ist nun die Tatsache, daß nicht nur die Äußerungen des Klienten analysiert werden, sondern auch diejenigen des Therapeuten. Für die abschließende Profilanalyse bedeutet dieser Umstand ein ehrlicheres Ergebnis, da festgestellt werden

[198] Im folgenden Abschnitt werden die englischen Bezeichnungen für die Kategorien des Interaktionsteils in Klammern hinter den deutschen Übersetzungen plaziert.
[199] Vgl. Ahrens, Almut; Hildegard Heidtmann. Das LARSP als Beispiel eines Verfahrens zur grammatischen Analyse von Spontansprache. In: OBST, Beiheft 8, 1984, S.99.
[200] Vgl., ebd.

kann, wie und in welcher Form Äußerungen des Klienten zustandekamen, ob sie beispielsweise provoziert wurden etc. Eine Überprüfung der Kontextbindung der kontextsensitiven Spontansprachprobe[201] durch den Therapeuten - u.U. ist eine graduelle Einordnung der Kontextbindung möglich - läßt sich ebenfalls durch diese Methode erreichen und bewirkt eine direktere Vergleichbarkeit von Analyseergebnissen. Die Reaktionen des Therapeuten werden in generell (general) und strukturell (structural) unterteilt. Die Kategorie der "general reactions" erfaßt den weitaus größten Teil der therapeutischen Reaktionen, während "structural reactions" vor allem grammatische Verbesserungen, Richtigstellungen und Erweiterungen von Äußerungen der Klientel vor allem im morphosyntaktischen Bereich bedeuten.

Bei CLAHSEN fehlt der interaktionsanalytische Teil komplett, der sich bei CRYSTAL durch mehrere Blöcke im Profilbogen zieht. Aus welchem Grund dieser Teil bei CLAHSEN fehlt, läßt sich nicht ermitteln. Weder in der zunächst adaptierten Version von 1983, noch in der Form von 1988 findet sich irgendeine Begründung für die Auslassung. Zwar führt CLAHSEN in seiner ersten Version die Kritikpunkte am LARSP, insbesondere die Stufenstellung in Verbindung mit dem Komplexitätsgrad morphosyntaktischer Strukturen[202], aus, kommt aber zu dem analytisch überraschenden Schluß, in einer adaptierten Version ausdrücklich nur grammatische Kompetenzen überprüfen zu wollen. Eine dezidierte Kritik am Interaktionsteil bleibt aus. Eine kommunikative Ebene von Sprache findet in diesem Vorstellungsraum kaum eine Berücksichtigung.

4. Kritische Reflexion von Profilanalyse und LARSP

Die drei ersten Teilkapitel hatten die Aufgabe, die profilanalytischen Verfahren darzustellen. Aufbauend auf dieser Grundlage geht es in diesem Abschnitt um eine

---

[201] Vgl. auch Kap. III. 3.1.

[202] Clahsen spricht hier von der Verbindung des hierarchisch angeordneten Stufenmodells des Spracherwerbs mit der linguistischen Komplexität, die entsprechend der Stufung gleichmäßig steigend zunimmt. Er nennt dieses Phänomen linguistischen Komplexitätsindex. Die Kritik erhebt sich an dieser Stelle über Detailprobleme und fragt nach den generellen Strategien für Spracherwerb und damit auch nach dem Hauptproblem der Dysgrammatismusforschung. Vgl. Clahsen, Harald. Die Profilanalyse: Ein linguistisches Verfahren für die Sprachdiagnose im Vorschulalter. Berlin: Marhold, 1986, S.8.

Sichtung von ausgewählten Problemen bei der Anwendung der Profilanalyse und des LARSP. Einige Probleme sollen hier exemplarisch besprochen werden. Die Auswahl erfolgt aufgrund einer Sichtung der in der wissenschaftlichen Diskussion am meisten angesprochenen Kritikpunkte.

4.1 Zur Problematik der Standardisierung am Beispiel elliptischer Äußerungen

Das Problem der Standardisierung wird am Beispiel von Ellipsen gezeigt, die besonders schwierig in standardiserte Tests einzuordnen sind.
Die Standardisierung von Testverfahren zur Diagnose des Dysgrammatismus ist allgemein üblich und anerkannt. Zwar finden in logopädischen Praxen in Ermangelung von Zeit auch informelle Testverfahren Anwendung, diese stehen aber hier nicht im Zentrum der Aufmerksamkeit. Ellipsen, also Äußerungen, die nicht der grammatischen Struktur der Schriftsprache entsprechen, aber dennoch im pragmatischen Kontext der alltäglichen Kommunikation einen Sinn vermitteln und von der überwiegenden Mehrheit der Sprachbenutzer als korrekt empfunden werden, stellen die Profilanalyse vor einen komplexen Problemzusammenhang.[203] Elliptische Äußerungen sind ein Symptom eines Problems, was viel grundlegender ist, als es die von Harald CLAHSEN gezollte Aufmerksamkeit vermuten lässt. Für die Beurteilung der grammatischen Kompetenz eines Sprachbenutzers ist eine Norm notwendig, die im allgemeinen als Bezugsgrammatik bezeichnet wird. Sie entscheidet darüber, inwieweit eine Äußerungen den Konventionen der benutzten Sprache entspricht. Offenkundig ist diese Bezugsgrammatik mit dem Phänomen der elliptischen Äußerungen überfordert, weil in ihr schriftsprachliche und nicht mündliche grammatische Kategorien zur Anwendung gelangen. Ellipsen, wie z.B. "Wohin gehst Du heute abend?" - "Ins Kino!" vermitteln zwar Sinn, verstoßen aber gegen schriftsprachliche grammatische Konventionen. Ein standardisiertes, statisch orientiertes Verfahren, das aus Gründen der Vergleichbarkeit und Übersichtlichkeit möglichst transparente, nicht zu weit ver-

[203] Vgl. Crystal, David. Profiling Linguistic Disability. London: Arnold, 1982, S.43, definiert Ellipsen als "unvollständige, aber vorhersagbare Sätze". Zit. n. Heidtmann, Hildegard. Probleme bei der Anwendung des LARSP. In: Osnabrücker Beiträge zur Sprachtheorie (OBST), Beiheft 8, 1984, S.105. Clahsen definiert sie als Äußerungen, "die aus pragmatischen Gründen unvollständig sind, z.B. Antworten auf Informationsfragen". Zit n. Heidtmann, Hildegard. Probleme bei der Anwendung des LARSP. In: Osnabrücker Beiträge zur Sprachtheorie (OBST), Beiheft 8, 1984, S.106.

zweigte Entscheidungsmöglichkeiten anbietet, gerät bei diesem Problem an seine Grenzen. Auf diese Tatsache verweist auch Hildegard HEIDTMANN in ihrem Aufsatz "Probleme bei der Anwendung des LARSP" unter Einschluß der Betrachtung der deutschen Version.[204] Ihre Diagnose des Problems ist einleuchtend und auch nicht weiter zu kritisieren. Ellipsen müssen nach ihrer sowie CLAHSENS Meinung autonom, d.h. in ihrem Verständnis separat untersucht werden.[205] Wie dies geschehen soll, führen beide nicht aus, deshalb folgen an dieser Stelle ein paar problematisierende Bemerkungen:

Die Betrachtung der Ellipsen hängt offensichtlich sehr eng mit dem Problem der Bezugsgrammatik zusammen, wobei die Ellipsen ein nur schwer zu kategorisierendes Element darstellen. Die grundsätzliche Frage manifestiert sich m. E. bereits bei der Zuweisung von bestimmten Sprachkompetenzen an Sprachentwicklungsstufen. Der Spracherwerb ist ein natürlicher, d.h. dynamischer Vorgang. Die Fähigkeit zu sprechen vollzieht sich in mehreren Etappen, die zwar fließend ineinander übergehen, aber dennoch von Entwicklungssprüngen begleitet sind. Es muß deshalb darüber nachgedacht werden, wie Spracherwerb und Störungen desselben erklärt werden können. Für die Bezugsgrammatik bedeutet diese Frage die Übernahme einer deskriptiven Rolle in der Beschreibung der spracherwerbsbestimmenden Details. Normativ wird auf diesem Gebiet nur wenig zu entschlüsseln sein.

Wenn man sich auf diese Einschätzung zunächst vorbehaltlos einläßt, ist die Beschreibung der kindlichen Sprache und ihrer Entwicklung eine der wesentlichen Aufgaben. Es kann deshalb das folgende Postulat formuliert werden:

Die Bezugsgrammatik muß sich an der sprachlichen Kompetenz ihrer Klientel orientieren. Dazu gehören neben der auch im Erwachsenenalter zu beobachtenden Eigenschaft des Redens in Satzfragmenten in Verbindung mit Gestik eben auch jene Ellipsen.

---

[204] Vgl. Heidtmann, Hildegard. Probleme bei der Anwendung des LARSP. In: Osnabrücker Beiträge zur Sprachtheorie (OBST), Beiheft 8, 1984, S.104ff.
[205] Vgl., ebd.

Aus diesem Grund wird hier die Ansicht vertreten, daß das Ausgliedern von Ellipsen, die HEIDTMANN fordert und CLAHSEN vornimmt, keine wirkliche Lösung des Problems bedeutet. Es ist sicherlich nicht möglich, ein sprachliches (Regel)- system respektive eine Bezugsgrammatik zu entwickeln, die jegliches sprachliche Phänomen erklären kann bzw. über eine Definition für dasselbe verfügt. Der Mut zur Lücke gehört in diesem Fall dazu, weil zur Zeit keine umfassenden Modelle zur Beschreibung der mündlichen Sprache existieren, wie der Versuch zur Simulation von Sprache durch Rechnerarchitekturen zeigt: "Der aktiven, aber noch jungen Disziplin [die Computerlinguistik, d.Verf.] gelang es bisher erst, verhältnismäßig kleine Teilaspekte hinreichend exakt zu formalisieren."[206] Daneben muß sich die Bereitschaft ergeben, die Bezugsgrammatik an der gesprochenen Sprache zu schärfen und anzupassen. Es ist selbstverständlich, daß dieses Verfahren nur Annäherungen erbringen kann, es scheint dennoch geeignet, um dem vielfältigen Problemspektrum zu begegnen. Eine solche Form der Bezugsgrammatik akzeptiert die elliptischen Äußerungen als Teile von korrekter Kommunikation. Eine mögliche Beschreibung von Ellipsen in einer kommunikationsorientierten Bezugsgrammatik könnte wie folgt aussehen. Es wird als Prämisse definiert:

• *Ellipsen sind sprachliche Phänomene, die der schriftsprachlichen grammatischen Kultur und ihren Regeln in ihrer Grundgefaßtheit entgegenstehen.*

Es folgt weiterhin:

• *Ihre Korrektheit wird deshalb nicht am grammatischen Regelsystem überprüft, sondern an der Reaktion des Kommunikationspartners. Ist die semantische Komponente der Ellipse beim Empfänger angekommen und richtig dekodiert worden, dann handelt es sich um eine im grammatischen Sinne korrekte Äußerung.*

Bis zu diesem Punkt ist die Beschreibung so weit gefaßt, daß auch dysgrammatisch verursachte Satzsegmente, aber keine bewußt benutzten Ellipsen, dieser Anforderung

---

206 Bemühungen in dieser Richtung werden in der Hauptsache von der KI-Forschung unternommen: Schmitz, Ulrich. Computerlinguistik: eine Einführung. Opladen: Westdeutscher Verlag, 1992, S.31. Beispiele finden sich in: Gazdar, Gerald/ Mellish, Chris. Natural Processing in PROLOG: An Introduction to Computational Linguistics.Wokingham: Addsion-Wesley Publishing, 1989, S.99ff. (Grammars)

genügen können, da der Therapeut sich immer bemühen wird, die Äußerungen seines Klienten zu entschlüsseln, also interpretativ tätig wird. Daraus ergibt sich m.E.:

- *Die Beurteilung über die Korrektheit der Ellipse muß situationsorientiert vorgenommen werden.*

Die Position (sic!) wird beim Therapeuten die Frage provozieren, ob ein Kind mit normalem Spracherwerbsverlauf an dieser Stelle der Kommunikation ebenfalls eine Ellipse produzieren würde oder die Möglichkeit dazu hätte. Grundsätzlich folgt aus dieser Überlegung, daß eine Unterscheidung in normale und dysgrammatisch verursachte Ellipsen nur bei einer Beurteilung und Beschreibung des Situationskontextes möglich ist.
Bei der Annahme, daß eine solche Beurteilung der elliptischen Sprachweise in das Profilverfahren integriert werden soll, tritt das Problem der fehlenden Kategorisierungen auf: Welcher Kontext erlaubt Ellipsen und welcher nicht? Die subjektive Einschätzung durch den Therapeuten ist an dieser Stelle eine maßgebliche Variable. Deshalb muß zur Beurteilung der elliptischen Kontexte ein Schema auf der Basis des Vergleichs mit sprachunauffälligen Kindern entwickelt werden, ähnlich dem der Profilanalyse. Die Subjektivität dieses Zugriffs auf elliptische Äußerungen sollte akzeptiert werden; schließlich birgt auch der Profilbogen maßgeblich subjektive Entscheidungen, wenn auch die strenge Kategorisierung das Gegenteil vermuten lässt.

Theoretisch läßt sich das Problem der Ellipsen durch einen sehr stark reglementierten Situationskontext unterdrücken, bei dem z.B. das Kind nur solche Fragen gestellt bekommt, die nicht elliptisch zu beantworten sind. Ein Ausschluß auf diese Art bedeutet aber die Herstellung von Laborbedingungen - eine der wesentlichen Zielsetzungen, die Erfassung von Spontansprache, ginge verloren.

4.2 Das Interaktionsverhalten - eine Aufgabe für die Profilanalyse?

HEIDTMANN formuliert die prinzipielle Frage, "ob es sinnvoll ist, die grammatische Sprachebene losgelöst von allen anderen Ebenen zu betrachten." rhetorisch.[207] Die Verneinung der Frage ist aber nicht nur im Bereich der Interaktion legitim und notwendig, sondern erst recht, wenn es darum geht, Grundlagenforschung zu betreiben. Die Grundlagenforschung versieht sich in den letzten Jahren mit einem interdisziplinären Akzent. Zwar kann man über Modelle, wie z.B. "Dysgrammatismus als ökolinguopädische Entscheidungs- und Handlungssituationen"[208], geteilter Ansicht sein; maßgeblich ist hier die angestrebte Interdisziplinarität.

Wenn die Diagnose als das wesentliche Feld der Dysgrammatismusforschung neben der Therapie gesehen wird, ist es zwingend erforderlich, möglichst viele Ebenen der Therapeut-Klienten-Kommunikation in eine (diagnostische) Analyse einzubeziehen. Eine derart erweiterte Form von Profilanalyse, die nicht nur interaktionistisch sehr vielschichtig greift, müßte also Subprofile erzeugen, die den Ausblick über die Grammatik hinaus erlauben. Vorstellbar sind in einer Gedankenskizze:

- Das grammatische Subprofil: Hier ließe sich unbeschadet der Kritik am Profilbogen von CLAHSEN sein Entwurf für eine erste Überlegung ohne den Interaktionsteil übernehmen.
- Das semantische Subprofil: Die Überprüfung von Verständnis und inhaltlich korrekter Verarbeitung durch die Klientel müßte gleichberechtigt daneben stehen.
- Das phonetisch-phonologische "Subprofil": Der Begriff des Profils ist hier unangebracht. Inhalt sollte eine ärztliche Untersuchung bezüglich Akustik und Artikulation sein.
- Das pragmatische Subprofil: Ansatzweise wurde es bereits in die Profilanalyse von CRYSTAL eingebunden. Bei CLAHSEN gehen dann die wenigen vornehmlich statistischen Ansätze wieder verloren. Allerdings gilt auch für CRYSTAL nur eine Umsetzung mit Alibicharakter, weil sich die Pragmatik nicht auf Frageimpulse und spontane sowie nicht spontane Äußerungen reduzieren lässt. Vor diesem Hintergrund ist CRYSTAL zu unterstellen, daß auch ihm die engen Grenzen einer rein grammati-

---

[207] Heidtmann, Hildegard. Probleme bei der Anwendung des LARSP. In: Osnabrücker Beiträge zur Sprachtheorie (OBST), Beiheft 8, 1984, S.107.

[208] Vgl. Homburg, Gerhard. Theoretische Grundlagen und Erfahrungsgrundlagen therapeutischer Konzepte in der Dysgrammatismustherapie. In: Kriz, Jürgen. Sprachentwicklungsstörungen. München: Fink, 1984, S.224ff.

schen Analyse deutlich geworden sind. Die Überlegungen bezüglich der Grammatik sind nicht ausreichend, um dem komplexen Phänomen des Dysgrammatismus gerecht zu werden.

Auf der deduktiven Ebene des Interaktionsverhaltens bedeutet dies eine Ausweitung der Betrachtungsebenen. Dazu zählt neben der Erstellung von Profilen den Einsatz von audiovisuellen Aufzeichnungsverfahren (Video, computergestützte Diagnosesysteme). Insbesondere die Möglichkeit, den Verlauf der Therapiesitzung auch optisch zu dokumentieren, wird sich positiv auf die Transkription der Sprachproben auswirken. Durch Deutung von Gestik und Mimik kann auch für Zweit- und Drittbeobachter die Einordnung von Sprachsequenzen in bestimmte Kategorien plausibler gemacht werden, als dies bei einer rein auditiven Auswertung möglich wäre. Das Medium Video sollte deshalb unter interaktionistischen Gesichtspunkten unbedingt in den profilanalytischen Verfahrensablauf integriert werden.[209]
Ich plädiere deshalb für eine gleichberechtigte Betrachtung von grammatischer und kommunikativer (interaktionistischer) Kompetenz des Klienten.

Die Ausweitung des Interaktionsteils und die für die Zukunft angestrebte Verbindung mit semantischen Untersuchungsinstrumenten erhöht natürlich den zeitlichen Aufwand für eine Untersuchung. Dennoch: Eine Überprüfung der Hörfähigkeit vor Beginn weiterer Untersuchungen erscheint in jedem Fall angebracht.[210] Solange nicht einwandfrei empirisch nachgewiesen werden kann, daß der Dysgrammatismus eine separierte Störung des Erwerbs von grammatischen Strukturen ist, müssen auch alle weiteren linguistischen Gebiete neben der morphosyntaktischen Ebene Beachtung finden. Gerade die Interaktion von dysgrammatischen Kindern könnte einen Schlüssel zu den Strategien bieten, mit denen die betroffenen Kinder diesem Problem begegnen. Die dezidierte Untersuchung der Interaktion neben der grammatischen Kompetenz läßt vielleicht interessante neue Erkenntnisse erwarten.

---

[209] Junker et al. führen aus, daß bei einem verkürzten Screeningverfahren die Subjektivität der Beobachter von untergeordneter Bedeutung ist. (Vgl. Behrenbeck et al. Überprüfung eines Screening-Verfahrens zur Diagnostik des kindlichen Grammatikerwerbs und seine Anwendung in der Praxis. In: Stimme - Sprache - Gehör 14 (1990), S.34.) Sollte diese Einschätzung auch für das komplette Verfahren zutreffen, ist der systematische Einsatz von Video m.E. aus den bereits erläuterten Gründen des größtmöglichen Spektrums trotzdem äußerst sinnvoll.
[210] Vgl. im Zusammenhang auch Kap II 4.1.4.

4.3 Der Vergleich standardisierter Profile - sinnvolle quantitative Forschungsansätze?

Profile garantieren zwei sehr wichtige Voraussetzungen bei der Diagnose: Sie sind standardisiert und damit vergleichbar. Zweitens bieten sie eine exakte Form der Erfassung von Sprachdaten mittels eines Rasters und sichern so die Übersichtlichkeit. Neben der einfachen Anwendung wählten CRYSTAL und CLAHSEN das standardisierte Verfahren noch aus einem weiteren Grund: Man konnte und kann einen großen Umfang an Daten ansammeln und miteinander vergleichen, somit sichert das Verfahren einen empirischen Zugriff auf das Phänomen des Dysgrammatismus. Bevor man die Störungen des Spracherwerbs erklären kann, muß man sie beschreiben. Das Instrument der Profilanalyse bietet im Vergleich zu anderen Verfahren heute einen ernsthaften Ansatz, dieser Aufgabe gerecht zu werden.[211]

Leider ist dieser Zugriff allerdings nicht ganz unproblematisch. Um die möglichst einfache Anwendung der Profilanalyse zu garantieren, wurde auf zu umfangreiche Teilaspekte verzichtet bzw. ihr Anteil wurde drastisch reduziert.[212] Desweiteren erscheinen die Prämissen des hierarchisch organisierten Spracherwerbs daneben, die die Kritik an der Beschreibung von Dysgrammatismus forcieren. Werden diese Schwierigkeiten für eine weitere Problematisierung ausgeblendet, dann steht der Therapeut oder der Durchführende der Profilanalyse vor einer weiteren methodischen Hürde. Was sagt das erstellte Profil aus? Welche Schlußfolgerungen ermöglicht es?

Um eine Antwort auf diese Fragen zu finden, bedarf es nach Meinung von HEIDTMANN der Generierung "Vergleichsnormen" zu unterschiedlichen Kontrollgruppen[213]. Wie aber erzeugt man diese? Für ein in der Hauptsache quantitativ orientiertes Verfahren bedeutet die Herstellung eines Vergleichsmaßstabes, die Generierung

[211] Neben den angeführten Gründen erkennt man diese Einordnung auch an der Übertragung des Verfahrens auf die computergestützte Ebene. Vgl. COPROF.

[212] Beispielhaft ist dieser Umstand im Interaktionsteil des LARSP zu beobachten.

[213] Heidtmann, Hildegard. Probleme bei der Anwendung des LARSP. In: Osnabrücker Beiträge zur Sprachtheorie (OBST), Beiheft 8, 1984, S.112.

eines Durchschnittsprofils, dem die Sprachentwicklungsdaten einer repräsentativen Gruppe sprachunauffälliger Kinder als Basis dienen. Repräsentativ heißt in diesem Fall nicht nur die gleichmäßige Verteilung von Geschlecht und exaktem Alter, das bis auf den Tag genau übereinstimmen muß, um keine methodischen Angriffspunkte zu bieten, sondern auch eine gleichmäßige geographische Verteilung der Probanden. Selbst wenn diese Punkte erfüllt sein sollten, den Lebensraum, in dem Kinder aufwachsen, kann man nicht mehr statistisch erfassen. Wieviel Zuwendung und Ansprache Kinder erhalten, müßte ebenso Berücksichtigung finden wie die Begriffe Soziolekt und Dialekt.

Abschließend kann also festgestellt werden, daß die Standardisierung von Profilen durch Rahmenbedingungen, wie z.B. die der Zeitökonomie in Diagnose und Therapie, notwendig erscheint. Aber von den Nutzern dieser Verfahren wird die Einsicht verlangt, den methodischen Schwächen bewußt zu begegnen. Standardisierte Profile erleichtern Grundsatzfragen der Diagnose. Therapeutische und verfeinerte diagnostische Fragen sind nur in bezug auf den individuellen Fall zu beantworten.

5. Die Profilanalyse und die Language Assessment and Remediation Screening Procedure (LARSP): Probleme und Perspektiven

Die Problematik, die mit der Profilanalyse verhaftet ist, wurde im vorhergehenden Kapitel anhand von drei häufig genannten Aspekten ausführlich besprochen und kritisch reflektiert.

- *Der Umgang mit Ellipsen*: Ellipsen lassen sich mit dem standardisierten Testverfahren des LARSP nicht befriedigend erfassen. Da Ellipsen ein "mündliches" Phänomen sind, stellen sich die weiteren Fragen an die Bezugsgrammatik, auf deren Grundlage die Spracherwerbsstufen geschaffen wurden. Solange es keine wirkliche Annäherung an eine Bezugsgrammatik gibt, die kontextfrei eingesetzt werden kann, läßt sich diese Schwierigkeit nicht auflösen. Eine autonome Betrachtung stellt keine Lösung des Problems dar, sondern eine einfache Form der Ausgliederung.

- *Das Interaktionsverhalten*: Kommunikation verläuft auf vielen Ebenen und bedient sich unterschiedlicher Sende- und Empfangskanäle. Sprache ist nur ein Mittel zur Kommunikation und stellt lediglich einen kleinen Anteil an der Gesamtkommunikation. Wieviele Informationen über Gestik, Mimik oder z.B. Augenkontakt übertragen werden, wird leicht vergessen. Die tatsächliche sprachliche Kompetenz wird deshalb auch immer Einflüsse auf andere kommunikative Bereiche haben. Bei einer Störung der Sprache respektive des Spracherwerbs müssen deshalb alle anderen Bereiche einbezogen werden. Dies kann nicht ohne eine Einbeziehung von benachbarten Wissenschaften geschehen. Also folgt hier zwingend die Forderung nach Interdisziplinarität.
- *Die Standardisierung*: Einerseits ist sie notwendig, um wissenschaftlichen Ansprüchen zu genügen, andererseits verhindert sie gerade durch eine möglichst transparente Setzung von Vergleichsnormen eine hohe Individualität bei der Betrachtung des Symptombildes des Klienten; ein Widerspruch, der sich nicht in letzter Konsequenz auflösen läßt, es sei denn, man wählt einen völlig neuen diagnostischen Zugriff. Wie im letzten Abschnitt erkennbar ist, konnten zu diesem Problem in profildiagnostischer Hinsicht keine neuen Gedanken entwickelt werden, da die generelle Frage eher dem Bereich der Heuristik zuzuorden wäre und den engeren Bereich von Diagnose und Therapie bei dysgrammatischen Störungen verlassen würde.

Die vorgestellten, auf der Profilanalyse basierenden Diagnoseinstrumente LARSP und dessen überarbeitete deutsche Version zeigen Schwächen. Diese sind in den vorhandenen Instrumenten deutlich zu erkennen: Die fast ausschließliche Konzentration auf morphosyntaktische Bereiche, die nur einem bestimmten Blickwinkel der möglichen Ursachen und Symptome Aufmerksamkeit zollt, ist hier hauptsächlich zu nennen. Quantitativ orientierte Verfahren bieten deshalb überwiegend nur eine Lösung für statistische und besonders frequenzanalytische[214] Fragestellungen an.

Andere Autoren haben sich in ihren kritischen Reaktionen auf den 'profiling approach' auf fast alle Konstruktionen des Profilbogens und seiner theoretischen Fundierung bezogen. CLAHSEN selbst summiert diese Kritikpunkte in seinem Artikel

[214] Gemeint ist das statistische Verfahren zur Häufigkeitsauszählung.

"Grammatiken für die gestörte Kindersprache" auf. Sie beziehen sich begründet auf drei Ebenen[215]:

- *auf die Voraussetzung* und *Umgebung,*
- *auf die Analyse* und *Konstruktion*
- *und die Interpretation* und *Auswertung*

a) Zur Voraussetzung und Umgebung:
Ein sehr häufiger Einwand, der gegenüber der Profilanalyse geäußert worden ist, betrifft die Erhebungssituationen, ihnen werde allgemein zu wenig Aufmerksamkeit geschenkt. Desweiteren erfasse die Profilanalyse nicht das Sprachverstehen. Die Erhebung von Spontansprache[216] schließe bestimmte grammatische Strukturen fast völlig aus, so z.B. das Passiv. CLAHSEN entgegnet diesen Vorwürfen mit einer engen thematischen Begrenzung seines Diagnoseinstruments: Ziel sei es nicht, eine umfassende Beschreibung der Kindersprache vorzunehmen, sondern die kindliche Kompetenz hinsichtlich der grammatischen Strukturen zu beschreiben. Deshalb sei auch die eingeschränkte Betrachtung von Sprache, nämlich nur die Einbeziehung von Sprachproduktion in das Verfahren, kein grundsätzliches Defizit. CLAHSEN räumt aber ein, daß ergänzende Testverfahren notwendig sind, um zu einer umfassenderen Beschreibung von kindlicher Sprache zu gelangen.[217] Die Verwendung des Passivs und bestimmter anderer Strukturen, so auch das hier ausführlich dargelegte Problem der Ellipsenverortung, können auch nach Verwendung der Profilanalyse nur schwer beurteilt werden. Wenngleich CLAHSEN diesen Tatbestand für die Ellipsen nicht eingesteht, sieht er aber eine Lösung für einen umfangreicheren Datenkorpus in der Kombination von freien Sprachproben und elizitierten Daten.

b) Zur Analyse und Konstruktion

---

[215] Vgl. Clahsen, Harald. Grammatiken für die gestörte Kindersprache: Zur Aufgabe der Profilanalyse bei der Sprachdiagnose. In: Sprache - Stimme - Gehör 13 (1989), S. 176-184, hier S.181ff.

[216] Heidtmann weist hier berechtigt auf die Problematik des Begriffs Spontan-sprache hin, da er ihrer Ansicht nach zu leicht mit Assoziationen von spontan und unkoordniert sowie subjektiver Beurteilung verknüpft werden könne. Vgl. Heidtmann, Hildegard. Neue Wege der Sprachdiagnostik: Analyse freier Sprachproben. Berlin: Marhold, 1988, S.18.

[217] Vgl. Clahsen, Harald. Grammatiken für die gestörte Kindersprache: Zur Aufgabe der Profilanalyse bei der Sprachdiagnose. In: Sprache - Stimme - Gehör 13 (1989), S. 181.

Die Kritik in diesem Bereich befaßt sich mit den fundamentalen Merkmalen der Profilanalyse. Die Frage nach einer Bezugsgrammatik wie CLAHSEN mit dem Hinweis auf Beschreibungskategorien der traditionellen Grammatik zu beantworten, erscheint nicht ausreichend. Gerade eine grammatische Analyse, die sich die Rekonstruktion des grammatischen Regelsystems eines Kindes zur Aufgabe gemacht hat, muß sich - und zwar unter allen Umständen - mit der Frage beschäftigen, ob eine Grammatik in diesem Kontext nicht deskriptiv anstatt normativ konzipiert sein sollte. Weiterführend muß gefragt werden, in welcher Weise Grammatiken für die Erwachsenensprache bei Kindern überhaupt Anwendung finden können.[218]

Der bereits in Abschnitt III. 2 thematisierte Aspekt des Sprachverstehens kehrt hier in umfassender Form wieder. Selbstverständlich muß und darf an die Profilanalyse die Frage gestellt werden, warum semantische und pragmatische Aspekte des Sprachverhaltens ausgeblendet werden. In der Folge kann diese Tatsache auch zu dem Vorwurf führen, daß das Entwicklungsprofil weder inhaltlich noch - darüber hinaus - empirisch abzusichern ist. Die Frage der empirischen Validität kann von CLAHSEN nur zustimmend beantwortet werden: Eine empirische Überprüfung hat bisher nicht stattgefunden. Die Ausblendung von Semantik und Pragmatik nimmt er dagegen bewußt vor, da die Anhänger des profiling approach zunächst davon ausgehen, daß die Grammatik ein autonomes Modul ist und separat repräsentiert ist (Autonomiehypothese).[219]

c) Zur Interpretation und Auswertung

Der wohl plausibelste Einwand bezieht sich auf die Durchführung der Interpretation: Hinweise zur Interpretation fehlen vollständig. CLAHSEN sieht die Interpretation als separaten Arbeitsschritt und sich selbst deshalb nicht in der Lage, Interpretationshinweise zu geben. Die zentrale Frage, die sich aus dieser Entgegnung ergibt, ist die nach dem grundsätzlichen Sinn eines profiling approach, wenn sich der Entwickler Harald CLAHSEN nicht in der Lage sieht, bei der Aufbereitung der Daten geeignete Interpretationsvorschläge und Hilfen an die Hand des Therapeuten zu geben.

---

[218] Vgl., ebd.
[219] Vgl., a.a.O., S.182.

Selbst wenn der Auswertende mit dem Verfahren vertraut ist, besteht eine Unsicherheit bei der Einordnung der erhaltenen Ergebnisse, weil quantitative Vergleichsnormen fehlen. Ein Datenkorpus von Kindern, die mit dem profiling approach diagnostiziert wurden, könnte m. E. zwar angesammelt werden - seine Aussagekraft bleibe aber dennoch begrenzt, da die Profilbögen keinerlei Angaben über die Anamnese erhalten. Von den im Gespräch elizitierten Daten auf einen direkten Vergleich schließen zu wollen, erscheint sowohl von der Datenbasis als auch von einem soliden methodischen Vorgehen her nicht praktikabel. Zwar führt CLAHSEN mit Recht die grundlegende Überlegung an, daß die Profilanalyse kein standardisierter Sprachtest ist wie die noch zu besprechenden Psychometrika PET und HSET - es darf aber ebenso berechtigt ein Interpretationshintergrund gefordert werden, der durch die Profilanalyse offensichtlich nicht bereitgestellt werden kann. Die Ursachen für dieses Defizit liegen in der zentralen Intention, ein rein deskriptiv arbeitendes Instrument zu entwickeln. Ob die morpho-syntaktische Beschreibung von Kindersprache auf einer ausschließlich deskriptiven Ebene die Schwäche fehlender quantitativer Vergleichsnormen kompensieren kann, bleibt dahingestellt.

Eng verknüpft mit diesem Problemkomplex ist die Forderung nach einer zeitlichen Reduktion und Vereinfachung des Verfahrens, da der Profilbogen nur von Versuchsleitern in einer adäquaten Art und Weise auszufüllen seien, die über spezielle linguistische Kenntnisse verfügten. An dieser Stelle berühren sich zwei Anspruchsfelder: Zum einen soll der Test in einer angemessenen Zeit durchgeführt werden können - wohl bedingt durch die ökonomischen und temporären Zwänge in den logopädischen Praxen und Sprachheilambulanzen -, zum anderen ist ein Datenkorpus von 100 anaylsierbaren Äußerungen pro Kind [220] notwendige Voraussetzung, um sich ein gesichertes Bild über die sprachliche Kompetenz eines Kindes zu machen. Die Reduktion des Verfahrens, so argumentiert CLAHSEN, sei zwar wünschenwert, aber kein Kritikpunkt am Verfahren selbst.

Hier irrt er m.E., denn die zeitliche Belastung hat nicht nur eine ökonomische Dimension, sondern betrifft in sehr grundlegender Art und Weise auch die Gestaltung

[220] Vgl. Füssenich, Iris; Hildegard Heidtmann. Probleme bei der Diagnose dysgrammatisch sprechender Kinder. In: Füssenich, Iris; Bernhard Gläß (Hrsg.). Dysgrammatismus: theoretische und

der Therapiesituation. Übermäßige zeitliche Belastung, insbesondere der Art, die eine Überforderung der Aufmerksamkeitsspanne für Kinder zur Folge haben, beeinflussen Testergebnis und Testatmosphäre in einer Weise, die nicht unterschätzt werden darf. CLAHSEN orientiert sich bei der Argumentation vorrangig an wissenschaftlichen Dimensionen, die eine möglichst empirisch-valide Konstruktion erfordern - dennoch darf nicht vergessen werden, daß die Konstruktion bei allem wissenschaftlichen Ethos für Kinder erfolgt, denen geholfen werden muß - humanökologische Gesichtspunkte sind deshalb unter allen Umständen zu berücksichtigen.

Zusammenfassung: Grundsätzlich zeigte sich, daß neben Detailproblemen oder einzelnen Fragen und der damit verbundenen Kritik an dem Ge- oder Mißlingen des Diagnoseinstrumentes Profilanalyse/LARSP vorrangig übergeordnete Annahmen eine Rolle spielen. Alle Instrumente basieren auf Prämissen und Theoremen, die sich im günstigsten Fall zu theoretischen Modellen bezüglich des Spracherwerbs zusammensetzen lassen.

Festgestellt wurde weiterhin, daß die quantitative Zugriffsform mit einer Ermittlung des Komplexitätsgrades der Sprachstufe, in der sich der Klient befindet, nicht ausreicht, um eine wirkliche Grundlage für die Therapie zu bilden. Da die profilanalytischen Verfahren unter dieser Schwäche generell leiden, wurde die Ansicht vertreten, das grammatische Profil mit seiner bisherigen Konzentration auf den morphosyntaktischen Bereich zu erweitern.

Die Überlegung, das Problem interdisziplinär anzugehen, ist erstmals im Abschnitt zur Interaktion genannt. In dem nachfolgenden Teil zur Standardisierung wurde deutlich, daß eine begrenzte Sichtweise besonders bei der derzeitigen Situation der dysgrammatischen Forschung keine brauchbaren Ergebnisse liefern kann, im Moment aber keine testtheoretisch ähnliche Alternative bereitsteht.

Für die Zukunft bestehen innovative Ansätze im Bereich der Profilanalyse in computergestützten Verfahren, die sicherlich über die momentanen Felder der computerun-

---

praktische Probleme bei der interdisziplinären Beschreibung gestörter Kindersprache. Heidelberg: Schindele, 1985, S. 24.

terstützten Analyse mit COPROF und der Ansätze von Walter[221] hinausreichen werden. So scheint zur Zeit ein Einsatz von Computern beim Einschleifen und Schärfen grammatischer Strukturen sinnvoller zu sein als bei der Erarbeitung neuer Therapieziele. Der Computereinsatz sollte deshalb primär der Nachbereitung und Festigung dienen.

[221] Walter, Jürgen. Computerunterstützte Sprachaufbauprogramme im Rahmen der Dysgrammatikertherapie. In: Grohnfeldt, Manfred (Hrsg.). Störungen der Grammatik. Berlin: Marhold, 1989, S.244-260.

IV. Die psychometrischen Verfahren: HSET nach Grimm und Schöler und PET nach Angermaier

Mit diesem vierten Kapitel soll nun der zweite Versuch unternommen werden, die in der Zusammenfassung des theoretisch geleiteten zweiten Kapitels gestellten Fragen zu den Instrumentarien zu beantworten. Im Mittelpunkt der folgenden Ausführungen stehen der Heidelberger Sprachentwicklungstest (HSET) von Hannelore GRIMM und Hermann SCHÖLER aus dem Jahr 1978 und der Psychologische Entwicklungstest (PET) von ANGERMAIER aus dem Jahr 1974.[222] Der HSET ist auf der chronologischen Achse der in diesem Rahmen zu besprechenden Testinstrumente in der Mitte anzusiedeln. LARSP und Profilanalyse wurden deutlich später entwickelt bzw. für den deutschen Sprachraum adaptiert. Der PET (Psychologischer Entwicklungstest) nach ANGERMAIER ist unter bestimmten Aspekten als Vorläufer des HSET zu sehen; es wurden theoretisch und empirisch wesentliche Änderungen vorgenomen, so daß nun nach endgültiger Vorlage beider Tests im weitesten Sinne nur noch von einer gemeinsamen "gedanklichen" Verbindung gesprochen werden kann.

Das Kapitel über den HSET und den PET nähert sich beiden Testverfahren in einem *methodischen Dreischritt.* Nach der Einleitung wird jeweils zunächst die *theoretische Fundierung* des Tests skizziert, um dann in einem zweiten Schritt den Test selbst vorzustellen. Im Rahmen des zweiten Schritts geht es um den *Testaufbau und der Durchführung* als den zwei zentralen Elementen. Dieser Teil ist vornehmlich deskriptiv ausgerichtet. Der dritte Schritt kann mit dem Schlagwort *Kritik* überschrieben werden. Hier wird sich die Analyse sowohl auf die theoretische Fundierung des Tests als auch auf die konzeptionelle Struktur (Aufbau und Durchführung) beziehen und versuchen, kritische Momente an die vorgestellten Fakten zurückzubinden. Auch sollen in diesem Schritt die wenigen kritischen Rezensionen des Tests berück-

[222] Vgl. Grimm, Hannelore; Hermann Schöler. Heidelberger Sprachentwicklungstest (HSET). Braunschweig: Westermann, 1978. Für die folgende Zitation werden die Abkürzungen HA für die Handanweisung, DA für die Durchführungsanweisung, BB für den Bildband und MA für die Testmappe mit fünf innenliegenden Fragebogen und einer Handanweisung benutzt. Die Zitation lautet dann z.B.: Grimm, Hannelore; Hermann Schöler. Heidelberger Sprachentwicklungstest (HSET) (HA). Braunschweig: Westermann, 1978, S.12. Für den PET gilt entsprechendes: Für die Zitation werden die folgenden Abkürzungen benutzt: Manual (M), Bildband 1 (BB1), Bildband 2 (BB2).

sichtigt werden. Beide Besprechungen verbinden sich schließlich in einer eigenen Stellungnahme mit dem Problemaufriß zur Konzeption des Heidelberger Sprachentwicklungstests (HSET) und des Psycholinguistischen Entwicklungstest (PET) ähnlich den abschließenden Teilkapiteln zum LARSP und der Profilanalyse und zu den theoretischen Modellen und Konzepten. Das Kapitel über den PET wird sich um Ergänzung der Aussagen zum HSET bemühen, so daß beispielsweise Kritikpunkte nicht doppelt aufgeführt werden. Dieses Vorgehen ist neben der inhaltlichen Ebene auch über die Literaturlage ersichtlich.

1. Der Heidelberger Sprachentwicklungstest nach Grimm und Schöler

1.1 Theoretische Fundierung des HSET

Bei der Entwicklung eines Sprachentwicklungstests spielen theoriegeleitete Vorstellungen über den Spracherwerb eine große Rolle. Dieses theoretische Verständnis und die damit eng verknüpfte Vorstellung über die Art und Weise, wie Sprache aufgebaut ist und wie sich die Angleichung von linguistischer Performanz und Kompetenz vollzieht, ist Grundlage für die Konzeption von Testinstrumentarien. Besonders deutlich wurde dieser Zusammenhang im Kontext des dritten Kapitels: Die hauptsächliche diagnostische Ausrichtung des LARSP und der Profilanalyse am morphosyntaktischen Bereich der Sprache basiert auf der sprachtheoretischen Vorstellung von der getrennten Repräsentation von morphosyntaktischer und beispielsweise semantischer Kompetenz des Sprachbenutzers. Die Entwickler von LARSP und Profilanalyse nehmen also die separierte Schädigung des "grammatischen" Moduls an.

Beim Heidelberger Sprachentwicklungstest (HSET) läßt sich ebenfalls eine theoretische Vorstellung über Sprache und ihren Erwerb erkennen. Diese Vorstellung unterscheidet sich jedoch inhaltlich sehr stark von den Vorstellungen der Autoren des LARSP und der Profilanalyse; die obigen Ausführungen dazu haben aber für die konzeptionelle Absicherung des HSET eine ebenso wichtige Bedeutung wie für die profilanalytischen Verfahren.

GRIMM & SCHÖLER stützen sich auf die folgenden Annahmen über Sprache, Spracherwerb und Sprachsystematik: Sie betonen, daß es bei der Konzeption des Heidelberger Sprachentwicklungstests (HSET) nicht möglich war, sich auf ein "geschlossen(es) Entwicklungsmodell"[223] zu beziehen, äußern aber konkrete Vorstellungen über die Kompetenzbereiche, die sie bei den Klienten überprüfen wollen. Sie unterteilen dabei den Oberbegriff Sprache in die Ebene von "System" und "Handlung" und benennen diese im Hinblick auf den Sprachnutzer als

- sprachlich-linguistische Kompetenz und
- sprachlich-pragmatische Kompetenz.

Bei dieser Unterteilung wird der ("systemischen") sprachlich-linguistischen Kompetenz der Bereich der Phonologie, der Morphologie, der Syntax und der Semantik zugeordnet. Dieser Bereich läßt sich nach dieser Zuschreibung als grammatisches System nach CHOMSKY (1969) beschreiben. Die *sprachlich-linguistische Kompetenz* eines Sprachbenutzers liegt also darin, linguistische Elemente gemäß ihrer Bedeutung und der unter den Elementen vorhandenen Beziehungen im Sinne der Grammatik zu verbinden.
Im Gegensatz dazu liegt der Schwerpunkt der *sprachlich-pragmatischen Kompetenz* des Sprachbenutzers nicht auf der Sprache als (grammatischem) System, sondern auf der Bedeutung und Funktion von Sprache als einem Instrument sprachlichen Handelns (Pragmatik).[224] GRIMM & SCHÖLER sehen in der sprachlich-pragmatischem Kompetenz, die in sich den zentralen Begriff des Sprechakts in expressiver, konstativer und regulativer Hinsicht birgt, eine integrative Fähigkeit des Sprachbenutzers, sprachlich-linguistische, kognitive und interaktive Aspekte der Sprache zu berücksichtigen.
Neben diesen Ausführungen GRIMM & SCHÖLERS bezüglich der Vorstellungen und theoretischen Konzepte über das Gesamtsystem "Sprache" formulieren sie insgesamt

---

[223] Grimm, Hannelore; Hermann Schöler. Heidelberger Sprachentwicklungstest (HSET) (HA). Braunschweig: Westermann, 1978, S.4.

[224] Dem Verfasser ist an dieser Stelle bewußt, daß der Begriff Pragmatik in massiver Weise inhaltlich gekürzt ist. Er hält dieses Vorgehen aber im Rahmen dieser Vorstellung der theoretischen Fundierung für zulässig, zumal unter Punkt 1.4 (Kritk am HSET) das Problem noch einmal besprochen wird.

sechs Aussagen, die nach ihrer Meinung für den Spracherwerb von Bedeutung sind [225]:

1. Sprechenlernen vollzieht sich primär über den Erwerb von Regeln. Dieser Prozeß ist an Über- und Untergeneralisierungen erkennbar.
2. Sprachregeln basieren auf kulturellen Normen, die in engem Zusammenhang mit der zu erlernenden Sprache stehen.
3. Der Wunsch nach Kommunikation bildet die Motivation für den Erwerb von Sprachstrukturen, die sich durch eine stetig wachsende Komplexität auszeichnen.
4. Der Erwerb von immer spezielleren Regeln, die weiter verästelte Differenzierung und integrative Leistung beim Spracherwerb, erfolgt über allgemeine Prinzipien.
5. Der Verstehensprozeß von Sprache geht dem der Produktion voraus.
6. Sprache vermittelt sich selbst zunächst durch die Oberflächenstruktur. Die Tiefenstruktur der Sprache wird sukzessiv durch die immer weitere Differenzierung der Regeln erschlossen.

Aus diesen sechs Prinzipien folgern GRIMM & SCHÖLER nun die fünf Punkte, die bei der Konstruktion eines Sprachentwicklungstests von Bedeutung sind und somit die Grundlage für den im Anschluß vorzustellenden Aufbau des Tests sind:[226]

1. Die Antworten auf die verlangte Aufgabenstellung innerhalb des Tests können nicht durch eine einfache Bewertung mit den Kategorien "richtig" und "falsch" vorgenommen werden. Hier bedarf es nach Meinung der Testautoren einer weiteren Kategorie: der Entwicklungsstufe (oder auch Zwischenstufe). Letztere befindet sich durch die Bewertung mit einem Punkt auf der Bewertungsskala zwischen den Kategorien "richtig" und "falsch".
2. Die Staffelung der Testitems innerhalb der Untertests muß erst theoretisch und dann psychometrisch erfolgen.

---

[225] Vgl. Grimm, Hannelore; Hermann Schöler. Heidelberger Sprachentwicklungstest (HSET) (HA). Braunschweig: Westermann, 1978, S.5. Vgl. u.a. auch: Hollenweger, Judith. Die Schweizer Version des Heidelberger Sprachentwicklungstests: Erste Forschungsergebnisse im Hinblick auf förderdiagnostische Funktionen. In: Vierteljahresschrift für Heilpädagogik und ihre Nachbargebiete, 60 (1991), S. 470f.
[226] Vgl. ebd.

3. Ein vollständiges Bild über die sprachlichen Fähigkeiten eines Kindes wird nur dann erreicht, wenn sowohl der Verstehens- als auch der Produktionsprozeß von Sprache in die Teststruktur einbezogen werden.
4. Die verschiedenen sprachspezifischen Leistungen sind nach Vorstellung der Autoren durch allgemeine Regeln verknüpft, die sich in einem "generellen Sprachfaktor" niederschlagen.
5. Die unterschiedlichen sprachlichen Leistungen müssen in der Testkonzeption so angelegt werden, daß nur sie gemessen werden.

Diese Ableitungen bildeten 1978 die Grundlage für die Testkonzeption, d.h. für den Aufbau und die Struktur des Heidelberger Sprachentwicklungstests (HSET).

1.2 Aufbau und Struktur des HSET

Der Heidelberger Sprachentwicklungstest (HSET) untergliedert sich insgesamt in sechs Teilbereiche, die im folgenden dargestellt werden. Den einzelnen Teilbereichen sind die verschiedenen Operationalisierungen zugeordnet:

- *Satzstruktur* (Verstehen grammatischer Strukturformen, Imitation grammatischer Strukturformen, Satzbildung)
- *Text* (Reproduktion einer Geschichte mit 134 Wörtern)
- *Metasprachliche Beurteilung und Korrektur* (Korrektur semantisch inkonsistenter Sätze)
- *Morphologische Struktur* (Plural-Singularbildung, Bildung von Ableitungsmorphemen, Adjektivableitung)
- *Wortbedeutung* (Wortfindung, Begriffsklassifikation)
- *Interaktive Bedeutung* (Verbindung von verbalen und non-verbalen Informationseinheiten, Benennungsflexibilität, En- und Rekodierung gesetzter Informationen)[227]

[227] Vgl. Grimm, Hannelore. Sprachentwicklungsstörung: Diagnose und Konsequenzen für die Therapie. In: Hannelore Grimm; Sabine Weinert (Hrsg.). Intervention bei sprachgestörten Kindern: Voraussetzungen, Möglichkeiten und Grenzen. Stuttgart: Fischer, 1994, S.8.

Ich möchte im folgenden die angegebenen Teilbereiche näher vorstellen und zu diesem Zweck die Testungen den genannten Bereichen zuordnen. Diese Aufstellung ist mit ein oder zwei Beispielen pro Untertest versehen. Die Auswertungsbeispiele sind in diesem Rahmen nicht aufgeführt. Sie sind problemlos der detaillierten Übersicht in der Handanweisung des Heidelberger Sprachentwicklungstests (HSET) zu entnehmen.[228]

1.2.1 Satzstruktur

Unter die Ermittlung der Fähigkeiten zur Satzstruktur fallen die Untertests *Verstehen grammatischer Strukturformen (VS), Imitation grammatischer Strukturformen (IS)* und *Satzbildung (SB).* [229]

1.2.1.1 Verstehen grammatischer Strukturen (VS)

Der Test zum Verstehen grammatischer Strukturen (VS) wird mit den dem HSET beiliegenden Holzfiguren durchgeführt. Insgesamt werden vier menschliche Figuren (Junge, Mädchen, Frau und Baby) und zehn Tierfiguren zur Verfügung gestellt; dazu gehören außerdem ein Holzklotz und ein Puppenwaschlappen. Der Testbeginn wird altersabhängig gestaltet - so beginnt bei fünfjährigen und älteren Kinder die Überprüfung des grammatischen Verstehens mit der achten Aufgabe, während jüngere Kinder bei Aufgabe eins beginnen. Der Test sollte mit allen Kindern durchgeführt werden. Die Situation wird wie bei den meisten noch folgenden Untertests als "Spiel" deklariert: "Mit diesen Sachen kannst Du jetzt spielen. Dabei sage ich Dir immer, was Du mit den Sachen machen sollst."[230] Die Situation wird dann so gestaltet, daß dem Kind nach Einübung des Aufgabentyps durch zwei vorgegebene Beispiele nur noch das Material zur Verfügung steht, das zur jeweiligen Lösung der Aufgabe benötigt wird. Beispiele für Aufgaben bei Kindern unter fünf Jahren sind:

---

[228] Vgl. Grimm, Hannelore; Hermann Schöler. Heidelberger Sprachentwicklungstest (HSET) (HA). Braunschweig: Westermann, 1978.

[229] Vgl., a.a.O., S.6. Vgl. für eine Übersicht der Untertests z.B.: Fuchs, Hans. Heidelberger Sprachentwicklungstest (HSET). In: Der Kinderarzt 10 (1979), S.587-591.

[230] Grimm, Hannelore; Hermann Schöler. Heidelberger Sprachentwicklungstest (HSET) (DA). Braunschweig: Westermann, 1978, S.8.

"Laß das kleine Kind zu dem Schaf gehen." oder "Pussi läßt Waldi auf den Klotz springen."[231] Der Umfang der Sätze (und auch der Schwierigkeitsgrad) nimmt fortlaufend zu. Aufgaben für Kinder, die älter als fünf Jahre sind, haben z.B. folgende Formen: "Die Mutter wird von dem kleinen Kind gewaschen." oder "Der Hund beißt den Bären, der den Hasen packt."[232] Die Höchstpunktzahl beträgt 17 (Rohpunktwerte) und wird in den Kategorien richtig (1 Punkt) und falsch (0 Punkte) erfasst. Als richtig wird eine Lösung nur dann gewertet, wenn die vom Kind demonstrierte spielerische Umsetzung in jeder Hinsicht dem vorgegebenen Satzmuster entspricht. Sind Instruktionen nur teilweise oder in einer abweichenden Reihenfolge umgesetzt, wird die Leistung mit 0 Punkten bewertet. Wichtig ist vor allem, daß Subjekt und Objekt des Satzes erkannt werden und im Sinn aktiv und passiv dargestellt werden.[233] Der Test wird dann vorzeitig abgebrochen, wenn vier Aufgaben in Folge nicht gelöst werden können.

1.2.1.2 Imitation grammatischer Strukturformen (IS)

Die Imitation grammatischer Strukturformen (IS) wird bei allen Kindern überprüft und bezieht sich zentral auf das Nachsprechen von insgesamt zwölf Sätzen. Dabei beginnen Kinder bis zu fünf Jahren mit Satz oder Aufgabe 1, ältere Kinder beginnen mit Satz 7. Die Instruktion des Testleiters ist folgende: "Ich spreche Dir jetzt immer einen Satz vor. Und Du sollst ihn einfach genauso nachsprechen. Das ist ganz leicht. Wir probieren es einmal."[234] Nach zwei Übungssätzen werden von den jüngeren Kindern die Imitation von Sätzen wie "Die kleine Maus wird von dem Löwen gejagt." , von den älteren die Reproduktion von Sätzen wie "Das Fahrrad wird von dem Omnibus an die Wand geschoben"[235] erwartet. Der maximale Rohpunktwert beträgt bei zwölf Aufgaben und der Unterscheidung in richtig (zwei Punkte) und falsch (null Punkte) und einer Entwicklungsstufe (ein Punkt) 24. Die Auswertung erfolgt aufgrund der Diskriminationsfähigkeit und der grammatischen Exaktheit, mit der die

[231] Ebd.
[232] A.a.O., S.9.
[233] Vgl. Grimm, Hannelore; Hermann Schöler. Heidelberger Sprachentwicklungstest (HSET) (HA). Braunschweig: Westermann, 1978, S.8.
[234] Vgl. Grimm, Hannelore; Hermann Schöler. Heidelberger Sprachentwicklungstest (HSET) (DA). Braunschweig: Westermann, 1978, S.12.
[235] A.a..O., S.13.

Sätze wiederholt werden. GRIMM & SCHÖLER lassen bei der Definition der Entwicklungsstufe insgesamt sieben semantische oder syntaktische Abweichungen von der korrekten Reproduktion zu: Hierzu zählen: Eliminierung des Agenten bei der Passivform, Einsatz einer anderen zeitlichen Konjunktion, Auslassungen durch Permutation des Wortes "Es", Veränderung des Relativpronomens, Einführung eines zusätzlichen Pronomens, Wortveränderungen (aber nur bei bestimmten Aufgaben und nur in bereits definierter Form) und kleine Einfügungen.
Insgesamt ist die Entwicklungsstufe durch die Auswertungsvorgaben bei diesem Untertest sehr genau beschrieben.[236]

1.2.1.3 Satzbildung (SB)

Die Satzbildung (SB) ist der letzte Untertest, der zum Bereich Satzstruktur zählt: Auch dieser Untertest wird bei allen Kindern durchgeführt. Bei ihm werden die Aufgaben allerdings nicht altersspezifisch definiert. Der Testleiter gibt zwei oder drei Worte vor, z.B. nennt er "Hof - liegen - Hund"[237]. Diese Begriffe sind vom Kind dann in der Produktion eines Satzes zu verwenden. Insgesamt werden zehn solcher Aufgaben gestellt, der maximale Rohpunktwert beträgt 20 Punkte. Der Test wird abgebrochen, wenn vier aufeinanderfolgende Aufgaben vom Testleiter mit null Punkten bewertet worden sind. Wie bei der Imitation der Strukturformen befindet sich zwischen den Kategorien richtig und falsch eine Entwicklungsstufe (ein Punkt). Ein Punkt wird dann vergeben, wenn alle Wörter eingebracht worden sind, jedoch semantische und syntaktische Abweichungen vorliegen. Als solche definieren GRIMM & SCHÖLER die fehlende Reflektierung des Verbs, falsche Präpositionen, tautologische Wendungen und unlogische Beziehungen.[238]

---

[236] Vgl. Grimm, Hannelore; Hermann Schöler. Heidelberger Sprachentwicklungstest (HSET) (HA). Braunschweig: Westermann, 1978, S.9.
[237] Vgl. Grimm, Hannelore; Hermann Schöler. Heidelberger Sprachentwicklungstest (HSET) (DA). Braunschweig: Westermann, 1978, S.32.
[238] Vgl. Grimm, Hannelore; Hermann Schöler. Heidelberger Sprachentwicklungstest (HSET) (HA). Braunschweig: Westermann, 1978, S.19.

1.2.2 Text

Die Fähigkeiten des Kindes in bezug auf Textrezeption und Textproduktion wird mit einem einzigen Untertest geprüft - dem zum *Textgedächtnis (TG).* Die wesentliche Frage bei der Durchführung dieses Untertests kann mit GRIMM & SCHÖLERS Worten wie folgt beschrieben werden: "Inwieweit ist das Kind in der Lage, eine kurze Geschichte sprachlich zu verarbeiten, d.h. zu verstehen, zu behalten und zu reproduzieren?"[239]

1.2.2.1 Textgedächtnis (TG)

Das Textverständnis oder besser die Textreproduktion, die das zentrale Anliegen dieses Untertests ist, hat einen Rohpunktwert von 78. Die Geschichte, die dem Kind dargeboten wird, besteht aus 134 Wörtern. Die Darbietung, d.h. das Vorlesen durch den Testleiter, geschieht mit visueller Unterstützung durch eine Karte im Bildband[240], die den Plot stützt. In der Geschichte selbst geht es um einen Sohn, der sich vor seinem Vater verstecken will. Nachdem er sich in eine Erdnuß verzaubert hat, wird er von einem Huhn gefressen, das Huhn wiederum von einer Katze usw. Diese lineare Kette endet bei einer Schlange, die der Vater "öffnet". Daraufhin wird in der Geschichte die lineare Kette in entgegengesetzter Richtung noch einmal erzählt. GRIMM & SCHÖLER lassen den Testleiter die Geschichte zwischen den anderen Untertests erzählen. Die Reproduktion durch das Kind erfolgt erst, nachdem einige andere Untertests durchgeführt worden sind.

Die Auswertung erfolgt auf der Basis von sogenannten Sinneinheiten.[241] Der Anfang der Geschichte lautet wortwörtlich mit Markierung der Sinneinheiten so: "| Eines Tages | sagte ein Sohn | zu seinem Vater | Ich werde mich verstecken | und du wirst

---

[239] Grimm, Hannelore; Hermann Schöler. Sprachentwicklungsdiagnostik: Was leistet der Heidelberger Sprachentwicklungstest? Göttingen: Hogrefe, 1985, S.36.
[240] Vgl. Grimm, Hannelore; Hermann Schöler. Heidelberger Sprachentwicklungstest (HSET) (BB). Braunschweig: Westermann, 1978, Untertest 13 (TG), Bildkarte. Die Karte zeigt zeichnerische Abbildungen von Schlange, Katze, Huhn und Hund.
[241] Vgl. Grimm, Hannelore; Hermann Schöler. Heidelberger Sprachentwicklungstest (HSET) (HA). Braunschweig: Westermann, 1978, S.24.

mich nicht finden | [...]"[242] Jede Sinneinheit kann mit maximal zwei Punkten bewertet werden. Kriterien dafür sind: inhaltliche Vollständigkeit, die Tempusreproduktion, die Passiv-reproduktion und die Lokalisierung im Kontext der anderen Sinneinheiten. Jedoch sind Redundanzen zulässig. Einen Punkt pro Sinneinheit erhält der Patient, wenn die Einheit inhaltlich ungenau wiedergegeben wird, wenn das Tempus nicht korrekt reproduziert werden konnte oder wenn die Sinneinheit falsch in die Struktur der Geschichte eingeordnet wird. Keine Punkte sind nach GRIMM & SCHÖLER zu vergeben, wenn zwei Verstöße der unter der Entwicklungskategorie genannten Merkmale in einer Sinneinheit auftreten oder Sinneinheiten ganz fehlen.[243]

1.2.3 Metasprachliche Beurteilung und Korrektur

Der Überprüfung der metasprachlichen Fähigkeiten der zu beurteilenden Kinder ist in Korrespondenz zum Bereich "Text" ebenfalls nur ein Untertest zugeordnet - die *Korrektur semantisch inkonsistenter Sätze*.

1.2.3.1 Korrektur semantisch inkonsistenter Sätze (KS)

In diesem Untertest werden nur Fünfjährige und ältere Kinder daraufhin überprüft, ob sie semantisch unlogische Passagen in vorgegebenen Sätzen lokalisieren können. Als Beispiel für den Aufgabentyp dienen die folgenden beiden Sätze: "Mit diesem Geschenk haben wir der Mutter eine große Liebe gemacht."; "Weil wir so lustig sind, singen wir auch tanzen."[244] Das Kind wird vom Testleiter darauf hingewiesen, daß immer nur ein Wort im zu reproduzierenden Satz nicht paßt: "[...] jetzt sage ich dir Sätze, in die jemand ein falsches Wort reingemacht hat".[245] Insgesamt werden neun Aufgaben gestellt, der Rohpunktwert beträgt 18. Die Bewertung der Antworten geschieht mit den Kategorien null, eins (Entwicklungsstufe) und zwei Punkte. Die volle Punktzahl wird dann gegeben, wenn das Kind das semantisch falsche Wort bei der

[242] A.a.O., S.25.
[243] Vgl., a.a.O., S.24.
[244] Grimm, Hannelore; Hermann Schöler. Heidelberger Sprachentwicklungstest (HSET) (DA). Braunschweig: Westermann, 1978, S.15.
[245] A.a.O., S.14.

Reproduktion des Satzes verändert. Für die o.g. Beispielsätze wären dies die Wörter "Freude" und "und bzw. beim". Einen Punkt erhält das Kind dann, wenn es zwar das semantisch falsche Wort im Satzgefüge erkennt, jedoch die Korrektur fehlerhaft und unvollständig ist. Gleiches gilt für die Umformulierung von Phrasen im Satz. Null Punkte werden entsprechend in dem Fall gegeben, in dem das Kind imitiert oder Korrekturen vornimmt, die sich nicht mehr auf das fehlerhafte Segment beziehen.

1.2.4 Morphologische Struktur

Die Fähigkeiten zur morphologischen Strukturbildung werden an insgesamt drei ausgewählten morphologischen Produktionen untersucht. Das Kind soll zunächst *Plural- und Singularformen* bilden. In einer zweiten Testung wird die Fähigkeit zur *Bildung von Ableitungsmorphemen* untersucht. Der dritte Untertest besteht in der Produktion von *Adjektivableitungen.*

1.2.4.1 Plural-Singularbildung (PS)

Die Fähigkeiten der Plural-Singular-Bildung (PS) wird bei allen Kindern (vgl.o.) getestet. Dieser Untertest wird in jedem Fall bis zum Schluß durchgeführt. Als Grundlage dient der dem Testmaterial beiliegende Bildband, in dem insgesamt 18 Bildtafeln für die PS-Überprüfung enthalten sind. Genaugenommen handelt es sich bei diesem Untertest um eine Kombination von zwei verschiedenen Aufgaben, da die Kinder sowohl Singularformen anhand von vorgegebenen Pluralformen bilden als auch den umgekehrten Weg beschreiten müssen.[246] Auch diese Aufgabe wird altersbezogen durchgeführt. Kinder im Alter bis zu fünf Jahren müssen in vier Aufgaben die Pluralformen von Auto, Streichholz, Buch und Schmetterling bilden, Fünfjährige und Ältere beginnen mit dem Wort Sperling und müssen sich aber auch mit der Pluralbildung von Kunstwörtern wie "Maling, Naloß, Findin" oder "Mattau" auseinandersetzen. In den Aufgaben 13 bis 18 werden dann die Pluralformen durch den Testleiter vorgegeben, und die Kinder sollen die singulare Form benennen. Alle Aufga-

[246] Vgl., a.a.O., S.9. Vgl. auch Grimm, Hannelore; Hermann Schöler. Heidelberger Sprachentwicklungstest (HSET) (DA). Braunschweig: Westermann, 1978, S.10f.

ben werden durch die Bildkarten visuell gestützt. Alle sechs Pluralformen sind Kunstwörter. Bei der Auswertung ist von einem Rohpunktwert 36 auszugehen, da die Beurteilung neben den Kategorien richtig (zwei Punkte) und falsch (null Punkte) noch eine Entwicklungsstufe (einen Punkt) berücksichtigt. In den ersten Aufgaben zur Pluralbildung (1-13) erreichen die Kinder mit Nennungen wie "Sperlinge" zwei Punkte, "Sperlings" ergibt einen Punkt, da eine Pluralbildung zu erkennen ist, aber in einem falschen Kontext verwendet wird. Schwierig wird die Bewertung bei der Pluralbildung von Kunstwörtern: So ergibt die Bildung von Mattaus (als Plural von Mattau) zwei Punkte, die Nennung von "Mattaue" aber nur einen Punkt.[247]

1.2.4.2 Bildung von Ableitungsmorphemen (AM)

Anhand von vier Bildserien, die jeweils aus vier Bildern bestehen, wird bei allen Kindern überprüft, ob sie in der Lage sind, in vorgegebenen semantischen Kontexten (z.B. "Schlachterei"), Ableitungen zu formulieren. Der Untertest wird ohne vorherige Übung durchgeführt und besteht aus vier Aufgaben. Von den vier Aufgaben haben zwei Realitätsbezug (Backen und Gärtnern), zwei Aufgaben sind in der Testkonzeption mit Kunstwörtern angelegt (Falen und Wucken). Dem Testleiter kommt bei diesem Aufgabentyp eine besondere Rolle zu: Er beschreibt die auf den Bildtafeln abgebildeten Personen und Dinge[248] und ordnet sie in einen Text ein, in dem Fragen nach Ableitungen enthalten sind. Diese Konzeption wird am von GRIMM & SCHÖLER ausformulierten Beispiel "Backen" gezeigt:

"[...] Tl: Schau mal, hier ist ein Mann. Der Mann hat ein Nudelholz in der Hand und unter dem Arm hat er ein Brot. Der Mann arbeitet. Er backt. Wie kann man denn zu einem Mann sagen, der sehr viel backt? Der Mann ist ein ...?
Der Tl legt das zweite Bild vor.

---

[247] Vgl. zur Übersicht der möglichen und "richtigen"Lösungen": Grimm, Hannelore; Hermann Schöler. Heidelberger Sprachentwicklungstest (HSET) (HA). Braunschweig: Westermann, 1978, S.9.

[248] Vgl. Grimm, Hannelore; Hermann Schöler. Heidelberger Sprachentwicklungstest (HSET) (BB). Braunschweig: Westermann, 1978, Untertest 5 (AM), Tafeln 1a-d (Bak-ken) , 2a-d (Gärtnern), 3a-d (Falen), 4a-d (Wucken).

Tl: Und das ist die Frau vom Bäcker. Die Frau backt auch sehr viel. Wie kann man zu der Frau sagen? Die Frau ist eine ...?
Der Tl legt das dritte Bild vor.
Tl: Der Bäcker backt Brot. Er backt großes Brot, aber auch ganz kleines Brot. Wie kann man zu einem so kleinen Brot sagen? Ein ganz kleines Brot heißt ...? [...]"[249]

Die Höchstpunktzahl beträgt 32. Zwei Punkte werden für vollständig richtige Ableitungen vergeben (Backen - Bäcker, Bäckerin, Frau Bäckerin, Bäckerei, Backstube und Brötchen), die Entwicklungsstufe greift nach GRIMM & SCHÖLER bei "sinnentsprechenden Ableitungen"[250], etwa Bäckersmann, Frau Backerin, Backhaus oder Weckle usw. Keinen Punkt erhält das Kind, wenn es Ableitungen produziert, die nicht auf das vorgegebene Verb - in dem gewählten Beispiel backen - rekurrieren. Gleiches ist bei einfachen Zusammensetzungen der Fall.

1.2.4.3 Adjektivableitungen (AD)

Der Untertest Adjektivableitung wird wie viele andere Untertests mit allen Kindern durchgeführt. Dieser Untertest soll Aufschluß darüber geben, ob ein Kind die einem Objekt zugeschriebene Eigenschaft in Nomenform in eine Adjektivform überführen kann. Bei der Durchführung des Tests, in dem der Testleiter wieder eine erzählende Rolle übernimmt und das Kind die jeweils fehlenden Adjektivformen in den Ausführungen des Testleiters ergänzen muß, wird z.B. einem Apfel zugeschrieben, daß er mit "Retzen" (Kunstwort) bedeckt ist.

"[...] Hier ist ein Apfel. Darauf sind Retze. Wie kann man zu einem Apfel mit Retzen sagen? Der Apfel ist ...? [...] Hier sind drei Äpfel. Auf allen drei Äpfeln sind Retze. Aber es sind nicht gleich viele Retze auf jedem Apfel. Auf diesem Apfel sind wenig Retze, auf diesem sind schon mehr Retze, und auf diesem sind ganz viele Retze. Da-

249 Grimm, Hannelore; Hermann Schöler. Heidelberger Sprachentwicklungstest (HSET) (DA). Braunschweig: Westermann, 1978, S.16. (Abk. Tl steht für Testleiter.)
250 Grimm, Hannelore; Hermann Schöler. Heidelberger Sprachentwicklungstest (HSET) (HA). Braunschweig: Westermann, 1978, S.11.

für kann man auch sagen: Dieser Apfel ist retzig, aber dieser Apfel ist ...? und dieser ist am ...? [...]"[251]

Diese und die Zuschreibungen der weiteren vier Aufgaben werden dem Kind durch die Bildtafeln auch visuell dargeboten.[252] Das Kind hat also zunächst die Transferleistung von "Retze" zu "retzig" (Adjektivgrundform) zu erbringen. In einem zweiten Schritt soll das Kind ausgehend von der Adjektivgrundform (Positivum) die Höherstufung (Komparativum) und die Höchststufe (Superlativum) benennen (Beispiel für die Ableitung am Kunstwort: retzig - retziger - am retzigsten).

Der maximale Rohpunktwert beträgt 30, da insgesamt fünf Aufgaben mit drei Lösungen vom Kind erbracht werden können und die maximale Bewertung pro richtiger Lösung zwei Punkte beträgt. Die volle Punktzahl bei der Ableitung vom Nomen auf die Adjektivgrundform wird dann gegeben, wenn sie regelhaft erfolgt, also durch Beifügung des Präfixes "ge-" (ge-streift) oder durch das Anhängen des Suffixes "-ig" (streifig). Bei der Komparativbildung ergibt das Anhängen des Suffixes "-er" die volle Punktzahl. Der Superlativ ist dann richtig gebildet, wenn das Suffix "-sten" vom Kind genannt wird. Die Bewertung mit einem Punkt oder null Punkten sind der Handanweisung zu entnehmen.[253] Der Untertest wird abgebrochen, sobald das Kind null Punkte in einer kompletten Aufgabe erreicht oder deutlich wird, daß es die Aufgabe nicht versteht. Hier schreiben GRIMM & SCHÖLER einen Abbruch nach Aufgabe 3b vor.[254]

---

[251] Grimm, Hannelore; Hermann Schöler. Heidelberger Sprachentwicklungstest (HSET) (DA). Braunschweig: Westermann, 1978, S.26.
[252] Vgl. Grimm, Hannelore; Hermann Schöler. Heidelberger Sprachentwicklungstest (HSET) (BB). Braunschweig: Westermann, 1978, Untertest 8 (AD), 1: Beispiel, 1a-c Beispiel: Schmutz; 2: Streifen, 2a-c Streifen, 3: Blome, 3a-c Blome; 4: Tacken, 4a-c Tacken, 5: Retze, 5a-c Retze, 6: Eumel, 6a-c Eumel.
[253] Vgl. Grimm, Hannelore; Hermann Schöler. Heidelberger Sprachentwicklungstest (HSET) (HA). Braunschweig: Westermann, 1978, S.12f.
[254] Vgl. Grimm, Hannelore; Hermann Schöler. Heidelberger Sprachentwicklungstest (HSET) (HA). Braunschweig: Westermann, 1978, S.24.

1.2.5 Wortbedeutung

Die Kompetenz des Klienten im Bereich der Wortbedeutung wird auf zwei Ebenen ermittelt. GRIMM & SCHÖLER haben zwei Untertests konzipiert, die über diesen Bereich Auskunft geben sollen: Zum einen wird die *Wortfindungsfähigkeit (WF)* überprüft und zum anderen die Kompetenz auf der Ebene der *Begriffsklassifikation (BK)* ermittelt.

1.2.5.1 Wortfindung (WF)

Die Wortfindung, nach GRIMMS eigenen Angaben der schwierigere der beiden Untertests, hat einen Rohpunktwert von 28. In dem Untertest geht es für das Kind darum, bei insgesamt 14 Aufgaben Klassifikationsmerkmale zu erkennen und diese in eine adäquate Äußerung umzusetzen. Der Versuchsleiter gibt dem Kind drei Worte vor, etwa "Löwe - Tiger - Elefant" oder "rufen - flüstern - sprechen".[255] Zu diesen nur auditiv vermittelten Wortketten soll das Kind nach Anweisung durch den Testleiter ein Wort hinzufügen:

"Ich sage dir jetzt immer drei Wörter. Eigentlich müßten es vier Wörter sein. Ein Wort fehlt also noch, das hinzukommen muss. Und dieses Wort sollst du finden."[256]

Die Aufgabe wird an zwei Beispielen geübt. Der Abbruch des Tests erfolgt dann, wenn vier aufeinanderfolgende Aufgaben nicht gelöst werden können. Die Überprüfung der Wortfindung wird bei allen Kindern durchgeführt. Es gibt keine Unterscheidung beim Aufgabeneinstieg wie z.B. beim Untertest IS (Imitation grammatischer Strukturformen).

Die Auswertung verläuft nach dem üblichen Muster der vollen Punktzahl, der Entwicklungspunktzahl und der nicht genügenden Antwort. Die Auswertung der gegebenen Antworten gestaltet sich dementsprechend relativ komplex: Das zu nennende

---

[255] Grimm, Hannelore; Hermann Schöler. Heidelberger Sprachentwicklungstest (HSET) (DA). Braunschweig: Westermann, 1978, S.34.

Wort kann in zwei Relationen eingebunden sein. Es kann der genannten Kette übergeordnet (ÜO) oder gleichgeordnet (GO) sein. GRIMM & SCHÖLER geben für die Antworten kriteriale Merkmale[257] vor. Für die o.g. Beispiele wären dies 'wildes Tier' und 'vier Beine' sowie 'Lautgebung' und 'Mund'. Die volle Punktzahl wird vom Kind erreicht, wenn es die Über- oder Unterordnung sowie die Kriterien beachtet. Einen (Entwicklungs-)Punkt erhält das Kind zum Beispiel im Falle der Nichtberücksichtigung eines der kriterialen Merkmale, der Herstellung einer funktionalen Relation (Korb, Tüte, Eimer; einfüllen) oder einer Bildung von Unterordnungen (Korb, Tüte, Eimer; Plastiktüte).[258]

1.2.5.2 Begriffsklassifikation (BK)

Die Begriffsklassifikation wird mit dreißig Bildkarten und sechs Begriffskarten durchgeführt, die dem Testmaterial beiliegen. Die Bildkarten zeigen Tiere, Lebensmittel, Kleidung, Spielzeug, Transportmittel und Pflanzen; die Begriffskarten erhalten als Aufdruck z.B. die Kategorie "Lebensmittel". Der Untertest BK wird mit allen Kindern altersspezifisch durchgeführt: Kinder, die jünger als fünf Jahre sind, müssen sich der Aufgabe der BK mit den Gruppen Tiere, Lebensmittel und Kleidung stellen; mit älteren Kindern wird die Aufgabe mit den Gruppen Spielzeug, Transportmittel und Pflanzen durchgeführt. Im Rahmen der bisher vorgestellten Tests ist dies der erste, bei dem Kinder unterschiedlichen Alters unterschiedliches und nicht gestaffeltes Material zur Bearbeitung der Aufgabe bekommen.

Der Versuchsleiter hat das Kind nach GRIMM & SCHÖLER zu instruieren, indem er sagt:

"[...] Schau, hier habe ich eine Karte und darauf steht Tiere. Das bedeutet, daß du jetzt alle Tiere suchen sollst. Schau jedes Bild genau an. Die Tiere, die du findest,

---

[256] Grimm, Hannelore; Hermann Schöler. Heidelberger Sprachentwicklungstest (HSET) (DA). Braunschweig: Westermann, 1978, S.33.

[257] Vgl. Grimm, Hannelore; Hermann Schöler. Heidelberger Sprachentwicklungstest (HSET) (HA). Braunschweig: Westermann, 1978, S.19-23.

[258] Vgl. Grimm, Hannelore; Hermann Schöler. Heidelberger Sprachentwicklungstest (HSET) (HA). Braunschweig: Westermann, 1978, S.19.

legst du auf diese Karte. (Karte liegt vor dem Kind). Alle anderen legst du hierher. [...] Paß gut auf, daß du keine Tiere übersiehst."[259]

Das Kind erhält daraufhin die durchgemischten Karten und soll alle Tiere heraussuchen und auf dem Stapel ablegen. Nach der jeweiligen Aufgabe werden alle Karten wieder neu gemischt, der zweite Oberbegriff durch den Versuchsleiter genannt und das Kind zur Ablage aufgefordert. Bei den Oberbegriffen Lebensmittel und Transportmittel wird bei fehlender Kenntnis eine kurze Definition durch den Versuchsleiter im Schema "Lebensmittel sind die Dinge, die [...]" vorgegeben.

Die Auswertung erfolgt in den Kategorien richtig (ein Punkt) und falsch (0 Punkte). Die maximale Punktezahl beträgt 33 (Rohpunktwert). Wenn duch das Kind Übergeneralisierungen vorgenommen werden, etwa die Nennung des Teddybären unter der Kategorie Tiere, werden diese Äußerungen nicht bewertet. Nennt das Kind dann aber in der Folge falsche Bilder, ist die gesamte Aufgabe mit null Punkten zu bewerten.[260]

1.2.6 Interaktive Bedeutung

Zum letzten in diesem Rahmen zu besprechenden Testfeld, der interaktiven Bedeutung, gehören die Untertests *In-Beziehung-Setzung von verbaler und nonverbaler Information (VN), Benennungsflexibilität (BF)* und *Enkodierung und Rekodierung gesetzter Intentionen (ER).*

1.2.6.1 In-Beziehung-Setzung von verbaler und nonverbaler Information (VN)

Das In-Beziehung-Setzen von verbalen und nonverbalen Informationen hat wie die beiden anderen zu diesem Bereich gehörenden Untertests die Aufgabe, die Fähigkeit des Kindes zu überprüfen, ob und wie es Sprache situationsangemessen einsetzen kann.

---

[259] Grimm, Hannelore; Hermann Schöler. Heidelberger Sprachentwicklungstest (HSET) (DA). Braunschweig: Westermann, 1978, S.21.
[260] Vgl. Grimm, Hannelore; Hermann Schöler. Heidelberger Sprachentwicklungstest (HSET) (HA). Braunschweig: Westermann, 1978, S.12.

Visuell bietet der Testleiter dem Kind vier Bilder dar, die männliche Gesichter mit den folgenden vier emotionalen Äußerungen zeigen: fröhlich, wütend, zufrieden und unfreundlich. Nachdem die Zuordnung von Wort und Bild der emotionalen Zustände durch den Testleiter erfolgt ist, werden dem Kind insgesamt acht Sätze dargeboten, die emotionale Äußerungen verkörpern:

"Das ist mir aber sehr angenehm. [...] Das habe ich mir gleich gedacht: Auf dich ist eben doch kein Verlaß. [...] Ich fühle mich so leicht und beschwingt wie ein Schmetterling. Ich könnte tanzen vor Vergnügen."[261]

Der Testleiter ist laut GRIMM & SCHÖLER durch die Anweisung in der Testdurchführung gehalten, die agressiven Sätze stark zu betonen und vor jedem neuen Satz die Bildanordnung zu ändern.[262]
Die Auswertung verläuft nach dem bekannten Muster. Fall das Kind eine verwandte Emotion der eigentlichen Lösung identifiziert, z.B. unfreundich statt wütend, dann ist ein Entwicklungspunkt zu geben. Der Rohpunktwert beträgt 16.[263]

1.2.6.2 Benennungsflexibilität (BF)

Der Untertest zur Bennennungsflexibilität prüft beim Kind, das fünf Jahre oder älter ist, in insgesamt einer Übungsaufgabe und zwei Testaufgaben, die Fähigkeit zur Rollenübernahme. Jüngere Kinder werden nicht getestet.

Der Testleiter stellt jeweils eine Person in einem Bild[264] vor, etwa "Irene Maier", und möchte dann vom Kind wissen, wie andere Personen, die nicht identisch mit dem Kind sind, die jeweilige Person titulieren. Als Beispiel dient die zweite Testaufgabe:

---

[261] Grimm, Hannelore; Hermann Schöler. Heidelberger Sprachentwicklungstest (HSET) (DA). Braunschweig: Westermann, 1978, S.28.
[262] Vgl., ebd.
[263] Vgl. Grimm, Hannelore; Hermann Schöler. Heidelberger Sprachentwicklungstest (HSET) (HA). Braunschweig: Westermann, 1978, S.13.
[264] Vgl. Grimm, Hannelore; Hermann Schöler. Heidelberger Sprachentwicklungstest (HSET) (BB). Braunschweig: Westermann, 1978, Untertest 6 (BF), 1 Beispiel Maria Pflug, 2 Kurt Schneider, 3 Irene Maier.

"Das ist ein Mann. Er heißt: Kurt Schneider.

a) Wie sagt sein Sohn zu ihm?

b) Wie sagt seine Frau zu ihm?

c) Wie sagt der Lehrer zu ihm?"[265]

Insgesamt sind durch beide Aufgaben 12 Punkte (Rohpunktwert) zu erhalten. Die abgefragten personalen Relationen beinhalten überwiegend Beziehungen zwischen Verwandten (Vater-Kind; Tante-Nichte; Großmutter-Enkel usw.). Entwicklungspunkte werden vergeben, wenn die Antwort Informationen enthält, aber dem Situationskontext nicht voll entspricht.[266]

1.2.6.3 Enkodierung und Rekodierung gesetzter Intentionen (ER)

Im Untertest ER finden die vier Bilder des Untertets VN (vgl. 1.2.6.1) erneut Anwendung. Der Testleiter rekapituliert noch einmal zusammen mit dem fünfjährigen oder älteren Kind die den Bildern zugeschriebenen emotionalen Grundhaltungen. Anschließend wird dem Kind eine Situation, wie folgt, erzählt:

"Gerade ist dieser Mann von einem Kind mit einem Dreirad angefahren worden. Er will, daß das Kind in Zukunft besser aufpaßt. Was sagt er wohl zu dem Kind? Er sagt: ..."[267]

Dem Kind werden nun zwei verschiedene Bilder des VN-Tests gezeigt und es soll nun - in vollständiger Rollenübernahme - äußern, was der Mann unter Berücksichtigung seines Gesichtsausdruckes in dieser Situation wohl sagen wird, z.B. "Paß doch besser auf. Du bist mir gegen mein Schienbein gefahren. Das tut ziemlich weh." o.ä.
In insgesamt vier Aufgaben erhält das Kind die Möglichkeit, die Rollenflexibilität unter Beweis zu stellen. Dabei werden dem Kind zu jeder geschilderten Situation

---

[265] Grimm, Hannelore; Hermann Schöler. Heidelberger Sprachentwicklungstest (HSET) (DA). Braunschweig: Westermann, 1978, S.19.

[266] Vgl. Grimm, Hannelore; Hermann Schöler. Heidelberger Sprachentwicklungstest (HSET) (HA). Braunschweig: Westermann, 1978, S.11f.

[267] Grimm, Hannelore; Hermann Schöler. Heidelberger Sprachentwicklungstest (HSET) (DA). Braunschweig: Westermann, 1978, S.30.

(nach o.g. Muster) zwei Gesichter mit unterschiedlichen Emotionen gezeigt. Da in der vierten Aufgabe drei Gesichter gezeigt werden, liegt der Rohpunktwert insgesamt bei 18. Der Stellenwert dieser Aufgabe ist nach GRIMM & SCHÖLER weit über dem des Untertests BF anzusiedeln, da das Kind nicht nur eine Situation präzise erfassen, sondern auch eine Rollenübernahme vornehmen und sprachlich so reagieren muß, wie dies ein Erwachsener tun würde. Die maßgebliche Schwierigkeit liegt für das Kind darin, die emotionalen Empfindungen, die es bei der Rollenübernahme produziert, auch sprachlich umzusetzen. Eine rein mimische Rollenübernahme, z.B. durch Stirnrunzeln, reicht nicht aus. Die Auswertung bzw. die Vergabe der Punkte ist hier im wesentlichen der zu erfassenden Situation verpflichtet.

1.3 Auswertung und Interpretation

Je nachdem, ob alle oder einzelne Untertests durchgeführt wurden, erhält der Testleiter für jeden Untertest einen *Testrohwert* als Grundlage der Auswertung. Dieser ist nicht mit dem maximalen *Rohpunktwert* zu verwechseln. Erreicht ein Kind im Untertest VS einen Testrohwert von 13 Punkten, kann aus diesem Wert allein noch keine Aussage abgeleitet werden. Der Rohpunktwert 13 wird nun gemäß den Erläuterungen von GRIMM & SCHÖLER in einen T-Wert umgerechnet. Der einflußnehmende Faktor bei dieser Umrechnung ist das Alter. Um die Umrechnung zu erleichtern, haben GRIMM & SCHÖLER in ihrer Handanweisung insgesamt acht Tabellen zusammengestellt, die eine altersspezifische Umrechnung erlauben. Die folgende Aufstellung zeigt zunächst die Definition der Altersgruppen:

Altersspezifische Gruppe	**Alter (- range -)**
I	< 4;0 Jahre
II	4;0 bis 4;5 Jahre
III	4;6 bis 4;11 Jahre
IV	5;0 bis 5;5 Jahre
V	5;6 bis 5;11 Jahre
VI	5;0 bis 6;11 Jahre
VII	7;0 bis 7;11 Jahre

VIII	8;0 bis 9;0 Jahre

Abb.1: Darstellung der altersspezifischen Gruppen für die Umrechnung der T-Werte (Wertedarstellung: Jahre; Monate).

Die folgende Tabelle bezieht sich zur Illustration auf ein fiktives Testergebnis (erreichter Testrohwert: 13 im Untertest VS):

Altersspezifische Gruppe	**T-Werte für Rohpunktwert 13 im Untertest VS**
I	73
II	73
III	63
IV	59
V	58
VI	54
VII	45
VIII	37

Abb. 2: Darstellung der altersspezifischen T-Werte für den den fiktiven Rohwert 13 im Untertest VS (Angaben in %).

Die Abbildungen 1 und 2 verdeutlichen, daß der HSET konzeptionell so angelegt ist, daß er sich bei der Auswertung am Alter orientiert. Ein jüngeres Kind erhält für dieselbe Testleistung mehr Punkte als ein älteres Kind. *Damit wird das Alter im Auswertungsbereich zu einer zentralen Größe.* Das Alter der zu untersuchenden Kinder wird durch Subtraktion des Geburtsdatums vom Testdatum ermittelt.[268]

In einem zweiten Schritt können die ermittelten T-Werte zur besseren Übersicht in ein Koordinatensystem eingetragen werden. Stärken und Schwächen des Kindes treten dann visuell hervor und ermöglichen nach GRIMM & SCHÖLER einen ersten Überblick über die sprachlichen Fähigkeiten des untersuchten Kindes.

[268] Vgl. Grimm, Hannelore; Hermann Schöler. Heidelberger Sprachentwicklungstest (HSET) (HA). Braunschweig: Westermann, 1978, S.29.

Neben der Ermittlung der T-Werte kann die Einordnung der Leistungen des jeweiligen Klienten in den *Prozentrang* erfolgen. Bei der Ermittlung des Prozentrangs wird die Leistung des Einzelnen in Beziehung zu einer großen Gruppe gesetzt. GRIMM & SCHÖLER konnten bei der Entwicklung und der Überprüfung von Reliabilität, Variabilität und Objektivität des Tests auf insgesamt fast 1000 Kinder rekurrieren. Die Gesamtzahl der Stichprobe (n_{Gesamt}=942) setzt sich aus einer großen Gruppe sprachunauffälliger Kinder (n_1=791) im Alter zwischen drei und zehn Jahren, aus einer Gruppe Lernbehinderter (n_2=115) und aus "legasthenieverdächtigten" Kindern (n_3=36) zusammen.[269] Die Gesamtstichprobe ist allerdings nicht repräsentativ, da bei jüngeren Kindern die mangelnde Kooperation von Kindergärten und -horten keine repräsentative Auswahl ermöglichte.

Die Einordnung in die Prozentränge stützt sich auf die genannte Datenbasis: Der jeweilige Prozentrangwert gibt an, wieviele Kinder der Gesamtstichprobe ein schlechteres (Teil-Testergebnis erreichten. Als Beispiel dient erneut der fiktive Rohwert von 13 im Untertest VS. Er ist von einem fünf Jahre alten Kind (5;0 Jahre) erreicht worden. Der erste Schritt der Auswertung ergibt gemäß den oben ausgeführten Zuordnungen einen T-Wert von 59. Für den Prozentrang läßt sich folgender Wert ermitteln[270]:

[...]

T-Wert	**Prozentrang**
59	81.59

[...]

Der Wert von 81.59 % besagt nun in der *Interpretation*, daß das fünfjährige Kind den Untertest VS besser als 81.59 % der gleichaltrigen Kinder der Gesamtstichprobe absolviert hat. Das Ergebnis besagt nicht, daß es besser als 81.59 % seiner Alterskohorte der Gesamtbevölkerung ist.

269 Vgl., a.a.O., S.45f.
270 Vgl., a.a.O., S.84.

Ich führe in der Folge die einzelnen Auswertungen der Untertests nicht aus, da sie nach dem gleichen Schema durchgeführt werden wie das gewählte Beispiel. Gleiches gilt für die Vorstellung der Analyse der Untertests hinsichtlich ihrer Reliabilität. Die berechneten Werte der Reliabilität nach GUTTMAN's Lambda und die varianzanalytische Überprüfung nach HOYT wurden exemplarisch überprüft. Die Überprüfung der Varianz wurde durch Plausibilitätsrechnung, d.h. zunächst durch Rückrechnung auf die quadrierte Abweichung als Subtraktionswert von Original- und Mittelwert ($\sum x^2_{Gesamt}$=677.7 für VS) vorgenommen.[271] Weitere Überprüfungen wären durch Berechnung der Standardabweichung aus den Rohdaten möglich gewesen, wenn dieselben vorgelegen hätten.

Es geht im folgenden aber weniger um den Nachweis statistischer Genauigkeit, da diese mit letzter Sicherheit nur mit Reproduktionsrechnungen überprüft werden kann, sondern um die Darstellung der Interpretation. Der Heidelberger Sprachentwicklungstest (HSET) bedient sich durch seine Standardisierung des Mittels der Vergleichbarkeit. Wie aber sollen Kinder unterschiedlichen Alters mit unterschiedlichen Testleistungen verglichen werden? GRIMM & SCHÖLER ziehen hier zwei verschiedene Vergleichsformen in Betracht: die intra- und interindividuelle Gegenüberstellung von ermittelten Daten. Der Vergleich wird jedoch durch den Standardmeßfehler erschwert. Da eine maximale Reliabilität bei der Konstruktion des Tests nie erreicht werden kann, berechnen GRIMM & SCHÖLER das sogenannte Vertrauensintervall. Über die Bestimmung dieser Intervalle für die verschiedenen Untertests lassen sich dann Grenzen (in T-Werten) errechnen, die signifikante Unterschiede in den Testleistungen sowohl intra- als auch interindividuell angeben.[272]

Der eigentlichen Interpretation stehen dann folgende Quellen zu Verfügung:

- die theoretische Grundlage des Tests
- der Aufbau und die Bewertungsvorgaben
- die Validitätsstudien

---

[271] Normaler Rechenweg: Berechnung der Standardabweichung und der Varianz mit Hilfe der Abweichungswerte: $\sum X/N= X_{Mittelwert}$; Orginalwert-$X_{Mittelwert}= X_{Abweichung}$; $(X_{Abweichung})^2$ von jedem Orginalwert ; Addition der quadrierten Abweichung von allen Orginalwerten: $\sum X_{Gesamt\ Orginalwerte}{}^2/N$ = Varianz.

[272] Vgl. Grimm, Hannelore; Hermann Schöler. Heidelberger Sprachentwicklungstest (HSET) (HA). Braunschweig: Westermann, 1978, S.29f. Die kritischen T-Wert-Differenzen finden sich auf S.31f. (Tab. B,C und D).

- die Normwerte (Ermittlung der T-Werte und Prozentränge)

Für die inhaltliche Ausdeutung der Interpretation im Anschluß an die primärinterpretativen Schritte der Ermittlung von T-Werten und Prozenträngen stellen GRIMM & SCHÖLER noch einmal die konkreten Zielrichtungen der einzelnen Untertests in einer Tabelle dar:

"[...]

KS (Korrektur semantisch inkonsistenter Sätze	Fähigkeit, unlogische Sinnzusammenhänge zu erkennen und zu korrigieren	Die Frage ist: Bis zu welchem Grad gelingt es Kindern, Bedeutungszusammenhänge zu verstehen und herzustellen?

[...]"[273]

Die weiteren Hilfen zur inhaltlichen Interpretation bestehen in der Bereitstellung von ausgefüllten Testunterlagen, die einen Einblick in die Durchführung und Interpretation geben sollen. Insgesamt, so regen die Autoren an, sollen drei Kommentare geschrieben werden, die sich auf die Durchführung, die Auswertung und die Interpretation beziehen. Der Kommentar zur Interpretation besteht in der Hauptsache in der Ermittlung der intra- und interindividuellen Testwerte und ihrer Beurteilung hinsichtlich der Kategorien "altersangemessen", "altersverzögert", "persönliche Stärken und Schwächen". Die Bemerkungen zur Interpretation enden mit drei ausformulierten Beispielprofilen und einer Sammlung von Graphen als Produkt der ermittelten Testwerte.[274]

1.4 Kritik am psychometrischen Verfahren HSET

[273] A.a.O., S.33.
[274] Vgl., a.a.O., S.41ff.

Ich möchte die Kritik am Heidelberger Sprachentwicklungstest (HSET) auf fünf verschiedenen Ebenen diskutieren.
Hier ist eine kritische Auseinandersetzung mit dem psychometrischen Testverfahren HSET durch die Würdigung der Entwicklung dieses Verfahrens einzuleiten. Das meint an dieser Stelle hauptsächlich die Hervorhebung der neuen Ansatzpunkte, die das Verfahren bietet.
Eng verzahnt damit ist die theoretische Fundierung; sie ist hinsichtlich zweier Aspekte kritisch zu betrachten. Zum einen ist zu berücksichtigen, daß die Theorie als Grundgerüst des Tests dient und damit den zentralen Ansatzpunkt für Kritik von außen repräsentiert; man könnte diesen Aspekt als Ebene der theorieorientierten Kritik bezeichnen.[275] Zum anderen ist zu beachten, daß der Anwender des Tests überprüfen kann, ob er den Grundlagen des Verfahrens zustimmt. Er ist somit in der Lage, die ermittelten Resultate nicht nur in ihrer Aussage, sondern auch vor ihrem theoretischen Hintergrund zu befürworten. Diesen Aspekt könnte unter Aufnahme der o.g. Begrifflichkeit als Ebene der theorieorientierten Kritik vor praktischem Hintergrund tituliert werden.

Eine weitere kritische Betrachtung gilt den Untertests und ihrer Struktur. Schließlich müssen in einem letzten Zugriff auch Aussagen über die Praktikabilität des Tests hinsichtlich Auswertung, Interpretation und pädagogisch-psychologischem Anspruch formuliert werden. Besonders der pädagogisch-psychologische Aspekt scheint bei der Beurteilung von psychometrischen Testverfahren relevant zu sein, da die Struktur der Psychometrika von ihrer grundsätzlichen Anlage den Klienten und sein Verhalten mehr kontrolliert und lenkt als die Profildiagnostika.

Die Kritik bezieht sich also auf die folgenden Ebenen:

1. *Innovative Momente* des Heidelberger Sprachentwicklungstest (HSET)
2. *Theoretische Prämissen* des Heidelberger Sprachentwicklungstest (HSET)

[275] Interessant ist in diesem Zusammenhang, daß die vorhandenen Rezensionen sich mit Ausnahme von Gläß (vgl.u.) nicht auf die theoretische Ebene beziehen: Heidtmann, Hildegard. Der Heidelberger Sprachentwicklungstest von Grimm und Schöler. (HSET). In: Sonderpädagogik, 13 (1983), S. 34-39. (Kritik in Richtung einer Unterbewertung des phonetisch-phonolgischen Aspekts kindlicher Sprache) und Seitz, Willi. Der Heidelberger Sprachentwicklungstest (HSET) von H. Grimm und H.

3. Detailkritik: die *Untertests und ihre Struktur*
4. *Auswertung und Interpretation*
5. *Praktikabilität* unter besonderer Berücksichtigung der pädagogisch-psychologischen Umsetzung

---

Schöler. In: Psychologie in Erziehung und Unterricht, 28 (1981), S. 54-57. (Seitz äußert keine Kritik am Verfahren; "[...] theoretisch differenziert begründetes Verfahren [...]" S.57.)

1.4.1 Innovative Momente des Heidelberger Sprachentwicklungstests (HSET)

Der Heidelberger Sprachentwicklungstest (HSET) bringt als zentrales innovatives Element seine neue am Inviduum orientierte Konzeption ein. Nicht der Aufbau der Teststruktur ist hier, wie vermutet werden könnte, der maßgebliche Bezugspunkt, sondern die Tatsache, daß der HSET als Anspruch fomuliert, Individuen zu testen. Mit Hilfe des Tests wird es also möglich, die momentane Situation, in der sich das sprachgestörte Kind gerade befindet, zu beschreiben. Es geht in dem Verfahren nicht darum, Sprachentwicklungsprozesse transparent zu machen - das ist allenfalls durch die wiederholte Durchführung und anschließendem intraindividuellen Vergleich möglich - sondern den Ist-Zustand in einer umfassenden und validen Art und Weise zu bestimmen.[276] Der große testtheoretische Aufwand spricht daneben auch für eine neue Sicht und Bedeutungszuschreibung der Diagnose. Verkürzt könnte man sagen, daß der Diagnose im Feld der Sprachentwicklungsstörungen bis zur Entwicklung von eindeutig auf Diagnose ausgerichteten Verfahren wie HSET oder LARSP eine eher geringe Bedeutung zuteil wurde. Das ändert sich nun umfassend - nicht zuletzt durch die aufkommende Überzeugung, daß die Diagnose das Fundament einer erfolgreichen Therapie ist. So kann den Entwicklern in zweifacher Hinsicht attestiert werden, Innovationen initiiert zu haben. Zum einen stellen sie mit dem HSET eines der umfassendsten Verfahren vor, die zur Beschreibung von frühkindlicher Sprache existieren, zum anderen haben sie in der begleitenden Literatur auf die Notwendigkeit hingewiesen, über die Elemente Diagnose, Prognose und Therpie hinsichtlich ihrer Bedeutung im Umgang mit Sprachentwicklungsstörungen nachzudenken.

GRIMM & SCHÖLER haben diese Diskussion jedoch nicht nur angestoßen, sondern zugleich auch differenziert Position bezogen. Dies war insbesondere bei der Konzeption des Testverfahrens zwingende Voraussetzung. Beide Autoren haben die Schwerpunkte auf die Untersuchung des Individuums und die Betonung der Diagnose gelegt. Zur Realisierung dieser Schwerpunktsetzung haben sie ein Testverfahren konzipiert, daß das Individuum so stark in den Mittelpunkt rückt, daß Sprache und

[276] Vgl. u.a. Grimm, Hannelore. Developmental dysphasia: New theoretical perspectives and empirical results. In: The German Journal of Psychology 11 (1987), S.10ff. Grimm, Hannelore; Hermann Schöler. Sprachentwicklungsdiagnostik: Was leistet der Heidelberger Sprachentwicklungstest? Göttingen: Hogrefe, 1985, S.6ff.

sprachliche Fähigkeiten ob der Konzentration auf die Einzelperson in einer isolierten Situation erhoben werden müssen. Es darf an dieser Stelle bezweifelt werden, ob sich unter isolierten Bedingungen real vorhandene sprachliche Fähigkeiten voll entfalten werden.[277]

Die isolierte Situation stellt jedoch nur eine Ausprägung des Gesamtkonzepts dar, welches hinter dem Testverfahren steht, nämlich die Standardisierung. Die Begründung für die Standardisierung in einem Testverfahren ist durch zwei Argumentationslinien belegt. Die eine besagt auf einer interindividuellen Ebene, daß die Standardisierung des Testverfahrens notwendig ist, um Vergleiche zu anderen Kindern herstellen zu können. Die andere stützt sich unter Beachtung einer intraindividuellen Ebene auf die Notwendigkeit, die sprachlichen Fähigkeiten im Verlauf der Therapie erneut zu messen, um Veränderungen zu bemerken. Was unter inter- und intraindividuellen Begründungszusammenhängen sinnvoll erscheint, birgt bei näherer Betrachtung ein erhebliches Problempotential. Diese Einschätzung wird nun ausgeführt.

Das standardisierte Verfahren des HSET impliziert insgesamt zwei Prämissen mit jeweils untergeordneten Voraussetzungen. Eine konsequente Standardisierung wäre gegeben, wenn sich die folgenden Punkte erfüllen ließen:

- Im Bereich der Testsituation müssen a) die Tests selbst normiert werden, b) die Versuchsleiter sich immer gleich verhalten und c) das Testklientel sich in ihrer Leistung ebenfalls immer auf die rein sprachliche Kompetenz reduzieren lassen, d.h. tagesabhängiges Wohlbefinden würde keinen Eingang in die Testung erhalten.
- Im Bereich der Sprache wird vorausgesetzt, daß a) die Sprache als Objekt standardisierbar ist und b) die Prozesse, die durch Sprache entstehen (verbale Interaktion, emotionale Interaktion usw.), ebenfalls standardisierbar sind.

Bei der Überprüfung dieser Forderungen zur Umsetzung einer Standardisierung wird deutlich, daß sich eine Realisierung in dieser Form kaum erreichen lässt: In Korrespondenz zu GLÄß ist kritisch zu fragen, ob die Zielsetzung Standardisierung über-

[277] Vgl. auch die Ausführungen zu diesem Problem in der Kritik des Kap. III.

haupt erreicht werden kann, wenn davon ausgegangen werden muß, daß sich zumindest das Verhalten der am Test Beteiligten kaum normieren lässt.[278] Daran ändern auch die sehr präzisen Anweisungen GRIMMS & SCHÖLERS nichts. Die zum großen Teil bis in die Wortwahl vorgeschriebenen Redewendungen für bestimmte Situationen[279] vermitteln den Eindruck, daß an dieser Stelle mit Zwang versucht worden ist, das Scheitern das Standardiserungskonzepts am menschlichen Faktor "Emotion" zu verhindern.

Emotionen und emotionale Grundzustände, das zeigt nicht nur der einschlägige Forschungsbereich der Psychologie, haben Einfluß auf kognitive Prozesse. Letztere sind wiederum notwendig im Rahmen von Produktions- und Rezeptionsvorgängen der Sprache.[280] Die mit diesem Problem beschäftige Forschungsrichtung zerlegt demgemäß in konkreten Untersuchungen das Phänomen "Emotion" und untersucht Teilaspekte.

Zu den innovativen Momenten zählen die folgenden:

- Die Konzeption des Verfahrens, einen Ist-Zustand mit intra- und interindividueller Perspektive zu ermitteln, stellt einen inhaltlichen und methodischen Fortschritt dar.
- Die aus der Konzeption erwachsenden Ableitungen in Form von sehr strengen Versuchsleitermaßregeln, die in Richtung einer absoluten Standardisierung zielen, sind unzureichend umgesetzt worden. Die Reglementierung der zu testenden Klientel und der Versuchsleiter, deutet m.E. auf eine Kompensationsstrategie durch Einschränkung des persönlichen Spielraums mittels Durchführungsanweisungen hin. Eine Alternative zur Standardisierung wird nicht diskutiert.
- Grundsätzlich sollte der wesentliche und positive Schritt in Richtung der Entwicklung einer Einzelfalldiagnostik auf weitere Alternativen der Realisierung untersucht werden. Es ist nicht einzusehen, warum Einzelfalldiagnostik, wie sie GRIMM & SCHÖLER in ihrer Entgegnung auf die Kritik am Heidelberger Sprachentwick-

---

278 Vgl. Gläß, Bernhard. Der Heidelberger Sprachentwicklungstest (HSET): Bemerkungen zu einem linguistisch fundierten Sprachentwicklungstest. In: Osnabrücker Beiträge zur Sprachtheorie (OBST) 19 (1982), S.110f.

279 Vgl. z.B. die Instruktionen für die Untertests BF, AD oder VN: Grimm Hannelore; Hermann Schöler. Heidelberger Sprachentwicklungstest (HSET) (DA). Braunschweig: Westermann, 1978, S.18, 24f. 27f.

lungstest (HSET) fordern[281], isolationierenden Charakter besitzen muß und einer Standardisierung unterworfen wird, die sich testtheoretischen Ansprüchen mehr verpflichtet fühlt als dem Individuum.

1.4.2 Theoretische Prämissen des Heidelberger Sprachentwicklungstests (HSET)

Ich möchte unter diesem Punkt die zentralen Vorstellungen von GRIMM & SCHÖLER bzw. die von ihnen vorgenommenen Adaptionen über das Objekt "Sprache" und den Spracherwerb diskutieren. Zwar wurden diese Auffassungen mit Verweis auf CHOMSKY im Kapitel zur theoretischen Fundierung bereits angesprochen, sie bedürfen aber nun in der kritischen Auseinandersetzung mehr als einer funktionalen Einführung, die zur Ableitung von allgemeinen Aussagen hinsichtlich des Spracherwerbs führt.

Die dem HSET zugrundeliegenden Gedanken lassen sich in der Hauptsache auf zwei bekannte theoretische Konzepte zurückführen, die im folgenden im Hinblick auf die konkreten Ansatzpunkte der darauffolgenden Kritik kurz skizziert werden:

1. Das erste Konzept bezieht sich auf die Betrachtung von Sprache unter einem systemischen Gesichtspunkt: CHOMSKYS Gedanken zur Sprache als einem primär auf Regeln aufgebauten System, das sich das Kind über Hypothesenbildung, Hypothesenbewertung und sprachlichen Universalien[282] in Form des berühmten "Language Acquisition Device (LAD)" zugänglich macht, sind einer der zentralen theoretischen Ausgangspunkte der theoretischen Konzeption des Heidelberger Sprachentwicklungstests (HSET).
2. Das zweite Konzept geht auf HABERMAS zurück und orientiert sich an dessen Vorstellungen zur "interaktiven Kompetenz". HABERMAS nimmt zur Beschreibung der

---

[280] Vgl. u.a. Reykowski, Janusz. Psychologie der Emotionen. Donauwörth: Auer, 1973, S.77ff. u. 158ff. (insbes. Kapitel IV "Emotionen und kognitive Prozesse").
[281] Vgl. Grimm, Hannelore; Hermann Schöler. Sprachentwicklungsdiagnostik: Was leistet der Heidelberger Sprachentwicklungstest? Göttingen: Hogrefe, 1985, S.6ff.
[282] Vgl. Chomsky, Noam. Reflections on Language.(dt. Reflexionen über Sprache, Frankfurt/Main: Suhrkamp, 1977.) London: Temple Smith, 1976.

interaktiven Kompetenz eine methodische Zweiteilung menschlichen Handelns vor.[283] Er unterteilt das Handeln in Arbeit und Sprache. Interaktive Kompetenz, die sich mit dem Begriff Arbeit verbinden läßt, meint also die Beziehung des Menschen zu Sachen oder Dingen und damit auch die Form des alltags-typischen Begriffes "Arbeit", und ist in der materiellen Realität anzusiedeln. Die Beziehung zu anderen (lebenden) Subjekten ist nach HABERMAS die eigentliche kommunikative Interaktion auf der Basis von Sprache. Sie besitzt allerdings nach seiner Auffassung keine Verortung in der Realität. Sie ist, wie GLÄß zutreffend beschreibt, "immateriell und symbolisch, bewegt sich in sprachlichen Deutungen und ist letztlich keinem Realitätsprinzip unterworfen."[284]

Das Konzept von HABERMAS leuchtet auf der theoretischen Basis der Zweiteilung unmittelbar ein - es zeigt jedoch Schwächen, wenn es darum geht, entwicklungspsychologische Komponenten zu beschreiben. Der Zusammenhang von Interaktion im Sinne von "realem" und von "sprachlichem" Handeln fehlt in diesem Konzept. Wie soll sich sprachliches Handeln bilden und entwickeln, wenn diese Handlung mit keiner materiellen Realität verbunden sein soll?

Auf diese Frage können weder die Überlegungen CHOMSKYS noch diejenigen von HABERMAS befriedigende Antworten liefern. Vielmehr scheint hier nach gründlicher Überlegung bei beiden Konzepten eine der Schlüssigkeit des theoretischen Modells *untergeordnete eindimensionale Betrachtung von Sprache* vorzuliegen. Diese These soll im folgenden auf beide Konzepte angewendet und damit auf ihre Tragfähigkeit überprüft werden:

---

[283] Vgl. Habermas, Jürgen. Theorie des kommunikativen Handelns. Bd.1: Handlungsrationalität und gesellschaftliche Rationalisierung. Bd.2: Zur Kritik der funktionalistischen Vernunft. Frankfurt/Main, Suhrkamp tb Wissenschaft, 1995, insbes. Bd 1., S.146f. zur Thematik der reflexiven Weltbezüge im kommunikativen Handelns: "Wir können gewiß Rechnen oder Sprechen als eine Praxis verstehen, die durch Regeln der Arithmetik oder einer (einzelsprachlichen) Grammatik in ähnlicher Weise konstituiert wird wie die Schachpraxis durch die bekannten Spielregeln." Sprechen ist nach Habermas keine Handlung und die Produkte sprachlichen Handelns ("operativ erzeugte Gebilde") haben nur in ihrer Einbettung in andere Handlungen einen Bezug zur Welt: "*Operationen berühren die Welt nicht.*" (kursive Hervorhebung im Original).

[284] Gläß, Bernhard. Der Heidelberger Sprachentwicklungstest (HSET): Be-merkungen zu einem linguistisch fundierten Sprachentwicklungstest. In: Osnabrücker Beiträge zur Sprachtheorie (OBST) 19 (1982), S.114.

1. CHOMSKYS Modell unterstellt, daß der Vorgang, wie ein Kind seine Muttersprache erwirbt, in hohem Maß regelabhängig ist. Die grundlegenden Ideen CHOMSKYS aus den sechziger Jahren, die nur einen Teil des theoretischen Fundaments des Heidelberger Sprachentwicklungstests (HSET) bilden, hat er selbst in den achtziger Jahren relativiert, ohne dabei von der grundlegenden Konzeption abzuweichen. Dem angeborenen Wissen ("universelle Grammatik (UG)") wird jetzt sogar ein wesentlich stärkeres Gewicht zugeschrieben, es verdrängt das Regellernen als zentralen Prozeß des Spracherwerbs weitgehend. Dieser Wandel in CHOMSKYS Ideen ist in erster Linie auf seine Einsicht zurückzuführen, daß Sprache und Spracherwerb sich nicht primär auf das Erlernen grammatischer Regeln reduzieren lassen. Eine solche funktionale Sicht der Sprache ist vor allem durch dezidierte Forschung zum Themenbereich "Kleinkind-Umwelt" oder Säuglingsforschung entkräftet worden. Interaktive Momente, wie z.B. die Erforschung des 'motherese', haben in dieser funktionalen Ausrichtung keinen Platz und dürften dementsprechend auch keinen Einfluß auf die Sprachentwicklung haben. Daß dies nicht so ist, zeigen einschlägige Forschungen.[285] CHOMSKYS Ideen lassen zwar sehr komplexe Einblicke in die Sprache zu, beschränken aber den Blickwinkel auf ein strukurelles Moment.
2. Nicht wesentlich anders stellt sich die Situation bei HABERMAS dar. Die Ideengebäude HABERMAS' sind nicht für die Sprachentwicklungsforschung oder die Diagnose ihrer Abweichungen von der "Norm" gedacht worden. Sie stehen in einem soziologischen Kontext und dementsprechend werden die Begriffe des Handelns auch auf der Folie einer Erklärung von gesellschaftlichen Paradigmenwechseln definiert.[286] Kommunikatives Handeln als reine Sprechsituationen nur auf immaterielles und symbolisches Handeln zu reduzieren, dessen einziger Sinn in der gegenseitigen Verständigung liegt, die nicht durch äußere Faktoren gestört werden darf, also rein faktisch dem herrschaftsfreien Diskurs das Wort redet, scheint zur Erklärung gesellschaftlicher Entwicklungsprozesse angezeigt zu sein. Seinen Sinn für die theoretische Begründung von Diagnoseverfahren zum Entwicklungsdysgrammatismus ver-

[285] Vgl. z.B. Dornes, Martin. Der kompetente Säugling. Frankfurt/Main: Fischer, 1993, S.61 mit Verw. auf Lichtenberg, 1983. Kagan, Jerome. The nature of the child. New York: Basic Books, 1984, S.30ff. Vgl. für Spracherwerb im Jugendalter: Rymer, Russ. Genie: An abused child flight from silence. New York: Harper Collins, 1993, S.85ff. Vgl außerdem: Stern, Daniel A. Tagebuch eines Babys. München: Piper, 1991, S. 71ff.

[286] Vgl. Hauck, Gerhard. Geschichte der soziologischen Theorie: eine ideologiekritische Einführung. Reinbek b. Hamburg, Rowohlt, 1993, S.200f. Vgl. zur ideologischen Kritk an der Habermas'schen Theorie kommunikativen Handelns auch S.205ff.

mag man nicht zu erkennen. In letzter Konsequenz wird hier Sprache, ähnlich wie auch bei CHOMSKY, zugunsten des Kontextes "Interaktion" i.S. des herrschaftsfreien Diskurses vom Kontext realer "Objektreferenz" gelöst.

Ich komme aufgrund der beiden skizzierten Argumentationen zu dem Ergebnis, daß beide Konzepte Sprache nicht unter Einbeziehung der ihr einbeschriebenen Kontexte betrachten, sondern sie in den Dienst ihrer übergeordneten theoretischen Beweisführung stellen:

- CHOMSKY auf der Überzeugung, Sprache als System beschreiben zu können, das sich aufgrund von grammatischen Regeln konstituiert;
- HABERMAS durch die einseitige Verwendung der Funktion von Sprache als Faktor, als Verständigungsmittel und auch als Regulativ gesellschaftlicher Entwicklungen.

Die Kontexte von Sprache, damit sind *Funktionen und Strukturen* gemeint, werden vielmehr vom Objekt Sprache selbst gelöst. Um Mißverständnissen vorzubeugen: Keinesfalls werden hier die theoretischen Konzepte von HABERMAS und CHOMSKY vor ihrem jeweiligem Hintergrund als nicht fundiert bezeichnet. Es geht lediglich um die Feststellung, daß ihre Konzepte für die Fundierung eines Diagnoseverfahrens zum Entwicklungsdysgrammatismus nicht geeignet erscheinen, weil ihre Argumentationen nicht Sprache als komplexes Phänomen, sondern Sprache als strukturelles System beschreiben - das eine Mal in sprachgenetischer Hinsicht als "Regelsystem", das andere Mal in gesellschaftstheoretischer Hinsicht als Teil (Operation) von "Handlung".
Die abschließende Beurteilung der theoretischen Prämissen geht hier nicht so weit wie GLÄß, den die Standardisierung des Tests zu der Aussage bringt, daß "keine therapierelevanten Ergebnisse zu erwarten sind"[287]. Ihm ist aber in der Einschätzung zuzustimmen, daß die Fundierung des Tests auf den Überlegungen von CHOMSKY und HABERMAS dazu geführt hat, daß Sprache als "segmentierbar" angesehen wird. Nun ist es sicherlich möglich und für eine präzise Diagnose hilfreich, einzelne

[287] Gläß, Bernhard. Der Heidelberger Sprachentwicklungstest (HSET): Bemerkungen zu einem linguistisch fundierten Sprachentwicklungstest. In: Osnabrücker Beiträge zur Sprachtheorie (OBST) 19 (1982), S.111.

sprachliche Fähigkeiten zu überprüfen - etwa den Zustand des Lexikons. Man darf bei dieser Segmentierung jedoch nicht vergessen, daß die einzelnen sprachlichen Komponenten in Beziehung zueinanderstehen - auch und gerade wenn sprachliche Teilaspekte untersucht werden. Die Segmentierung und anschließende Operationalisierung muß folgendes berücksichtigen:

- Eine Operationaliserung der Ermittlung von Fähigkeiten des Klienten in spezifischen sprachlichen Teilaspekten bedeutet nicht gleichzeitig die Beschreibung seiner gesamtsprachlichen Kompetenz: Diese Form sprachlicher Beschreibung vernachlässigt zugunsten meßbarer Ergebnisse die Relationen der sprachlichen Teilaspekte untereinander. Dieses hier hergeleitete theoretische Problem wird im Kapitel V Gegenstand einer weiterführenden Diskussion sein.

1.4.3 Detailkritik: die Untertests und ihre Struktur

Wie werden die Operationalisierungen nun im Heidelberger Sprachentwicklungstest (HSET) umgesetzt? Eine erste Antwort auf diese Frage ist im Rahmen dieser Studie schon gegeben worden - durch Vorstellung der fünf Untersuchungsbereiche: Satzstruktur, Text (Reproduktion einer Geschichte), Metasprachliche Beurteilung und Korrektur, Morphologische Struktur, Wortbedeutung und interaktive Bedeutung.
Ich möchte an dieser Stelle nicht alle Untertests einer kritischen Betrachtung unterziehen, sondern drei ausgewählte. Kriterium für die Auswahl der Untertests ist die enge Bindung an das zentrale phänotypische Merkmal des Entwicklungsdysgrammatismus: die Störung der Morphologie und der Grammatik. Aus diesem Grund wurden die Untertests AM (Bildung von Ableitungsmorphemen), VS (Verstehen grammatischer Strukturen) und TG (Integrationsstufe Textgedächtnis) ausgewählt. Die Tests sind den Bereichen Morphologische Struktur, Satzstruktur und Text zugeordnet.[288] Die Auswahl des TG ist durch die übergeordnete Ebene der Integration von verschiedenen sprachlichen Fähigkeiten begründet.

---

[288] Vgl. Grimm, Hannelore. Sprachentwicklungsstörung: Diagnose und Konsequenzen für die Therapie. In: Hannelore Grimm; Sabine Weinert (Hrsg.). Intervention bei sprachgestörten Kindern: Voraussetzungen, Möglichkeiten und Grenzen. Stuttgart: Fischer, 1994, S.8.

- *der Untertest AM*: Bei diesem Test ist der sofortige Einstieg kritisch zu nennen. Der zu testenden Person werden die Aufgaben ohne jede Übung gestellt. Darüber hinaus kann die sehr starke Lenkung des Kindes durch den Versuchsleiter aufmerksamkeitsmindernd wirken, da das Kind in einem "Monolog" des Versuchsleiters nur einzelne Worte ergänzen muss. Wenn die gezeigte Umgebung (Bäckerei oder Gärtnerei) dem Kind durch eigene Erfahrung bekannt ist, zumindest aber durch sein Vorwissen in seinem Erfahrungshorizont verankert werden kann, so ist dies bei den Aufgaben 3 und 4 (Falen und Wucken) durch den Einsatz von Kunstwörtern nicht mehr möglich. Gerade im Übergang zwischen Aufgabe 2 und 3 besteht Klärungsbedarf. Falls das Kind an diesem Punkt Fragen stellt, weil es mit den Wort 'Falen' nichts anfangen kann und den Sinn der Aufgabe durch das Fehlen des semantischen "Bindeglieds" nicht erkennen kann, stehen dem Versuchsleiter keine der sonst so reichlich vorhandenen Verhaltenshinweise zur Verfügung. Auf Fragen des Kindes darf jedenfalls - so ist gemäß der Anweisungen der anderen Untertests anzunehmen - nicht mit einer informativen Aussage geantwortet werden. Um die Standardisierung nicht zu verletzen, ist als einzige Möglichkeit eine Umformulierung der Frage oder die stereotype Wiederholung durch den Versuchsleiter denkbar. Beide Möglichkeiten wirken auf das Kind in keinem Fall motivationssteigernd, sondern verstärken eher die durch den Einsatz von Kunstwörtern aufkommende Unsicherheit. Inwieweit Kunstwörter notwendig sind, um festzustellen, ob das Kind produktiv Wortbildungen vorgenommen hat, ist zumindest diskussionswürdig. Die Entgegnung GRIMM & SCHÖLERS auf eine in diese Richtung zielende Frage verdeutlicht den eigentlichen Hintergrund des Einsatzes von Kunstwörtern: Die Autoren wollen ausschließen, daß eventuelle Ableitungen des Grundwortes als "unanalysiertes Ganzes"[289] im Lexikon gespeichert sind. Warum gerade ein "unanalysiertes Ganzes" seine Verwendung in der Lücke finden sollte, in die es sich morpho-syntaktisch auch noch passend einfügt, ist nur durch Spekulationen über die Wahrscheinlichkeit einzusehen. Gleichsam schließt die Verwendung von Kunstwörtern aus, daß sich Ableitungsregeln neben der morpho-syntaktischen vielleicht auch über eine semantische Ebene vollziehen, z.B. über die sogenannten 'frames'. Letzteres würde allerdings von der Vorstellung der Testautoren über Spracherwerb abweichen.

---

[289] Grimm, Hannelore; Hermann Schöler. Sprachentwicklungsdiagnostik: Was leistet der Heidelberger Sprachentwicklungstest? Göttingen: Hogrefe, 1985, S.93.

- *der Untertest VS*: Der Untertest zum Verstehen der grammatischen Strukturformen bedient sich zahlreicher Holzfiguren zum Nachspielen der vorgegebenen Sätze. Die Realisierung von Sätzen wie "Der Hund beißt den Bären, der den Hasen packt." ist durch Kinder im Alter von ungefähr fünf Jahren kaum zu leisten. Fraglich bleibt bei etlichen Sätzen, wie die Zeitverhältnisse beschaffen sind bzw. dargestellt werden sollen, um zu entscheiden, ob das Kind die grammatischen Zusammenhänge - hier primär das Erkennen von Subjekt- und Objektfunktionen - durchschaut. Gerade dieser Test ist aber der einzige, der keine Zwischenwertung im Sinne einer Entwicklungsstufe (1 Punkt) besitzt. Gerade im Kontext dieser Aufgabe wäre für den Auswertenden eine konkretere Hilfe bei der Interpretation wünschenswert gewesen. Wie diese aber aussehen kann, wird nicht deutlich. Hier sollte darüber nachgedacht werden, ob sich das Verständnis der grammatischen Strukturen nicht auf eine andere Art und Weise überprüfen lässt. Während die ersten Sätze in der Form von "Lass das kleine Kind zu dem Schaf gehen" den Kategorien richtig oder falsch eindeutig zuzuordnen sind, gilt dies für Sätze wie "Die Giraffe, die der Hase packt, beißt die Ente" nicht. Aus diesem Grund scheint die Darstellungsform mit Holzfiguren ab einem gewissen Grad aufgrund der grammatischen Komplexität der Aufgaben in ihrer Konzeption überfordert zu sein.
- *der Untertest TG*: Dem Kind wird die Geschichte des Sohnes, der seinen Vater hereinlegen wollte, zweimal vorgelesen; dann soll es die Geschichte mit Hilfe einer Karte, auf der die handelnden Tiere abgebildet sind, erzählen. Da es dabei jedoch nicht um die Merkfähigkeit, sondern um eine äußerst exakte Wiedergabe der vorgelesenen Geschichte geht, teilen die Testautoren die Geschichte in Sinneinheiten ein. Z.T. sind die Bestandteile der Sinneinheiten für den Handlungsfortgang der Geschichte ohne jeden Belang - sie müssen jedoch, um eine möglichst hohe Punktzahl zu bekommen, wiederholt oder in genau definierter Abweichung genannt werden. Dies führt im Einzelfall zu einer enormen Erhöhung der Aufgabenschwierigkeit: Es genügt beispielsweise nicht, eine Sinneinheit in der Struktur der Geschichte am richtigen Platz wiederzugeben, sondern es muß daneben auch noch eine exakte grammatische Anbindung ("gleich, danach, nach kurzer Zeit") erfolgen, die verdeutlicht, daß dem Kind bewußt ist, daß diese Einheit tatsächlich nach der vorstehenden folgt. Es wird von der zu testenden Person in diesem Untertest - der wohlgemerkt der Integrationsstufe zugeordnet wird - verlangt, seine sprachliche Produktion auf einer semantischen und morpho-syntaktischen Ebene zu be-

gründen, um die volle Punktzahl zu erhalten. Das weist im Hinblick auf die Konzeption dieses Untertests darauf hin, daß hier keine wirkliche Integration von unterschiedlichen sprachlichen Komponenten vorgenommen wird. Syntax, Semantik und Pragmatik stehen in der Phase der Bewertung unabhängig voneinander zur Beurteilung an. Wo in der Konzeption zunächst eine Integration erwartet werden konnte, zeigt sich zugunsten einer praktikablen Auswertung einer sehr exakte, durch die methodischen Erfordernisse bedingte Trennung.

Zusammenfassend lassen sich in der Detailkritik die folgenden Punkte festhalten: Bei der Auswertung der Untertests erscheint die Konzeption im Sinn der 2-1-0-Bewertung in bestimmten Fällen nicht tragfähig. Nur unzureichend deutlich wird, wie diese zwischengeschaltete Entwicklungsstufe überhaupt zu kategorisieren ist. Desweiteren hat sich in der Analyse der ausgewählten Untertests gezeigt, daß die Flexibilität bezüglich des zu testenden Kindes mangelhaft ist: Das Testklientel wird primär durch strikte Anweisung eingeschränkt und erhält kaum Möglichkeiten mitzuagieren oder Probleme mit Aufgaben zu artikulieren und durch Nachfrage zu lösen. Die Bewertung der Ergebnisse ist in Einzelfällen kompliziert, etwa im Nachspielen der Sätze im Test VS. Weiterhin wurde deutlich, daß die Tests keine Relationen untereinander herstellen. Hier fiel der Test TG (Integrationsstufe) besonders negativ auf. Bildlich kann man die Situation als ein sprachliches Puzzlespiel ohne Verbindung der einzelnen Teile charakterisieren.

1.4.4 Auswertung und Interpretation

Was in der Zusammenfassung der Detailkritik über die Auswertung geäußert wurde, gilt auch für die Gesamtauswertung im Rahmen der Interpretation der ermittelten Sprachdaten des Klienten. Im Hinblick auf das Kapitel zur Auswertung und Interpretation finden drei Ebenen Berücksichtigung:

- 2-1-0-Bewertungsschema als zentrales Moment der Standardisierung
- Ergebnisvergleichbarkeit in intra- und interindividueller Hinsicht
- Hinweise zur Interpretation

a) 2-1-0-Bewertungsschema als zentrales Moment der Standardisierung

Die Bewertung in den Kategorien 2 (richtig), 1 ("Entwicklungsstufe") und 0 (falsch) täuscht vor, daß es eine reliable, valide und objektivierbare Möglichkeit gibt, Sprache zu beschreiben und in der Folge zu beurteilen. GRIMM & SCHÖLER muß an dieser Stelle allerdings zugute gehalten werden, daß es sich bei den Untertests, die mit dieser Bewertungsskala arbeiten, nie um Beschreibungsversuche der ganzen Sprache handelt, sondern um die Erfassung von Teilfähigkeiten. Dennoch scheint auch bei dieser Unterteilung von Seiten der Testautoren eine gewisse Unsicherheit zu bestehen: Dafür spricht gerade die Existenz einer Bewertungskategorie "Entwicklungsstufe" (vgl. o.), die Äußerungen zwischen richtig und falsch erfassen soll. Zwar ist den Kommentaren und Hinweisen zu den einzelnen Untertests zu entnehmen, wie diese Kategorie inhaltlich zu besetzen ist, die übergeordnete Funktion wird aber im Testmaterial nur unzureichend beschrieben.[290]

Erst in der Entgegnung auf Kritk am Heidelberger Sprachentwicklungstest (HSET) beschreiben GRIMM & SCHÖLER die Kategorie "1 Punkt" als entwicklungsspezifisch und als zwischen den Polen "noch nicht gewußt" und "gewußt" zu verorten.[291] Diese Kategorie besitzt aber gegenüber diesen Polen eine deutlich größere Unschärfe. Es kann die folgende Einschätzung formuliert werden:

- Die entwicklungsspezifische Kategorie weicht das durch Standardisierung geprägte Bewertungsverfahren auf - sie erfüllt die Funktion einer "Restkategorie".

b) Ergebnisvergleichbarkeit in intra- und interindividueller Hinsicht

Die ermittelten Daten in Form von Rohwerten und übertragenen T-Werten können nach der Konzeption des Gesamttests einerseits einem Vergleich gegenüber anderen Kindern, andererseits einem Vergleich gegenüber einer früheren Testleistung desselben Klienten unterzogen werden. Es ergeben sich somit Vergleichsmöglichkeiten in inter- und intraindividueller Hinsicht.

Während die intraindividuelle Vergleichbarkeit logisch und nachvollziehbar erscheint, weist die interindividuelle Ebene ein erhebliches Problempotential auf.

[290] Vgl. Grimm, Hannelore; Hermann Schöler. Heidelberger Sprachentwicklungstest (HSET) (HA). Braunschweig: Westermann, 1978, S.8.

[291] Grimm, Hannelore; Hermann Schöler. Sprachentwicklungsdiagnostik: Was leistet der Heidelberger Sprachentwicklungstest? Göttingen: Hogrefe, 1985, S.4f.

GRIMM & SCHÖLER haben mit ihrem Test insgesamt 942 Kinder getestet. Wie im darstellenden Teil zum HSET bereits ausgeführt wurde, sind die gewonnenen Daten nicht repräsentativ, werden aber von den Testautoren trotzdem als Datenkorpus (n=791) für die Erstellung von Testnormen benutzt. Die Vorläufigkeit der Daten wird zwar erwähnt, aber das führt offensichtlich nicht dazu, daß die dadurch ermittelten Prozentränge in Frage gestellt werden.
Der intraindividuelle Vergleich wirft demgegenüber kein größeres methodisches Problem auf, weil bei einer Wiederholungsuntersuchung dasselbe Kind Testobjekt ist und somit direkte Entsprechung in den Ergebnissen erzielt wird. Als problematisch könnte in diesem Zusammenhang lediglich der "Übungseffekt" gewertet werden.
Ich komme daher zusammenfassend zu der folgenden Einschätzung:

- Der interindividuelle Vergleich der ermittelten Testdaten, insbesondere der des Gesamt-T-Wertes, ist repräsentativ nicht genügend abgesichert, um eine wirkliche Vergleichbarkeit zu altersäquivalenten Gruppen von Kindern zu gewährleisten. Der intraindividuelle Vergleich ist dagegen im Sinne der Prozeßdiagnostik notwendig.

c) Hinweise zur Interpretation

Die Umrechnung der erreichten Rohwerte in T-Werte und die anschließende Berechnung des Gesamt-T-Wertes sowie der Prozentränge bereitet auch dem ungeübten Versuchsleiter keine größeren Probleme. Letztere treten erst dann auf, wenn es darum geht, die Ergebnisse im Hinblick auf konkrete Handlungsmaßnahmen zu interpretieren. Therapierelevante Schlußfolgerungen zu ziehen, ist der Kern des Problems. Dieses Problem ist aber nicht auf das psychometrische Verfahren des Heidelberger Sprachentwicklungstests (HSET) beschränkt; auch die Profildiagnostika weisen im Übergang zwischen Diagnose und Therapie eine Schwachstelle auf: Es spielt keine Rolle, welches Verfahren Anwendung findet, bei der Ableitung von therapierelevanten Folgerungen sind bei jedem diagnostischen Zugriff Defizite zu erkennen. Die Auswertungen und Interpretationen, die GRIMM & SCHÖLER in der Handanweisung zum Heidelberger Sprachentwicklungstest (HSET) ausführen, sind zwar anschaulich, stellen aber keine "methodisch-didaktischen Ratschläge" für die Versuchsdurchführenden zur Verfügung.[292] So bleibt den Durchführenden nur die Möglichkeit, Erfahrungen zu sammeln und diese mit zunehmender Komplexität in den Interpretationsprozeß einzubringen. Abschließend läßt sich folgendes festhalten:

- Die Interpretationshinweise und -hilfen erfolgen auf einer anschaulichen Präsentationsebene. Ihre Umsetzung gestaltet sich aber schwierig, da viel Erfahrung benötigt wird, um die ermittelten Zahlenwerte in sprachliche Defizite und Stärken "zu verwandeln" und sie somit in therapierelevante Daten zu überführen. Die mangelnde Passung der Schnittstelle zwischen Diagnose und Therapie offenbart sich an dieser Stelle; sie ist in ihrer Problemverhaftung aber nicht nur dem Heidelberger Sprachentwicklungstest (HSET) eigen, sondern betrifft jegliche Diagnostika, die im Rahmen dieser Studie analysiert werden.

1.4.5 Praktikabilität der Diagnostik mit dem HSET unter besonderer Berücksichtigung der pädagogisch-psychologischen Umsetzung

Die letzte Ebene der Kritik bezieht sich nur noch peripher auf die konkreten Inhalte des Tests. Sie wendet sich der Praktikabilität zu und fragt nach den Rahmenbedingungen des Tests für die pädagogischen und kommunikativen Prozesse und Handlungen, die zwischen dem zu testenden Kind und dem Versuchsleiter ablaufen.
Es ist nicht ganz einfach, für die diagnostische Situation ein Modell zu finden, daß die Beziehungen zwischen Diagnostiker/Therapeut und Klient (Kind) beschreiben kann. In der klassischen Pädagogik wird man nicht fündig, auch die zahlreichen Modelle zur Lehrer-Schüler-Interaktion in der Schulpädagogik sind letztlich nicht tragfähig, weil sie eine andere Intention in die zu beobachtenden Beziehungen legen.
Diagnose ist als notwendige Voraussetzung für die Therapie und gleichzeitig als Bestandteil der Therapie zu bestimmen. Diagnose leitet in Form eines Initials den therapeutischen Prozeß ein, gibt ihm Richtung und evaluiert ihn begleitend. Der zuzumessende Stellenwert der Diagnose wird anhand dieser Einschätzung deutlich. Um so mehr geht es deshalb darum, die Diagnose für den Klienten angenehm zu gestalten, insbesondere in der figurativen diagnostischen Situation, die dem Heidelberger

[292] Vgl. Grimm, Hannelore; Hermann Schöler. Heidelberger Sprachentwicklungstest (HSET) (HA). Braunschweig: Westermann, 1978, S.34ff.

Sprachentwicklungstest (HSET) einbeschrieben ist: Das Testverfahren wird mit Kindern durchgeführt, denen kaum zu erklären ist, welche Hintergründe die Situation hat, in der sie sich gerade befinden. Bei der Außenbeschreibung der diagnostischen Situation kann auf einen klassischen Ansatz zurückgegangen werden, der seinen Schwerpunkt in der Therapeut-Klient-Beziehung in den sogenannten Therapeuten-Variablen hat: der Ansatz von Carl ROGERS.
Für ROGERS sind drei Einstellungen des Therpeuten Grundvoraussetzungen für einen erfolgreichen therapeutischen Prozess:

• *Empathie* (Das meint die Fähigkeit des Therapeuten, den Blickwinkel des Klienten zu antizipieren.)
• *Wertschätzung* (Der Therapeut bringt dem Klienten Wärme ohne Gegenleistung entgegen.)
• *Kongruenz* (Der Therapeut tritt dem Klienten mit einem Ausdruck von Spontaneität, Offenheit und Authentizität gegenüber.)[293]

Der HSET kann diese Punkte im Gegensatz zu den Profildiagnostika nur unzureichend erfüllen. Die Gegensätze werden in der folgenden Tabelle skizziert:

	Kind/Klientel	**Therapeut/Diagnostiker**
"Ist"-Zustand(HSET) in der Diagnose	• ist Untersuchungs-"*Objekt*" • muß sich den *Normen* des Tests unterwerfen • wird zum "Spiel"	• übernimmt die Rolle eines *Versuchsleiters* • darf *keine Emotionen* zeigen (Aufweichung der Standardisierung)

[293] Vgl. Davison, Gerald C.; John M. Neale. Klinische Psychologie: ein Lehrbuch. Weinheim: Psychologie Verlags Union, 1988, S.624f. Vgl. zur Allgemeingültigkeit dieser Bedingungen auch: Meier, Ulrich. Intelligenzförderung durch das paradigmatische Training induktiven Denkens? Eine Studie zu den bereichsspezifischen und allgemein-kognitiven Transfereffekten des Denktrainings für Kinder II von K.J. Klauer. Univ. Bielefeld: Dipl.-Arbeit Fak. für Psych., 1993, S.10.

	motiviert, das keines ist • Durch Motivation geweckte Erwartungen werden *nicht erfüllt*	• ist *beurteilend,* nicht helfend, und reagiert gemäß der Laborsituation
"Ideal"-Zustand (Soll) der Diagnose/ Therapie nach ROGERS	• Kind erfährt *Zuversicht* in seine Leistung (Hilfe und Bewertung) • der Versuchsleiter ist *helfende*, nicht *normierte* und *normierende* Instanz; er reagiert flexibel	• *antizipiert* die sprachlichen Probleme des Kindes • schafft eine Atmosphäre des *Zutrauens* • gibt sich als *Person* zu erkennen.

Abb.3: Diagnostisch-therapeutisch bedeutsame "Bedingungen" im Beziehungsgeflecht zwischen Therapeut und Kind beim HSET und bei C. ROGERS.

Es muß darauf hingewiesen werden, daß die in der Tabelle angeführten Punkte einen sehr einseitigen Eindruck von dem vermittteln, was Diagnose nach ROGERS sein sollte und was sie nach dem HSET ist. Folgende Anmerkungen sollen der Klarstellung dienen: Der Heidelberger Sprachentwicklungstest (HSET) ist ein diagnostisches Verfahren, was sich, wie bereits in unterschiedlichen Argumentationen ausgeführt wurde, der Standardisierung verpflichtet. Die geforderten Einstellungen des Therapeuten nach Carl ROGERS beziehen sich auf den therapeutischen Prozess. Bereits hier kann der kritische Leser einwenden, daß die Diagnose und Therapie zwei unterschiedliche Elemente seien. Das ist grundsätzlich richtig. Trotzdem begleitet die Diagnose die Therapie (vgl.o.). Sie unterliegt damit den gleichen Rahmenbedingungen, zumal der Diagnostiker in der Regel auch gleichzeitig Therapeut ist. ROGERS Modell kann damit als Ausgangspunkt für die Optimierung von Rahmenbedingungen im diagnostischen Prozeß gesehen werden.

Die starken Diskrepanzen zwischen den situativen Kontexten beim HSET und bei ROGERS sind nicht - und das mag an dieser Stelle überraschen - dem HSET anzulasten. Die testtheoretische Entscheidung, wie die Diagnose konzipiert sein soll, impliziert die damit verbundene Akzeptanz gewisser Rahmenbedingungen. Der Versuch,

Verhalten zu standardisieren, ist vor dem testtheoretischen Hintergrund des HSET richtig. Für die resultierende, schwierige Situation beim Test, dem Kind nicht durch emotionale Regungen Mut geben zu können, ist in diesem Zusammenhang nicht (wohl aber in einem anderen, vgl. 1.4.2) die testheoretische Fundierung verantwortlich zu machen: Die Situation liegt in der Konzeption des Tests und ist daher nicht ihm, sondern den Begleitumständen der Standardiserung vorzuwerfen.
Die Gegenüberstellung von Therapeut/Klient kann deshalb in Abhängigkeit von der Einsicht in testheoretische Notwendigkeiten nur Hinweise darauf geben, welche Vorteile eine "unkontrollierte" Kommunikation zwischen Kind und Diagnostiker bietet: Entkrampfung der Situation. Gleichwohl verbindet sich auch diese Zielsetzung mit neuen Problemen, wie in Kapitel III bereits gezeigt worden ist.

2. Der Psycholinguistische Entwicklungstest (PET) nach Angermaier

Der Psycholinguistische Entwicklungstest (PET) hat seine Wurzeln - in Übereinstimmung mit der Profilanalyse und im Gegensatz zum HSET - in einem englischen bzw. amerikanischen Vorläufer. In diesem Fall ist damit der ITPA, der Illinois Test of Psycholinguistic Abilities, gemeint. Letzterer wurde im Jahr 1961 als Studienausgabe von KIRK et al. entwickelt, später theoretisch und praktisch von ihnen überarbeitet und 1968 in einer revidierten Fassung vorgelegt.[294] Diese Fassung war dann das Vorbild für die deutsche Version des ITPA, die im März 1974 durch den Kölner Psychologen Michael J.W. ANGERMAIER vorgestellt wurde.[295]

2.1 Theoretische Fundierung des PET

Der Psycholinguistische Entwicklungstest (PET) gründet sich nicht nur in der Teststruktur, sondern auch in seinem theoretischen Hintergrund auf den ITPA. Dieser wiederum ist maßgeblich von dem Modell OSGOODS, einem der "Väter" des Psycholinguistik, beeinflußt, das hier kurz in seinen Grundaussagen umrissen werden soll, um einen Rahmen für die Darstellung der abgewandelten Form des psycholinguistischen Modells des PET zu schaffen.

OSGOOD stützt sich in seinen Überlegungen zur Struktur und Realiserung von Kommunikationsprozessen auf zwei Grundannahmen. Er geht davon aus, daß sprachliche Kommunikation vor allem über einen Dekodierungs- und einen Enkodierungsprozeß abläuft.[296] Diese beiden Komponenten versucht OSGOOD in seinen Überlegungen aus dem Jahr 1957 weiter zu differenzieren und zu spezifizieren. Er entfernt sich damit von den bis dahin gültigen Vorstellungen eines reinen S-R-Modells (Stimulus-

[294] Vgl. zur Übersicht der Entwicklung des IPTA: Kirk, Samual A.; Winifred D. Kirk. Psycholinguistische Lernstörungen: Diagnose und Behandlung. Weinheim: Beltz, 1976, S.33-38.

[295] Angermaier, Michael. Psycholinguistischer Entwicklungstest. Weinheim: Beltz, 1974.

[296] Vgl. Osgood, Charles E. A behavioristic Analysis of Perception und Language as Cognitive Phenomena. In: Bruner, Jerome S. et al. (Hrsg.). Contemporary Approaches to Cognition: A Symposium held at the University of Colorado. Cambridge: Havard Univ. Pr., 1957, S.106. Vgl. auch: Osgood, Charles E. Motivational Dynamics of Language behavior. In: Morgan, Clifford T. et al. (Hrsg.). Nebraska Symposium on Motivation. Lincoln: University of Nebraska Pr., 1957, S.357.

Response). Charles OSGOOD beschreibt die Dekodierungs- und Enkodierungsprozesse auf insgesamt vier Ebenen unterschiedlichen Komplexitätsgrades:

- auf dem 'Message Level',
- auf dem 'Projektion Level',
- auf dem 'Integration Level' (Automatische Prozesse und automatisierte Sequenzierungen, die einen geringeren Komplexitätsgrad als der Repräsentationslevel besitzen.),
- auf dem 'Representation Level' (Komplexere Repräsentation von sprachlichen und nichtsprachlichen Rezeptionen, die von der Integrationstufe nicht mehr über Automatismen oder Sequenzen geleistet werden können.).[297]

Diese Ebenen werden je nach Struktur der zu verarbeitenden sprachlichen oder nonverbalen Signale in unterschiedlicher Intensität angesprochen. Der Message- und Projektionslevel wird, je nachdem, ob ein Reiz akustisch-stimmlich, akustisch-motorisch, visuell-motorisch oder optisch-stimmlich erfolgt, unterschiedlich akzentuierte Rezeptionsvorgänge stimulieren, die schließlich in die o.g. integrativen und repräsentativen Prozesse münden. An dieser Stelle beginnen dann durch Assoziation mit bereits bekannten Informationen, emotionalen Zuständen des Rezipienten u.v.a. mehr die "zentralen Mediationsprozesse", die die expressiven Prozesse initiieren. Hierauf folgt der Enkodierungsprozeß mit grammatischem und semantischem Enkodieren als zentralen Elementen bis die Ebene des Message Levels der Enkodierungprozesse erreicht ist und die Botschaft über einen Outputkanal das 'psycholinguistische System' (Rezeption; Mediation; Expression) "verläßt". Das Modell OSGOODS ist in erster Linie kognitiv ausgerichtet, da sich In- und Outputkanäle im vorliegenden Modell nur über kognitive Strukturen beschreiben lassen. Der Psychologe HOGENRAAD schreibt zu den Vorstellungen OSGOODS über

[297] Vgl. Osgood, Charles E. A behavioristic Analysis of Perception und Language as Cognitive Phenomena. In: Bruner, Jerome S. et al. (Hrsg.). Contemporary Approaches to Cognition: A Symposium held at the University of Colorado. Cambridge: Havard Univ. Pr., 1957, S.75-118. "Projection Level" (S.77); "Integration Level" (S.79); "Representation Level" (S.91). Vgl. auch weiterführend zur kindlichen Entwicklung metalinguistischer Fähigkeiten, insbes. der konzeptionellen Repräsentation den Aufsatz der kanadischen Psychologin Bialystok: Bialystok, Ellen. Metalinguistic awareness: The development of children's representations of language. In: Pratt, Chris; Alison F. Garton (Hrsg.). Systems of Representation in Children: Development and Use. New York: Wiley & Sons, 1993, S.211-233, insbes. S.222.

RAAD schreibt zu den Vorstellungen OSGOODS über "Language performance" Folgendes:

"Le postulat de cette syntaxe de la performance grammaticale est l'antériorité de cette syntaxe par rapport à la syntaxe de la langue; l'antériorité est postulée aussi bien dans le développement de l'individu que dans le développement de l'espèce. Cette syntaxe de la performance est *donc cognitive par nature*."[298]

Das kognitive Modell OSGOODS wurde für den Einsatz im diagnostischen Bereich von KIRK et al. modifiziert und von ANGERMAIER für die deutsche Version in eine Form gebracht, die die Basis des psychometrischen Verfahrens Psycholinguistischer Entwicklungstest (PET) ist.
Ingesamt sind bei der Darstellung von sprachverarbeitenden und produzierenden Prozessen im Rahmen des theoretischen Hintergrunds des Psycholinguistischen Entwicklungstests (PET) drei Ebenen zu unterscheiden:

a) Die Ebene der *Kommunikationskanäle*: Wie sich oben gezeigt hat, erfaßt OSGOOD unter den Kommunikationskanälen sämtliche kognitive In- und Outputmöglichkeiten. Zugunsten des diagnostischen Bereichs wurden sie aber auf die aktustisch-stimmliche und die optisch-motorische Dimension verengt.
b) Die Ebene der *psycholinguistischen Prozesse*: Unter diesem Punkt lassen sich drei Vorgänge einordnen: die *Rezeption* (i.S. von Aufnahme) von verbalen oder nonverbalen Informationen, ihre *Organisation/Manipulation* (Mediationsstrukturen) und schließlich die *Expression* (i.S. von Produktion).
c) Die Ebene der *Organisation*: Dieser Punkt beschreibt die Mechanismen der psycholinguistischen Prozesse unter dem Merkmal "Prozeßkomplexität" genauer. Unter der Repräsentationsstufe werden die höheren psycholinguistischen Mediationsprozesse gefaßt, die sich im Gegensatz zu denen der Integrationsstufe nicht durch Automatismen oder Sequenzen regeln lassen.[299]

---

[298] Hogenraad, Robert. A propos de Charles E. Osgood: Lectures on Language Performance. In: Cahiers de l'institute de Linguistique de Louvain 8 (1982), S.49. (Hervorhebung durch den Verfasser.)
[299] Angermaier, Michael. Psycholinguistischer Entwicklungstest (M). Weinheim: Beltz, 1974, S.12f.

Für die konkrete Konzeption des PET-Verfahrens nähert man sich der Produktion und Rezeption von Sprache deshalb unter mehreren Gesichtspunkten an: Zunächst ist festzuhalten, daß akustische und optische Stimuli eingesetzt werden. Untersucht werden rezeptive, expressive und organisatorische Prozesse. Letztere auf zwei Ebenen: der repräsentativen und der integrativen. Aufgrund von testtheoretischen Schwierigkeiten, die in erster Linie in der nur schwer zu realisierenden Separierung von verschiedenen Prozessen begründet liegen, werden für die rezeptiven und expressiven Prozesse keine Tests auf der Stufe der Automatismen und Sequenzen vorgenommen. Es ergibt sich zusammenfassend das Bild einer Teststruktur, das aus Gründen der besseren Übersichtlichkeit in der folgende Tabelle dargestellt wird.

	Rezeptive Prozesse	**Mediative Prozesse**	**Expressive Prozesse**
Repräsentation	• akustische Entschlüsselung • visuelle Entschlüsselung	• akustisch-sprachliche Assoziationen • visuell-motorische Assoziationen	• sprachliche Verschlüsselung • motorische Verschlüsselung
Integration	• ---	• akustisch-sprachliche Automatik • akustisch-sprachliche Sequenz • Wahrnehmungsgeschwindigkeit • Wiederholungen von	• ---

		visuell dargebotenen Symbolen	

Abb.4: Testrelevante rezeptive, expressive und mediative Prozesse im psycholinguistischen Modell des PET.

Diese Schwerpunkte bei der Beschreibung der rezeptiven, expressiven und mediativen Prozesse im Hinblick auf Integration und Repräsentation bilden die Basis für die folgende Textstruktur.

2.2 Aufbau und Struktur des PET

Die Testbatterie des PET besteht aus insgesamt zwölf Untertests, die den Bereichen der Repräsentationsstufe und der Integrationsstufe unter jeweiliger Berücksichtigung der Rezeption, der Expression und der Mediation zuzuordnen sind. Die jeweiligen Untertests werden in der Folge primär nach dem Kriterium der Prozeßstruktur eingeordnet. Sie folgen damit den Gesichtspunkten "rezeptiv", "mediativ" und "expressiv".

2.2.1 Tests zur Überprüfung der rezeptiven Prozesse auf der Repräsentationsebene

Die rezeptiven, also die entschlüsselnden Prozesse versuchen KIRK et al. bzw. ANGERMAIER im PET durch zwei Tests zu ermitteln: Sie konstruierten hierfür den Test *Wortverständnis (WV)* und den Test *Bilder Deuten (BD)*. Beide Tests arbeiten mit unterschiedlichen Stimuli; das Wortverständnis basiert auf akustischen, das Bilder Deuten auf visuellen Stimuli. Auf eine Differenzierung der Tests hinsichtlich ihrer Stimuli in der Gliederung wurde bewußt zugunsten die Gliederungsübersichtlichkeit verzichtet. Die Art des Stimulus wird deshalb für die einzelnen Untertests bei jeder neuen Prozeßebene in den einleitenden Bemerkungen aufgeführt.

2.2.1.1 Wortverständnis (WV)

Das Material für den Test Wortverständnis besteht aus einem Korpus von 60 Sätzen in Frageform, die durch das Kind mit "Ja" oder "Nein" oder entsprechend interpretierbaren Gesten zu beantworten sind. Der Versuchsleiter liest die Sätze, wie z.B. "Können Tapeten verschmutzen? [...] Kann ein intakter Kompaß irreführen?"[300] vor. Der Test beginnt, wenn fünf aufeinanderfolgende Fragen richtig beantwortet werden, und endet, wenn in einem Abschnitt von sieben Fragen drei Fehler gemacht werden. Der Test ist altersspezifisch durchzuführen, d.h. Kinder unter sechs Jahren beginnen bei Aufgabe 1, die älteren bei Aufgabe 19. Das Verständnis für den Aufgabentyp wird für jeden altersbedingten Testeinstieg mit zwei Beispielsätzen geweckt. Bei fehlender Antwort soll das Kind laut Manual durch den Versuchsleiter zum Raten aufgefordert werden.[301] Jede richtige Antwort wird mit einem Punkt vergütet. Der Punkt-Wert dieses Untertests besteht daher aus der Anzahl aller richtigen Lösungen. Bei einem altersbedingten späteren Testeinstieg werden die Aufgaben für jüngere Kinder als richtige Lösungen bewertet.

2.2.1.2 Bilder Deuten (BD)

Der Test Bilder Deuten (BD) basiert auf dem Material in Bildband 1.[302] Der Band enthält 40 Aufgaben, die aus je zwei Bildtafeln bestehen. Die Aufgabenstellung für das Kind besteht darin, ein möglichst ähnliches Pendant zu einem "Reizobjekt" aus einer Auswahl von vier weiteren Objekten zu identifizieren. So wird dem Kind beispielsweise auf der ersten Tafel ein Geschenk gezeigt und es dann aufgefordert, auf einer zweiten Tafel einen möglichst ähnlichen Gegenstand zu identifizieren. Während das Kind in diesem konkreten Beispiel die Wahl zwischen einem Buch, einem Pappkarton, einem Schuhkarton und einem eingepackten Geschenk hat, wird das Ausgangsobjekt vom Versuchsleiter abgedeckt. Das Kind muß den zu identifizierenden Gegenstand nicht benennen; es ist ausreichend, wenn es den Gegenstand durch Gesten auswählt. Der Test ist ebenfalls alterspezifisch aufgebaut: In einem ersten

[300] A.a.O., S.32f.
[301] Vgl., a.a.O., S.31.

Teil befinden sich zehn Aufgaben für Kinder unter sechs Jahren; danach folgen 40 Aufgaben für ältere Kinder. Beide Altersbereiche werden durch Beispiele eingeleitet. Die Wertung beginnt bei drei aufeinanderfolgenden, richtig gelösten Aufgaben und endet bei drei Fehlern in Folge. Der Punkt-Wert setzt sich aus den richtigen Lösungen zusammen, wobei jede richtige Antwort einen Punkt ergibt.[303] Für den altersspezifischen Einstieg gelten die Regeln entsprechend des Tests WV.

2.2.2 Tests zur Überprüfung der Mediationsprozesse auf der Integrationsebene

Die Organisation und Vermittlung, d.h. Assoziationen, werden im PET durch die folgenden Tests zu ermitteln versucht. Visuelle Stimuli finden bei den Tests *Objekte Finden (OF)* und *Symbolfolgen-Gedächtnis (SFG)* Anwendung; akustische Stimuli werden bei den Tests *Wörter Ergänzen (WE), Grammatik-Test (GT), Laute Verbinden (LV)* und im *Zahlenfolgen-Gedächtnis (ZFG)* verwendet.

2.2.2.1 Objekte Finden (OF)

Bei diesem Test werden dem Kind durch den Versuchsleiter insgesamt vier Bildstreifen vorgelegt. Auf der Rückseite des Bildstreifens sind a) Hunde (Beispielstreifen), b) Fische, c) Hammer und Säge, d) Schuhe und e) eine Flasche abgebildet. Das Kind erhält nun den Auftrag, auf dem jeweiligen Bildstreifen möglichst schnell viele Hunde, Fische usw. zu finden. Die Bearbeitungszeit beträgt 30 Sekunden. Es reicht aus, wenn das Kind auf die gefundenen Abbildungen des Bildstreifens zeigt. Der Versuchsleiter markiert jede gezeigte Stelle mit einem Stift und sucht nach Ablauf der 30 Sekunden mit dem Kind gemeinsam nach den restlichen Objekten.[304]

---

[302] Vgl. Angermaier, Michael. Psycholinguistischer Entwicklungstest (BB1). Weinheim: Beltz, 1974.

[303] Angermaier, Michael. Psycholinguistischer Entwicklungstest (M). Weinheim: Beltz, 1974, S.34ff.

[304] Vgl. dem PET beigefügtes Testmaterial; hier Bildstreifen; vgl. außerdem: Angermaier, Michael. Psycholinguistischer Entwicklungstest (M). Weinheim: Beltz, 1974, S.59ff.

Für jedes richtig gezeigte Objekt erhält das Kind einen Punkt. Der Test wird mit allen Kindern komplett und nicht besonders altersdifferenziert durchgeführt. Lediglich bei Kindern, die noch nicht sechs Jahren alt sind, werden die Anweisungen weiter präzisiert. In die Bewertung gehen bei jedem Kind die vier Bildstreifen ein; der Beispielbildstreifen (Hund) wird nicht gewertet.

2.2.2.2 Symbolfolgen-Gedächtnis (SFG)

Aufgabe dieses Untertests ist es, bestimmte Symbolfolgen, die das Kind für fünf Sekunden gezeigt bekommt, auf einer Legeschiene zu reproduzieren. Die Vorlage befindet sich in einem Heft, das dem Kind für die Merkphase gezeigt wird. Dem Kind werden durch den Versuchsleiter nur diejenigen der insgesamt 17 Plättchen zur Verfügung gestellt, die in der zu reprodzierenden Symbolfolge auch tatsächlich enthalten sind.

Die Überprüfung der kindlichen Memorierfähigkeit wird ebenfalls altersspezifisch durchgeführt. Für den Untertest wird zwischen Kindern unterschieden, die zwischen vier und sechs Jahre alt sind und denen, die älter als sechs Jahre sind. Mit der ersten Altersgruppe wird ein sogenanntes Stichprobenverfahren nach Beispiel I (ab Aufgabe 1), mit der zweiten nach Beispiel II (ab Aufgabe 4) durchgeführt. Der Versuchsleiter führt in diesem Zusammenhang zunächst nur einige, im Material besonders markierte Aufgaben bis zu dem Zeitpunkt durch, an dem der Versuchsperson die Reproduktion nicht im ersten Versuch fehlerfrei gelingt. Von dieser Aufgabe wird dann solange absteigend getestet, bis die Versuchsperson drei Symbolfolgen in Folge richtig reproduzieren kann. Der Test wird dann an der Stelle fortgesetzt, die zuvor nicht gelöst werden konnte. Jetzt darf die Versuchsperson zwei Versuche pro Aufgabe zur Reproduktion unternehmen. An dieser Stelle beginnt auch die Wertung. Erst wenn zwei aufeinanderfolgende Aufgaben in beiden Versuchen nicht gelöst werden können, ist der Test beendet.

Für jede im ersten Versuch richtig gelöste Aufgabe erhält das Kind zwei Punkte. Falls ein zweiter Versuch erfolgreich war, wird er mit einem Punkt bewertet. Alle Aufgaben unterhalb des durch das Stichprobenverfahren ermittelten Testanfangs werden grundsätzlich mit zwei Punkten bewertet. Die Summe bildet den für die Auswertung relevanten Punkt-Wert.

2.2.2.3 Zahlenfolgen-Gedächtnis (ZFG)

Dieser Untertest arbeitet mit akustischen Stimuli. Aufgabe des zu testenden Kindes ist es, die vom Versuchsleiter vorgelesenen Zahlenfolgen zu wiederholen. Der Versuchsleiter ist durch die Manualanweisung gehalten, zwei Zahlen pro Sekunde zu sprechen.[305]

Das Testmaterial besteht aus 28 Zahlenreihen, deren Komplexität aufsteigend zunimmt, d.h. sich in der einfachsten Variante aus zwei Elementen, in der komplexesten Form aus acht Elementen zusammensetzt. Das Testverfahren entspricht in der Struktur dem im Untertest SFG. Das bedeutet, daß zunächst ausgewählte Zahlenkolonnen überprüft werden, bis die Versuchsperson im ersten Versuch einen Fehler macht. Danach werden in absteigender Reihenfolge alle Aufgaben gestellt, bis drei richtige Lösungen in der Folge erbracht werden. Nun wird das Verfahren an der Stelle fortgestetzt, an der es bei der fehlerhaften Lösung des Stichprobenverfahrens abgebrochen worden war. Die Wertung beginnt. Der Testanfang definiert sich also über drei richtige Lösungen in Folge innerhalb des Stichprobenverfahrens, der Testabbruch über zwei aufeinanderfolgende Fehler im eigentlichen Test, der wie der Test SFG zwei Lösungsversuche pro Aufgabe zuläßt.

Für jede richtig wiederholte Zahlenreihe nach Testbeginn erhält die Versuchsperson zwei Punkte, für eine richtige Reproduktion im zweiten Versuch einen Punkt. Für alle Aufgabe unterhalb des ermittelten Testanfangs werden zwei Punkte gegeben. Die Summe aller erreichten Punkte definiert den versuchspersonenspezifischen Punktwert.

2.2.2.4 Wörter Ergänzen (WE)

[305] Vgl. Angermaier, Michael. Psycholinguistischer Entwicklungstest (M). Weinheim: Beltz, 1974, S.52ff.

Im Untertest Wörter Ergänzen (WE) geht es per definitionem in der Aufgabenstellung darum, die ausgelassenen Laute in vorgegebenen Wörtern zu ergänzen.

"Vl beginnt: "Hör' zu. Sag' mir, von wem ich spreche. Va/i. Wer ist das?" Wenn Vp nicht oder falsch antwortet, sagt Vl: "(Nein), Va/i ist Vati. Sag' du es einmal [...]."[306]

Der Test wird mit Kindern jeder Altersgruppe durchgeführt. Besondere altersspezifische Testeinstiege sind nicht vorgesehen. Das Material besteht aus insgeamt 36 Worten. Der Testeinstieg beginnt bei Item 1. Das Kriterium für einen Testabbruch ist dann erfüllt, wenn sechs Fehler aufeinanderfolgen. Bei einigen Worten sind Mehrfachlösungen möglich, so z.B. beim Wort "ei/aschi/e". Denkbare richtige Lösungen wären "Schreibmaschine", "Eismaschine" und "Teigmaschine".

Pro richtiger Lösung ist durch den Versuchsleiter ein Punkt zu vergeben. Für Synonyme und Assoziationen sind keine Punkte zu geben. Bei unsauberer Aussprache ist die Bewertung in das Ermessen des Versuchsleiters gestellt.

2.2.2.5 Grammatik-Test (GT)

Der Korpus des Grammatik-Tests (GT) besteht aus 32 Aufgaben. Die Stimuli sind primär akustischer Natur und werden durch Bildtafeln[307] unterstützt. Kinder unter sechs Jahre beginnen bei Aufgabe 1. Abbruchkriterium für diese Kinder sind sechs Fehler in Folge. Mit älteren Kindern ist unabhängig von der Fehlerzahl der ganze Test durchzuführen. Zwei Beispiele für den Aufgabentyp sollen vorgestellt werden:

- "Dieses Pferd ist *nicht groß*. Aber dieses Pferd ist *groß*. Und dieses Pferd ist noch _______."
- "Die Sonne *geht auf*. Jetzt ist sie _______."[308]

---

[306] A.a.O., S.112.
[307] Angermaier, Michael. Psycholinguistischer Entwicklungstest (BB2). Weinheim: Beltz, 1974, (Grammatik-Test).
[308] Angermaier, Michael. Psycholinguistischer Entwicklungstest (M). Weinheim: Beltz, 1974, S.99 (Aufg.4 u. 23).

Es ist zu erkennen, daß in diesem Untertest inhaltlich verschiedene Aufgabenstellungen enthalten sind. Die Versuchspersonen müssen sowohl Plural-Singular-Bildungen als auch Komparativ-Superlativ-Bildungen und Aktiv-Passiv-Transformierungen bei Verben vornehmen. Die Äußerungen der Versuchspersonen werden in drei Kategorien eingeordnet. Es gibt richtige und falsche Lösungen und eine Lösungskategorie, die laut Manual zu einer Wiederholung der Aufgabe Anlaß geben soll. Beispiele dieser dritten Kategroie wären für die o.g. Exempel: "stärker, höher; oben, auf, runter, da, aufgewacht".[309]

Jede richtige Lösung wird mit einem Punkt bewertet. Richtige Lösungen, die nach einer Wiederholung geäußert wurden, werden ebenfalls mit einem Punkt bewertet. Die Summe aller Punkte bildet den P-Rohwert.

2.2.2.6 Laute Verbinden (LV)

Dieser Test enthält insgesamt 33 Aufgaben in drei Gruppen. Die drei Gruppen sind entsprechend den Stimulivarianten dieses Tests geordnet. In der ersten Aufgabengruppe werden akustische Stimuli in Verbindung mit Bildtafeln präsentiert (Teil A); in der zweiten Gruppe (Teil B) werden Wörter, die aus zwei bis neun Lauten bestehen, als Material verwendet. Eine visuelle Untermalung erfolgt nicht. Die dritte Gruppe (Teil C) besteht aus Aufgaben mit Kunstwörtern - ebenfalls ohne visuelle Unterstützung.

Der Versuchsleiter beginnt den Test mit Kindern unter sechs Jahren mit einem Beispiel und setzt dann in Teil A fort. Hier spricht er Wörter wie "F - isch" oder "Sch - iff"[310] aus, die das Kind dann korrekt zu "Fisch" oder "Schiff" zusammenziehen soll. Zur Unterstützung und zum besseren Verständnis wird in Teil A noch mit visuellem Begleitmaterial gearbeitet. Auf dem Bildmaterial ist das jeweils zu artikulierende Objekt neben drei anderen abgebildet. Die Aufgabe des Kindes besteht nicht darin,

---

[309] Angermaier, Michael. Psycholinguistischer Entwicklungstest (M). Weinheim: Beltz, 1974, S.101ff.
[310] A.a.O., S.120.

das zu artikulierende Objekt im Bildmaterial zu identifizieren, sondern in der Artikulation des zusammengesetzten Wortes gegenüber dem Versuchsleiter. Der Testteil A wird sowohl mit Kindern unter sechs Jahren als auch mit älteren Kindern vollständig durchgeführt. Der Test LV wird nur dann nach Abschnitt A beendet, wenn alle Artikulationen falsch bzw. mangelhaft sind. Der Test wird dann mit Abschnitt B, der für sechsjährige und ältere Kinder den Testbeginn darstellt, fortgesetzt. Auf visuelle Hilfen wird nun verzichtet, wenn das Kind aufgefordert wird, Wörter wie z.B. "R - a -d - i - o" oder "G - a - r - t - e - n" [311] auf der Artikulationsebene zusammenzuziehen. Abbruchkriterium in Teil B sind für sechsjährige und jüngere Kinder drei Fehler in Folge, sofern sie vor der Aufgabe 19 erfolgen (Item 19: B - au - m). Tritt der dritte Fehler nach Aufgabe 19 auf, ist der Test in Teil B abzubrechen und mit Teil C fortzusetzen.[312] Für Kinder, die älter als sechs Jahre sind, gilt diese Durchführungsanweisung mit einem Unterschied: Erfolgt der dritte Fehler vor Item 19, wird der Test LV komplett beendet. Bei beiden Altersgruppen wird in Teil C der gesamte Test bei drei aufeinanderfolgenden Fehlern abgebrochen.
Jede richtige Antwort wird mit einem Punkt bewertet.

2.2.3 Tests zur Überprüfung der Mediationsprozesse auf der Repräsentationsebene

Die Testbatterie des Psycholinguistischen Entwicklungstests (PET) sieht insgesamt zwei Untertests zur Feststellung der "mediativen Fähigkeiten" vor: *Bilder Zuordnen (ZB)* und *Sätze Ergänzen (SE).* Der letzte Untertest arbeit mit akustischer Stimulanz, der erste mit visueller.

2.2.3.1 Bilder Zuordnen (BZ)

Bei diesem Untertest werden dem Kind durch den Versuchsleiter Bildtafeln mit fünf Objekten gezeigt, wobei ein Objekt zentral in der Mitte der Tafeln angeordnet ist. Die Aufgabe lautet nun, von den vier anderen Objekten dasjenige auszuwählen, das

---

[311] Ebd.

die engste Verbindung zu dem Objekt in der Mitte hat. Dieser Aufgabentypus ist Gegenstand in den ersten 22 Aufgaben. In einem zweiten Testteil des Untertests BZ werden in den Aufgaben 23-49 komplexere Analogien verlangt, die dem folgenden Muster entsprechen: "Wenn A zu B paßt, dann paßt C zu D,E,F oder G?" Es ist deutlich zu erkennen, daß die Aufgabenstellung komplizierter wird. Die Bildtafeln der Aufgaben 23-49 sind mit Abweichung der zusätzlichen Darstellung der Objekte A und B genauso gestaltet wie im ersten Testteil.[313]
Der Testanfang definiert sich über drei richtige Lösungen in Folge, das Abbruchkriterium ist durch drei aufeinanderfolgende Fehler bestimmt. Kinder unter sechs Jahren beginnen bei Aufgabe 1, für ältere Kinder ist der Testeinstieg bei Aufgabe 14 vorgesehen. Der Testanfang wird dann ähnlich dem Stichprobenverfahren (vgl. z.B. Untertest SFG) ermittelt, wenn sechsjährige oder ältere Kinder in den ersten drei Aufgaben einen Fehler machen.
Jede richtige Lösung wird mit einem Punkt bewertet. Für unter dem Testeinstieg liegende Aufgaben werden jeweils die richtigen Lösungen unterstellt.

2.2.3.2 Sätze Ergänzen (SE)

35 Items sind im Test SE zu bearbeiten. Dabei handelt es sich um zu vervollständigende Items der Form

"Ein Fuß ist dick; ein Bleistift ist ______. [...] In ein Gefängnis kommen Verbrecher; in eine Klinik kommen ______."[314]

Die angebotenen Lösungen werden nach den Kategorien "falsch" und "richtig" bewertet. Daneben gibt es eine Kategorie, ähnlich dem Test GT, in der das Kind das Item erneut dargeboten bekommt. Lösungen, in denen die Wiederholung laut Manual angebracht erscheint, sind für die o.g. Beispiele: "nicht dick" und "keine Verbrecher".

---

312 Vgl., a.a.O., S.116.
313 Vgl. Angermaier, Michael. Psycholinguistischer Entwicklungstest (BB2). Weinheim: Beltz, 1974, Bildtafeln 1-22 (Aufgabentyp 1) und 23-49.
314 Angermaier, Michael. Psycholinguistischer Entwicklungstest (M). Weinheim: Beltz, 1974, S.47f.

Der Testanfang erfolgt nach drei richtigen Lösungen in Sequenz, das Abbruchkriterium ist - unabhängig vom Alter - bei drei Fehlern in Reihe erfüllt.
Der Test gliedert sich in zwei Teilen, die sich in der Schwierigkeit unterscheiden. Der Unterschied liegt sowohl in der Länge der Sätze als auch in der Art der Analogien. Im zweiten Teil werden neben direkten Analogien auch Übertragungen verlangt. das folgende Beispiel verdeutlicht dies:

"Eine Rose hat Dornen; einen Biene hat einen _______."[315]

Kinder unter sechs Jahren beginnen mit Aufgabe 1, während ältere Kinder mit Item 12 beginnen. Bei den älteren Kindern findet das Stichprobenverfahren zur Ermittlung des Anfangsniveaus Anwendung.

Der Testrohwert ergibt sich durch die Zahl der richtig ergänzten Sätze. Bei den älteren Kindern ist zu diesem Rohwert noch die Anzahl der unter dem ermittelten Testanfang liegenden Sätze zu addieren.

2.2.4 Tests zur Überprüfung der expressiven Prozesse auf der Repräsentationsebene

Der letzte Bereich bei der Beschreibung der Dekodierungs- und Enkodierungprozesse auf den verschiedenen Ebenen ist der expressive Prozeß auf der Repräsentationsebene. Diese im Vergleich zur Integrationsstufe höherstehenden Prozesse der Enkodierung sollen in der Testbatterie des Psycholinguistischen Entwicklungstests (PET) durch die Untertests *Gegenstände beschreiben (GB)* und *Gegenstände Handhaben (GH)* überprüft werden. Der Test GB bedient sich akustischer Stimuli, der Test GH der visuellen Stimulanz.

2.2.4.1 Gegenstände Beschreiben (GB)

---

[315] A.a.O., S.49.

Das Kind soll in diesem Test vier Gegenstände beschreiben: einen Ball, einen Klotz, einen Briefumschlag und einen Knopf. Die Aufgabenstellung wird durch ein Beispiel verdeutlicht ("Nagel"). Die Konzeption des Tests ist vom zu erfassenden sprachlichen Datenmaterial entfernt einer Spontansprachprobe vergleichbar. In der Auswertung wird aber kein Wert auf eine möglichst korrekte grammatische Ausdrucksweise gelegt. Die Äußerungen des Kindes werden durch Anregungen des Versuchsleiters stimuliert. Beispiele hierfür sind: "Erzähl' mir doch etwas über [...], Wie sieht das aus? [...] Woraus ist das?". Die Auswertung der so stimulierten Beschreibungen erfolgt anhand von zehn Bewertungskriterien:

1. *Benennung und begriffliche Einordnung*: Um in dieser Kategorie zu reüssieren, muß das Kind den Gegenstand bezeichnen, etwa "Das ist ein Ball". Die begriffliche Einordnung ist dann gegeben, wenn der Gegenstand klassifiziert wird: "Der Ball ist ein Spielzeug."
2. *Farbe*: Hier wird die Kategorie erfüllt, wenn in irgendeiner Weise auf die Farbe bezug genommen wird.
3. *Form*: Beschreibungen in der Form "eckig, flach, quadratisch, kubisch" etc. führt zur Erfüllung der Kategorie.
4. *Zusammensetzung*: Äußerungen des Kindes über Herstellung und enthaltene Materialien werden in dieser Bewertungskategorie erfaßt.
5. *Eigenschaften und Gebrauch*: Der Gebrauch wird dann zutreffend beschrieben, wenn Äußerungen wie "Man darf ihn nicht werfen" o.ä. erfolgen. Unter Eigenschaften werden Zuschreibungen verstanden, die sich durch Verben ausdrücken lassen: "Er kann nicht rollen".
6. *Angabe wichtiger Teile*: Hier sollen nach ANGERMAIER und KIRK et al. Antworten des Kindes erfaßt werden, die sich auf Teile des Gegenstandes beziehen, etwa "die Löcher im Knopf".
7. *Zahlenangaben*: Sie können sich auf die Anzahl der Gegenstände an sich beziehen (ein Knopf hat vier Löcher), aber auch auf den Kontext: "Mein Mantel hat fünf Knöpfe."
8. *Beschaffenheit*: Hier soll Äußerungen zu Gewicht, Größe, Dichte oder Material Berücksichtigung finden. Überschneidungen zur vierten Kategorie sind an dieser Stelle absehbar. Deshalb sollten in dieser Kategorie vornehmlich Inhalte kategorisiert werden, die sich auf Adjektive beziehen.

9. *Ähnlichkeit mit anderen Gegenständen*: Hier sind die phantasievollen verbalisierten Gedanken zur Manipulation von Objekten zu fassen: "Wenn man an den Klotz noch Räder dranbauen würde, könnte es ein Auto sein."
10. *Erwähnung des Umfeldes*: In dieser letzten Kategorie werden die Äußerungen erfaßt, die sich auf Substantive im Umfeld beziehen bzw. in einem Zusammenhang damit stehen, etwa "Post" oder "Briefmarke" zum "Briefumschlag".[316]

Die Bewertung folgt einem relativ komplizierten Schema. Während die zuvor dargestellten Bewertungskategorien den Radius der zugelassenen inhaltlichen Antworten abstecken, geht es ANGERMAIER in einem zweiten Schritt bei der Auswertung des Untertests darum, die Fälle aufzulisten, in denen kein Punkt vergeben werden kann. Dazu zählen neben belanglosen Antworten, der Beschreibung von nebensächlichen Details, emotionalen Ausbrüchen, Bewegungen, Gesten und Allgemeinplätzen auch Wiederholungen und sachlich nicht zutreffende Antworten.[317] Feststellungen über die zu beschreibenden Gegenstände sind ebenfalls in die Bewertung einzubeziehen. So erfüllt der Satz "Ein Briefumschlag kann sich nicht allein bewegen" das Kriterium für eine 1-Punkt-Bewertung. Das Kind hat durch diesen Satz gezeigt, daß es in der Lage ist, den Gegenstand der Beschreibung von anderen aufgrund seiner Merkmale abzugrenzen. So einfach wie in diesem Fall ist die Bewertung aber nicht immer: In Zweifelsfällen rät ANGERMAIER deshalb dazu, Punkte zu vergeben.

Als Hilfe für den Versuchsleiter sind im Manual für jeden der vier Gegenstände "bewertungsfähige" - von "richtigen" Lösungen zu sprechen scheint an dieser Stelle nicht angebracht - und bewertungsunfähige Äußerungen für jede der zehn Kategorien aufgelistet. Diese Listen sind aber nur als Beispielmaterial zu verstehen. Sie erfassen zwar den weitaus größten Teil denkbarer kindlicher Äußerungen, können jedoch nicht vollständig sein. Das bedeutet im Gegensatz zu den anderen Tests einen erhöhten subjektiven Spielraum bei der Punktvergabe durch den Versuchsleiter.
Jede angemessene Äußerung wird mit einem Punkt honoriert.

---

[316] Vgl., a.a.O., S.66ff. (Die unter den Kategorien in An- und Abführungszeichen genannten Beispiele entstammen nicht dem Manual, sondern sind vom Verfasser aufgrund der Kategorisierungsmerkmale formuliert worden.)
[317] Vgl., a.a.O., S.71ff.

2.2.4.2 Gegenstände Handhaben (GH)

Der Test Gegenstände Handhaben (GH) setzt sich aus insgesamt 15 Items zusammen, die im Testmaterial abgebildet sind. Dazu zählen etwa Gitarre, Messer und Gabel, Telefon oder Bleistiftanspitzer. Der Test wird durch ein Beispiel eingeführt, in dem gleichzeitig der Übergang vom realen Handeln zur Pantomime vollzogen werden soll. Nachdem das Kind die Bewegung des Hämmerns aufgrund der visuellen Stimulanz durch die Bildtafel und die den unterstützenden Impuls durch den Versuchsleiter, z.B. in der Form "Zeig' mir einmal,was man damit macht" vollzogen hat, wird es nun mit den eigentlichen Testitems konfrontiert. Die eigentliche Stimulanz folgt nur noch auf visueller Ebene durch die Bildtafeln. Das Kind soll nun pantomimisch zeigen, was man mit den jeweiligen Gegenständen machen kann. Dabei ist der Bewertungsspielraum des Versuchsleiters beschränkt, weil die Auswertungskriterien die maximale Punktzahl pro Item festlegen. Im Fall des Items "Gitarre" wäre die maximale Punktzahl vier. Jeweils einen Punkt erhält das Kind für die folgenden gestischen oder mimischen Tätigkeiten:

1. Schlagen oder Zupfen an der imaginären Gitarre
2. Das Kind tut so, als ob es die Gitarre am Griffbrett festhält.
3. Auf dem "Griffbrett" werden Griffe simuliert.
4. Die Gitarre wird durch das Kind gestimmt.[318]

Die maximale Punktzahl bei GH beträgt 46. Dieser Wert ist gleichzeitig Punkt-Rohwert.

2.3 Auswertung und Interpretation

Die *Auswertung* der erhaltenen Testrohwerte gestaltet sich schwieriger als beim HSET, weil in der Auswertungsroutine Berechnungen von Fehlerkoeffizienten durch den Versuchsdurchführenden vorgenommen werden müssen. Das setzt die Kenntnis von statistischen Verfahren voraus, die zur gleichzeitigen Überprüfung der berechneten Werte notwendig sind.

Die Ermittlung der Rohpunktzahlen zu Beginn des Auswertungsvorgangs ist dagegen einfach. Diese Werte setzen sich meist aus den korrekten Antworten in den entsprechenden Untertests zusammen. Zur Verdeutlichung des gesamten Auswertungsvorgangs kann ähnlich den Ausführungen zum Heidelberger Sprachentwicklungstest (HSET), ein fiktiver Fall angenommen und an diesem die Prozeduren aufzeigt werden:

Als "fiktiver Proband" wird ein Junge im Alter von sieben Jahren und einem Monat gewählt. Das Testalter ermittelt man im PET durch Subtraktion der Geburtsdatums vom Testdatum.

Das Kind erreicht im Test Wortverständnis (WV) den Punktwert 23, d.h. es hat 23 zutreffende Antworten innerhalb eines Korpus von 60 Aufgaben erbracht. In den Aufgaben 28-30 macht es drei Fehler, die das Kriterium des Abbruchs erfüllen.

Zur Einordnung des Wertes muß nun auf die T-Werte zurückgegriffen werden. Sie sind das Ergebnis einer breit angelegten Ermittlung von altersabhängigen Normen. ANGERMAIER hat die Normen des PET durch eine Probandengruppe erhalten, die sich aus 2622 Kindern (n_{Gesamt}=2622) des Altersbereichs von drei bis zehn Jahren zusammensetzt. Bei der Zusammensetzung ist jedoch nicht nur auf eine gleichmäßige Verteilung des Altersbereichs Wert gelegt worden, sondern es wurde auch versucht, die Geschlechtsgruppenzugehörigkeit[319], die Statusgruppen der Eltern und das Umfeld (Größe des Wohnortes) möglichst ausgeglichen in die Datenbasis einzubeziehen. Nicht immer gelingt diese repräsentative Stichprobenzusammensetzung (vgl. Fußnote zum Alter). Für die Gesamtstichprobe im Hinblick auf die Geschlechterverteilung ergibt sich das folgende ausgeglichene Bild[320]:

Geschlecht	**absolut**	**prozentual (%)**

318 Vgl., a.a.O., S.108.
319 Im Alter 7 Jahre; 4 Monate bis 7 Jahre; 8 Monate beträgt die Differenz beim Geschlecht im Maximalfall $r_{G\text{-}Differenz(maximal)}$ =19.6 Prozentpunkte(!). Die n-Werte für die einzelnen Altersgruppen unterscheiden sich in der maximalen Differenz um 172 Personen ($r_{Alter\text{-}Differenz\,(n)}$ = 172).
320 Vgl. Angermaier, Michael. Psycholinguistischer Entwicklungstest (M). Weinheim: Beltz, 1974, S.189. Die weiteren Verteilungen, so z.B. die der Statusgruppen der Eltern oder die Verteilung nach der Größe der Herkunftsorte sind den Ausführunegn Angermaiers zur Beschreibung der Normierungsstichprobe zu entnehmen: Vgl., a.a.O., S.187 u. 191.

weiblich	1348	51.4
männlich	1274	48.6
Gesamt	2622	100

Abb.5: Verteilung des Geschlechts der repräsentativen Gesamtstichprobe des Psycholinguistischen Entwicklungstests (PET).

Eine erste Einschätzung des erreichten Punktwertes von 23 ist durch den Vergleich mit dem Altersmittelwert (Punktwert des Altersmittels) möglich: Es zeigt sich, daß das Kind im Vergleich zu seiner Altersgruppe einen unterdurchschnittlichen Wert erreicht hat, da der Durchschnittspunktwert für das männliche Geschlecht 30 Punkte beträgt.

Der Punktwert wird nun in einen T-Wert übertragen, d.h. er wird in Beziehung zum Alter und zur Leistung des altersäquivalenten Teiles der Normstichprobe des Probanden gesetzt. Für den fiktiven Fall ergibt sich ein T-Wert von 46.[321]
Da die Geschlechterverteilung sehr unregelmäßig ist, lassen sich geschlechtsspezifische Aussagen nur unter Vorbehalt formulieren. D.h., es muß, um die grundsätzliche Aussagefähigkeit der alters- und geschlechtsspezifischen Normen zu erhöhen, nun eine Biaskorrektur vorgenommen werden. Dazu ist der ermittelte T-Wert mit dem Korrelationskoeffizienten 0.15 (bei siebenjährigen Kindern) zu multiplizieren. Anschließend ist die Summe der T-Werte aller Untertests um die Regressionskonstante 40.9 zu subtrahieren. Regressionskoeffizient und Konstante differieren nach Alter und Durchführungsmodalität. ANGERMAIER skizziert zwei Kurztestverfahren, die sich z.B. aus SE, ZFG, BZ, GT, GH und WE zusammensetzen. Für diese besonderen Verfahren gelten auf statistischer Basis für die drei ermittelten Altersgruppen natürlich andere Regressionskoeffizienten und Konstanten.[322] Die multiplen Korrelationen zum geschätzten Gesamt-T-Wert liegen für beide Kurztestverfahren in einer range von $r_{\text{max. Differenz mul. Korrelation}} = 0.03$. Die eigentlichen multiplen Korrelationswerte liegen in einem Rahmen von $w_{\text{Multiple Korrelation Test 1}} = 0.96$ und $w_{\text{Mittelwert Test 2}} = 0.93\overline{6}$. Die Werte sind also unter statistischen Gesichtspunkten zufriedenstellend.

[321] Vgl., a.a.O., S.242.
[322] Vgl., a.a.O., S.205.

Eine weitere Möglichkeit zur Einschätzung des erreichten Gesamtwertes besteht in dem Vergleich auf der Basis von Prozenträngen. ANGERMAIER stellt für diesen Vergleich eine Tabelle zur Verfügung, in der die entsprechenden T-Werte den Prozenträngen zugeordnet werden. Der fiktive Testwert von 23 ergäbe lt. Umrechnungstabelle einen Prozentrang von 0.4, d.h. die gezeigte Leistung im Test WV ist besser als 0.4% der vergleichbaren Ergebnisse anderer Kinder.[323]

Zur *Interpretation* bietet ANGERMAIER zwei Beispiele an, die zeigen sollen, wie Schlußfolgerungen aus den ermittelten Daten gezogen werden können. Zuvor wird darauf hingewiesen, welche Aussagekraft die ermittelten T-Werte haben. Sie eignen sich nach ANGERMAIER zwar besonders gut zur Feststellung eines Profils, können aber in den meisten Testfällen die tatsächliche Leistung des Kindes nur unzureichend abbilden. ANGERMAIER empfiehlt deshalb die Berechnung von Konfidenzintervallen. Sie setzen sich aus dem "validen" Testwert und der Subtraktion bzw. Addition des Standardmeßfehlers des jeweiligen Untertests zusammen. Neben der Grundlage dieser T-Wert-Bänder läßt sich noch das Konzept der Profildifferenzen als Interpretationsgrundlage nutzen. Diese Interpretationsmethode basiert auf den Daten der Normierungsstichprobe und bedient sich des gängigen 5%-Niveaus als Signifikanzgrenze. Die Zusammenstellung der Daten erfolgt für die bereits benannten drei Altersgruppen (fünfjährige, siebenjährige und neunjährige Kinder). Insgesamt drei Tabellen geben mittels einer Profildifferenzmatrix[324] über die kritischen Werte Auskunft. Das Konzept der Profildifferenzen ermöglicht daher insbesondere präzise Aussagen zu Fragestellungen, die nach dem Verhältnis von dem Ergebnis einzelner Untertests zum Gesamttestwert bzw. zur "Erwartungslinie" fragen. Daneben lassen sich Aussagen zu inter- und intraindividuellen Beziehungen der Ergebnisse formulieren.

Die eigentliche Interpretation bedient sich dann - ähnlich dem Verfahren des HSET - eines graphischen Profils[325], in das die ermittelten Ergebnisse der einzelnen Untertests eingetragen werden. Abhängig vom erreichten Wert und der "Erwartungslinie" lassen sich dann von den Zielsetzungen der einzelnen Tests Defizite in Teilleistungsbereichen konstatieren. Aufgrund dieses individuellen Bildes von sprachlichen

[323] Vgl., a.a.O., S.261.
[324] Vgl., a.a.O., S.207f.
[325] Vgl., a.a.O., S.213.

und nichtsprachlichen Leistungsmöglichkeiten soll dann die Therapie initiiert werden. Hilfsmittel zur therapeutischen Planung sind außer den beiden bereits diagnostizierten Fällen und der jeweiligen fallspezifischen Therapie nicht vorhanden. In einem der beiden Beispiele werden weitere Tests wie z.B. der HAWIK und der Bremer Laut-Diskriminationstest zur Diagnose eingesetzt, nachdem der PET den "Verdacht"[326] in eine bestimmte Richtung gelenkt hat.

2.4 Kritik am psychometrischen Testverfahren PET

Im Anschluß an die Kritik am Heidelberger Sprachentwicklungstest (HSET) ist es nicht leicht, den PET distanziert zu beurteilen. Dies liegt zum einen an der sehr speziellen Kritik, die der PET erfahren hat, zum anderen an den analytischen Teilen über den HSET begründet, die die Kritk durch die bereits geleisteten Analysen in bestimmte Richtungen lenken. Dieser methodischen Schwierigkeit wird mit zwei Beurteilungsgrundsätzen zu begegnen sein:

1. Die folgenden kritischen Anmerkungen und Diskussionsbeiträgen werden auf Kritikpunkte beschränkt, die in den Anmerkungen zum Heidelberger Sprachentwicklungstest (HSET) bislang keine Anwendung gefunden haben. Diese Vorgehensweise begünstigt die Vermeidung von Wiederholungen in den kritischen Teilen dieses Kapitels.
2. Die Kritik wird grundsätzlich an ANGERMAIERS definiertem Testanspruch zu messen sein, nicht an dem des HSET.

Die grundsätzlichen Probleme der Standardisierung und der Rahmenbedingungen, zu denen sich in der Kritik des Heidelberger Sprachentwicklungstests (HSET) u.a. auch unter Bezugnahme auf ROGERS geäußert wurde, gelten für die Konzeption des Psycholinguistischen Entwicklungstest (PET) ebenso.

Die Ansatzpunkte der kritischen Betrachtung sind auf vier Ebenen verteilt: Unter dem Gesichtspunkt der Testtheorie ist ein wesentlicher Punkt die Verteilung von verbalen und nonverbalen Anteilen auf die verschiedenen Untertests. Daneben ist die

[326] A.a.O., S.215.

faktorielle Struktur des PET in den Blick zu nehmen. Auf der praktischen Ebene steht die Konzeption von Testmaterial und Aufgabentypen zur Disposition. Die Auswertungsrichtlinien verbinden schließlich die theoretische und praktische Problemdimension.
Die Kritik orientiert sich also an vier Perspektiven:

- Verbale und nonverbale Elemente in der Teststruktur des PET
- Zur Faktorstruktur und Reanalysen des PET
- Konzeption: Testmaterial und Aufgabentypen
- Ergebnissicherung und Interpretation - Anmerkungen zu den Auswertungsleitlinien.

Mit Recht kann an dieser Stelle eingewendet werden, daß der folgenden Kritik der Aspekt der theoretischen Fundierung fehlt (vgl. Kap IV, 1.4.1). Die Vorstellungen darüber, wie Sprache erworben wird und wie sie funktioniert, bilden aber z.B. den Hintergrund für eine Kritik an der faktoriellen Struktur. Die kritische Auseinandersetzung mit dem Modell OSGOODS ist deshalb in den folgenden Ausführungen implizit enthalten.

2.4.1 Verbale und nonverbale Elemente in der Teststruktur des PET

Die Stimulanz des zu testenden Kindes erfolgt bei dem PET in Äquivalenz zum HSET durch den Versuchs- oder Testleiter. Dieser bedient sich sowohl akustischer als auch visueller Stimuli. In einigen Untertests werden sogar beide Stimuli verwendet. Im Gegensatz dazu steht die erwartete Reaktion des Kindes. Sie hat aus testtheoretischen Gründen, die sich vornehmlich auf den Hintergrund der Meßbarkeit zurückführen lassen, meist einen eindimensionalen Charakter. Das heißt im konkreten Fall des Untertests Gegenstände Handhaben (GH), daß das Kind nonverbal zeigen soll, was mit den vorgegebenen Gegenständen gemacht werden kann. Daneben stehen Untertests, wie z.B. Wortverständnis (WV), die neben der verbalen eine nonverbale Reaktion zulassen: Das Kind soll im Zweifelsfall - wenn es nicht mit "ja" oder nein" antworten kann oder will - mit dem Kopf nicken oder den Kopf schütteln. An dieser Stelle wird deshalb bewußt keine Aufgliederung nach Stimulanzen gezeigt, sondern die Reaktionsalternativen des zu testenden Kindes in den Blick genommen. Aufgeschlüsselt nach den Möglichkeiten der Reaktion ("Response-Modus") ergibt sich das folgende Bild:

Response-Modus	**verbal**	**nonverbal**	**verbal/non-verbal**
Tests	SE, ZFG (ZN HAWIK), GB, GT, WE, LV	BD, SFG, BZ, OF, GH	WV
Anteil (numerisch/ prozentual)	6 (50%)	5 (41.6%)	1 (8.3%)

Abb.5: Aufschlüsselung des Response-Modus der Teststruktur des PET

Vor dem Hintergrund der widersprüchlichen Angaben zum Anspruch des PET, die durch ANGERMAIER fomuliert wurden, etwa die Ermittlung der "[...] Schwerpunkte bestimmter Kommunikationsstörungen [...]" oder die Zuschreibung "[...] erst in zweiter Linie zur Feststellung der allgemeinen Sprachfähigkeit [...]" geeignet zu sein, daneben aber "[...] ein diagnostisches Instrument für spezielle kognitive Funktionen, aber auch ein Test der allgemeinen Intelligenz [...]" zu sein, tragen dazu bei, daß sich die Erwartungen höchst unterschiedlich ausnehmen.[327] Die Diagnose des Entwicklungsdysgrammatismus scheint anhand der geäußerten Zielsetzungen mit dem PET durchaus möglich zu sein. Der erste Blick auf die Verteilung der Stimulus-Modalitäten scheint vielversprechend zu sein: Das Kind soll in den Aufgaben sowohl über akustische als auch über optische Stimuli auf den Ebenen von Repräsentation und Integration erreicht werden. Diese unterschiedlichen Eingangsstimulanzen können aber nur von Bedeutung sein, wenn die Outputkanäle in gleicher Weise angeprochen werden. Denn es sind die letzteren, die für die Diagnose verwertbare Daten bereitstellen. Die Übersicht in Abb 5. bezüglich der Response-Modalitäten läßt dagegen Probleme erwarten: Selbst wenn man den Entwicklungsdysgrammatismus in einer unzulässigen Art und Weise auf die minimale Charakterisierung als "morpho-

[327] Zit. n. Henze, Karl-Heinz; Christiane Kiese. Empirische Analysen zur Struktur des Psycholinguistischen Entwicklungstests und zur A Priori-Evaluation der Clusterbarkeit eines Datensatzes. In: Zeitschrift für Differentielle und Diagnostische Psychologie 12 (1991), S.193.

syntaktische Dissonanz" reduziert, scheinen die angesprochenen Outputkanäle im Modell des PET überlastet zu sein. In lediglich der Hälfte aller Subtests ist das Kind gezwungen, verbal zu reagieren. Die Betrachtung dieser 50 % der Testbatterie (6 Untertests) ist hinsichtlich der Produktion von ganzen Sätzen ernüchternd. Nur 8.3% (genau einer) dieser Tests nötigt im Response-Modus zu ganzen Sätzen: der Untertest Gegenstände Beschreiben (GB) . Aber selbst bei diesem geht es dann laut Manual nicht um die Grammatikalität der Äußerungen, sondern um die Erfüllung bestimmter inhaltlich-semantischer Kategorien.[328] Auch der auf verbale Response ausgelegte Subtest GT (Grammatik Test) überprüft morpho-syntaktische Fähigkeiten nur anhand der Ergänzung von Lücken.

- Bei der Verteilung und Beurteilung von verbalen und nonverbalen Anteilen des Testbatterie des PET genügt es nicht, auf die im Manual und in den Rezensionen[329] besprochenen Stimulus-Modalitäten zu rekurrieren. Eine m.E. weit größere Bedetung kommt der *Verteilung und Qualität des Response-Modus* zu. Der Response-Modus ist es, der maßgeblich an der Qualität und Quantität des analysierbaren Datenkorpus beteiligt ist. In der Batterie des PET legen nur 50% der Subtests die Notwendigkeit einer verbalen Reaktion an den Tag. Kein Subtest ermöglicht die Eigenproduktion von morpho-syntaktischen Konstruktionen mit diesbezüglicher Auswertung.

2.4.2 Zur Faktorstruktur und Reanalysen des PET

Neben der Differenzierung in die Qualitäten von Stimulus und Response scheint eine weitere Einschätzung der Teststruktur wichtig zu sein. Zentral für den zweiten Betrachtungswinkel ist die Analyse der Faktorstruktur des PET sowie der zugehörigen Reanalysen. Zwar sollen an dieser Stelle keine eigenen faktoriellen Reanalysen mit Varimaxrotation bzw. Obliminrotation zur weiteren Differenzierung der ermittelten Faktoren durchgeführt werden, es soll aber versucht werden, die vorhandenen Reanalysen unter dem Gesichtspunkt der Diagnosemöglichkeiten für

328 Vgl. Angermaier, Michael. Psycholinguistischer Entwicklungstest (M). Weinheim: Beltz, 1974, S.77ff.

329 Kiese, Christiane. Die Bedeutung des Psycholinguistischen Entwicklungstests (PET) von Angermaier in der phoniatrischen Diagnostik. In: Sprache - Stimme - Gehör 8 (1984), S.55-61.

nalysen unter dem Gesichtspunkt der Diagnosemöglichkeiten für Entwicklungsdysgrammatismus zu betrachten.

ANGERMAIER hat bei der statistischen Begründung seines Tests und der Konzeption der Normwerte durch die üblichen Berechnungen in Form Hauptachsenanalysen mit Varimaxrotationen aus den PET-Rohwerten für alle untersuchten Altersgruppen eine Separierung von jeweils vier Faktoren vorgenommen. Die vier Faktoren für die Gruppe, die aus Kindergartenkindern besteht, stehen für eine "Akustisch-sprachliche Automatik im Sinn phonematischer Diskrimination", für das "Kommunikationsniveau" (psycholinguistischer Generalfaktor), für "Sprachlich-gestische Ausdrucksfähigkeit" und schließlich für "Visuelles Verständnis und Wahrnehmungsschwierigkeit".[330]

Das theoretisch-statistische Problem dieser Vorgehensweise erkennt man beim Blick auf die Kommunalitätswerte und die Reliabilitätswerte für einzelne Untertests. Durch die Extrahierung von vier Faktoren in jeder Altergruppe - im übrigen durch 25-fache Varimaxrotation - übersteigt der Kommunalitätswert den Reliabilitätswert, auch wenn diese Beobachtung nur für einzelne Untertests zutreffend ist, stellt sie doch eine "schwerwiegende Modellverletzung"[331] dar.

Selbst der Versuch einer dreifaktoriellen Reanalyse ergibt bei der statistischen Überpüfung keine aussagekräftigen Ergebnisse, weil auch hier für einzelne Variablen (Untertests) die Kommunalität größer ist als die Reliabilität, die nach ANGERMAIER zu erwarten wäre. Selbst nach der obligaten Anwendung des Korrekturverfahrens nach SPEARMAN-BROWN kann in den Ergebnissen von EBERLE et al. keine zufriedenstellende Kommunalität erreicht werden. Der Wert in der Reanalyse beträgt 0.96 versus dem von ANGERMAIER avisierten Wert von 0.86. Somit bleibt als statistisch haltbare Faktoranalyse wohl nur eine zweidimensionale übrig.[332] Die beiden ermittelten Faktoren entsprechen dann auch den im Modell von KIRK & KIRK benannten Kanä-

---

330 Angermaier, Michael. Psycholinguistischer Entwicklungstest (M). Weinheim: Beltz, 1974, S.159.
331 Eberle, Gerhard et al. Zur Faktorenstruktur des Psycholinguistischen Entwicklungstests (PET) - Eine Reanalyse. In: Psychologie in Erziehung und Unterricht 25 (1978), S.124.
332 Vgl., a.a.O., S.127.

len zur Aufnahme der Information - auf akustischen und optischen Wegen.[333] Desweiteren kann man daraus schließen, daß es sich um eine Batterie relativ unabhängiger Subtests handelt.
Welche differentialdiagnostischen Konsequenzen ergeben sich aber aus diesen Resultaten? Die Beurteilung von sprachlicher Entwicklung scheint nach der statistisch notwendigen faktoriellen Reduktion durch Anwendung des Psycholinguistischen Entwicklungstests (PET) eingeschränkt zu sein. Zur Überprüfung dieser These sind vor allem in den siebziger Jahren, aber auch jüngst unter spezifischen Fragestellungen, Studien durchgeführt worden. Aufgrund der faktoriellen Reduktion sind die testtheoretischen Eigenschaften und damit auch die linguistischen Aussagemöglichkeiten sehr beschränkt. Inwieweit aufgrund der gesicherten zweifaktoriellen Analyse Verbindungen zum Modell OSGOODS herstellbar sind, ist schwierig zu beantworten. HENZE & KIESE urteilen sogar abschließend dazu:

"Wir meinen, daß das faktorenanalytische Modell nur eine mäßige Approximation an die realen Strukturen leisten kann. Dennoch kann von solch einer konventionellen Untersuchung ein gewisser Informationswert erwartet werden, zumal dann ein Vergleich mit vorliegenden Befunden möglich ist." und: Es besteht "[...] eine nur bedingte Kohärenz von Test und theoretischem Modell [...]" [334]

Eine weitere Untersuchung, die des Psychologen MARX, ergibt unter der spezifischen Fragestellung der Diagnose von Legasthenikern ebenfalls kein zufriedenstellendes Ergebnis: Die mit einem der von ANGERMAIER vorgeschlagenen Kurztests durchgeführte Untersuchung kommt zu dem berechtigten Schluß, daß sich zumindest diese eine Kurzform - und deshalb mit hoher Wahrscheinlichkeit auch die gesamte Testbatterie - nicht für die Diagnose von lese- und rechtschreibschwachen Kindern verwenden lässt. Drei unterschiedliche Stichproben erbrachten drei verschiedene Ergebnisprofile.[335] Außerdem erreichen Kinder mit einem guten Intelligenzniveau un-

---

[333] Vgl. Kirk, Samual A.; Winifred D. Kirk. Psycholinguistische Lernstörungen: Diagnose und Behandlung. Weinheim: Beltz, 1976, S.40.
[334] Henze, Karl-Heinz; Christiane Kiese. Empirische Analysen zur Struktur des Psycholinguistischen Entwicklungstests und zur A Priori-Evaluation der Clusterbarkeit eines Datensatzes. In: Zeitschrift für Differentielle und Diagnostische Psychologie 12 (1991), S.195 u. S.200.
[335] Vgl. Marx, Harald. Über die differentialdiagnsotische Aussagefähigkeit des Psycholinguistischen Entwicklungstests (PET). In: Zeitschrift für Differentielle und Diagnostische Psychologie 13 (1992), S.43.

abhängig von ihrem Lese- und Rechtschreibvermögen zumindest durchschnittliche Leistungen in allen PET-Untertests der Batterie. Zur Diagnose von Legasthenikern ist der PET damit offensichtlich nicht geeignet.

Die Untersuchung zur pragmatischen Anwendbarkeit der Kurzform des Psycholinguistischen Entwicklungstests (PET) durch die HNO-Mediziner PASCHER & HILDEBRANDT von der UK Eppendorf (Universität Hamburg) nimmt sich dagegen bemerkenswert unkritisch aus. Beide Autoren äußern sich positiv überrascht über das klare "Sägezahnprofil"[336] bei Teilleistungsausfällen. Sie setzen damit implizit voraus, daß eine differentialdiagnostische Untersuchung bereits stattgefunden hat. Ansonsten ist kaum zu verstehen, warum sie dem Verfahren sehr wohlwollend eine gute Trennschärfe attestieren, ohne über die testtheoretischen Hintergründe zu reflektieren. Sie sitzen deshalb darüber hinaus dem Irrtum auf, daß sich das Phänomen der "gestörten" Sprache ausschließlich über die Ermittlung von Teilleistungsschwächen beschreiben lässt. Eine vernetzte Denkweise hinsichtlich der sprachlichen Komponenten, der ja gerade eine so postiv besetzte "Trennschärfe"[337] als Merkmal eines Testverfahrens entgegensteht und zu Mißtrauen Anlaß geben sollte, ist in ihrem Resüme nicht zu erkennen. Es überwiegt die Zufriedenheit über vermeintlich klare und verifizierbare Aussagen, die "[...] direkte Hinweise für gezielte therapeutische Ansätze [...]"[338] geben können. Testtheoretische Kritik ist in dieser Auseinandersetzung nicht vorhanden.

- Zusammenfassend läßt sich für die Aspekte der Faktorenstruktur und der Reanalysen feststellen, daß es massive Schwierigkeiten gibt, die vierfaktorielle Struktur der Testbatterie nach ANGERMAIER zu reproduzieren. Während sich die vierfaktorielle Struktur dazu eignet, Verschiebungen der sprachlichen und nichtsprachlichen Entwicklungsschwerpunkte in Abhängigkeit vom Alter zu separieren, ist dies mit statistisch überzeugenderen zweifaktoriellen Lösungen nicht mehr möglich.

---

[336] Hildebrandt, Gunther; Wolfgang Pascher. Untersuchungen über die pragmatische Anwendbarkeit der Kurzform des Psycholinguistischen Entwicklungstests (PET). In: Sprache - Stimme - Gehör 6 (1982), S.50.
[337] A.a.O., S.49.
[338] A.a.O., S.51.

Die Reanalysen, insbesondere von MARX, KIESE und HENZE & KIESE[339], zeigen darüber hinaus, daß der Test nicht in der Lage ist, Phasen des Sprachentwicklungsstandes zu beschreiben. Das Verhältnis von Sprache und Kognition ist, soviel kann heute mit Sicherheit gesagt werden, wechselseitig eng relationierend und nicht dichotom. Somit kann über das vorliegende Testinstrument auf einer argumentativ stichhaltigen Ebene nur in der Hinsicht geurteilt werden, daß es aufgrund seiner kognitiven und nicht linguistischen Fundierung sowie seiner zweifaktoriellen Begründung im statistischen Zusammenhang kein überzeugendes Verfahren zur Feststellung von Sprachentwicklungsstörungen ist. Es ermöglicht primär Aussagen über den kognitiven Entwicklungsstand, ist also der Struktur eher ein Intelligenztest denn ein Verfahren zur Ermittlung von Phasen der Sprachentwicklung. Über einen anderen Zugriff, der in einem Vergleich von HSET, PET und HAWIK besteht, kommen EBERLE et al. ebenfalls zu dem Ergebnis, daß der PET sich als Sprachentwicklungstest nicht eignet: "[...] it seems sensible to utilize a diagnostic medium like the PET which covers in as wide a fashion as possible as many different areas of performance as possible. [...]" und weiter: "Under the aspect of promotional diagnostics (with reference to specific language deficits) it appears to us only sensible to develop therapeutic measures which are based on the HSET."[340]

2.4.3 Konzeption: Testmaterial und Aufgabentypen

Die Testkonzeption des Psycholinguistischen Entwicklungstests (PET) wurde in ihrer oberflächlichen Struktur von Stimulus und Response, als einem Abbild des S-R-Modells, in den Ausführungen zu den beiden vorstehenden Aspekten bereits behandelt. An dieser Stelle soll es nun darum gehen, die Detailstruktur an ausgewählten Beispielen zu illuminieren.

---

[339] Vgl. Henze, Karl-Heinz; Christiane Kiese. Empirische Analysen zur Struktur des Psycholinguistischen Entwicklungstests und zur A Priori-Evaluation der Clusterbarkeit eines Datensatzes. In: Zeitschrift für Differentielle und Diagnostische Psychologie 12 (1991), S.193-201. Vgl.Kiese, Christiane. Die Bedeutung des Psycholinguistischen Entwicklungstests (PET) von Angermaier in der phoniatrischen Diagnostik. In: Sprache - Stimme - Gehör 8 (1984), S.55-61.Vgl. Marx, Harald. Über die differentialdiagnostische Aussagefähigkeit des Psycholinguistischen Entwicklungstests (PET). In: Zeitschrift für Differentielle und Diagnostische Psychologie 13 (1992), S.35-52.

[340] Eberle, Gerhard et al. What do language tests measure and of what benefit are they within the framework of special education placement and promotional measures? A comparison between HSET, PET and HAWIK. In: International Journal for Rehabilitation Research 4 (1981), S.533.

Zu diesem Zweck werden zwei Untertests ausgewählt, um exemplarische Schwierigkeiten dieser Testbatterie zu zeigen. Angesichts des diagnostischen Fokus, der auf die Ermittlung von Merkmalen des Entwicklungsdysgrammatismus zielt, sind die Subtests Grammatik-Test (GT) und Gegenstände Beschreiben (GB) Gegenstand der Betrachtung. Die genauere Begründung für diese Auswahl ist den einzelnen Kritiken unterlegt.

- *der Untertest GT:* Der Subtest zur Überprüfung der grammatischen Kompetenz ist derjenige in der gesamten Testbatterie, der sich am stärksten auf linguistische Kompetenzen des Klienten bezieht. Aus diesem Grund ist dieser Test einer derjenigen, die bei kritischen Besprechungen immer wieder genannt werden. Aus der teststrukturellen Perspektive gesehen, verköpert er allerdings einen Aufbau, der auch in den meisten anderen Untertests zu finden ist. In den 32 Testitems werden allerdings, wie schon in der Beschreibung des Tests angedeutet wurde, verschiedene grammatische Komponenten überprüft: Die überprüften Phänomene sind die Komparation (Bildung von Komparativ und Superlativ), Reflexion von Substantiven, Verbflexion, Pronomen und Wortbildung. Nun sind diese Phänomene nicht gleichmäßig auf die Itemanzahl verteilt. Die Komparation wird in neun Items, die Substantivflexion in zehn Items, die Verbalflexion in sechs Items, die Pronomenbildung in drei Items und die Wortbildung in einem einzelnen Item überprüft. Unter testtheoretischen Gründen ist an dieser Stelle nach der Begründung für diese unregelmäßige Verteilung zu fragen. ANGERMAIER liefert hier keine stichhaltige Begründung. Es fällt bei der Art der Aufgaben auf, daß der GT viele Irregularitäten abprüft.[341] Implizit scheint hier also die Vorstellung zu bestehen, daß sich morphosyntaktische Kompetenz im wesentlichen durch die Beherrschung von grammatischen Irregularitäten messen lasse. Darüber hinaus läßt sich in der Art des Aufgabentyps eine weitere implizite Annahme ableiten: Die Präsentation der Aufgabe erfolgt so, daß das Kind nur ein Wort ergänzen muss. Die Art und Weise, wie hier Aufgabendarbietung und Antworterfordernisse miteinander korrespondieren, legt den Schluß nah, daß von Seiten des Testkonstrukteurs eine wirkliche Produktion von morphosyntaktischen Systemen als unnötig angesehen wird. Die

[341] Vgl. Ihssen, Wolf B. Der Psychoilinguistische Entwicklungstest (PET) aus linguistischer Sicht. In: Peuser, Günter (Hrsg.). Brennpunkte der Patholinguistik. München: Fink, 1978, S.107.

vorliegende Testform nimmt daher unterschwellig an, daß durch die Beantwortung von Lückentexten eine gleichzeitige Überprüfung der Fähigkeit zur Produktion von morphosyntaktischen Konstruktionen gegeben ist. Dem ist nicht so. Wenn dem so wäre, ließe sich das theoretische Modell der Sprache in seinem Funktionsumfang als ein einfaches S-R-Konzept beschreiben. Diese Auffassung dürfte mindestens seit CHOMSKYS Kritk an den MARKOV-Modellen[342] überholt sein. Zusammenfassend bleibt für den Untertest GT nur das Resüme, daß Testkonzeption und Aufgabentypus auf eine nicht mehr akzeptable Beschreibung von Sprache in Form einer linearen statt einer hierarchischen Struktur ausgerichtet sind.

- *der Untertest GB:* Die kritischen Bemerkungen zum Test GB sollen sich nicht primär auf die Inhalte der Darbietung konzentrieren. Hier wäre wahrscheinlich weniger Anlaß zu fundierter Kritik als beim Test GH, bei dem man darüber streiten kann, ob es moralisch verwerflich ist, ein Kind den Vorgang des Rauchens imitieren zu lassen. Vielmehr soll es an dieser Stelle darum gehen, ob und inwiefern der Vorgang des Beschreibens von Gegenständen zu einer Erhellung von linguistischen Fähigkeiten beitragen kann. Theoretisch bestände hier die Chance, das Versäumnis, unter dem m.E. die gesamte Testbatterie leidet, wenigstens teilweise zu kompensieren: die Abforderung von kindlicher Sprache in größerer und vor allem zusammenhängender Art und Weise. Zur Hoffnung auf zusammenhängende Äußerungen und damit auf die Möglichkeit einer linguistischen Analyse gibt der sehr allgemeine Stimulus Anlass: Leider erfolgt eine Analyse der erhaltenen "Spontansprachproben" nur unter inhaltlichen Kategorien. Äußert sich das Kind zu Form, Farbe und semantischem Kontext erhält es Punkte. Die grammatische Form, die Benutzung von morphosyntaktischem Wissen, findet keinen Eingang in die Bewertung. Lediglich besonders eklatante Abweichungen in der Diskrimination sollen notiert werden.[343] Der Untertest GB weist also ähnlich dem Untertest GT ein veraltetes Modell für sprachliche Produktion und Rezeption aus.

Die beiden hier exemplarisch ausgewählten Tests sind nicht in der Lage, linguistische Fähigkeiten in ihren Kontexten zu überprüfen. Gegenstände der Items sind

---

342 Vgl. a.a.O., S.106.

343 Vgl. Angermaier, Michael. Psycholinguistischer Entwicklungstest (M). Weinheim: Beltz, 1974, S.66ff.

vielmehr aus ihrem Kontext gelöste Elemente der Grammatik bzw. die möglichst umfangreiche Aufzählung von Eigenschaften eines Gegenstandes (GB).

Zusammenfassend läßt sich feststellen, daß viele Untertests des PET keine ausdrücklich linguistischen Fähigkeiten erfassen. Vielmehr erinnern viele Subtests an psychologische Intelligenztests. Bestes Beispiel für diese Vermischung von Sprach- und Intelligenztestitems ist der Untertest ZFG, zu dem ein sehr ähnliches Pendant im im HAWIK besteht: der HAWIK-Subtest ZN.[344]

2.4.4 Ergebnissicherung und Interpretation - Anmerkungen zu den Auswertungsleitlinien.

Prinzipiell ist der Auswertungsvorgang genauso gestaltet wie beim Heidelberger Sprachentwicklungstest (HSET). In dieser Betrachtung muß jedoch noch auf zwei Punkte aufmerksam gemacht werdem, die einer kritischen Würdigung bedürfen. - Selbstverständlich ist mit diesen beiden inhaltlichen Punkten nicht alles gesagt, was zur Auswertung und Interpretation zu sagen wäre.

- das Stichprobenverfahren zur Ermittlung des altersspezifischen Einstiegs und
- die Entwicklungsstufe als Zugeständnis an die Prozeßhaftigkeit von Sprachentwicklung.

a) das Stichprobenverfahren zur Ermittlung des altersspezifischen Einstieg:
Das Stichprobenverfahren ist in der Darstellung der Untertests ZFG und SFG umfassend beschrieben. Der Sinn eines solchen Verfahrens scheint sich im ersten Moment nicht sofort zu erschließen: Warum soll man nicht für Kinder jeder Altersgruppe ein eigenes Testverfahren, aber zumindest doch eigene Itemsammlungen konzipieren? Die Antwort auf diese Frage läßt sich in zwei eng verknüpfte Gesichtspunkte untergliedern. Zunächst wäre es testtheoretisch schwierig, bei einer wiederholten Diagnose eines Kindes zu einem späteren Zeitpunkt valide Aussagen zu machen. Nicht nur das Alter des Kindes, das in diesem Zusammenhang als eine "fixe" Rahmenbedingung im Moment der Diagnose beschrieben werden kann, hat sich zwischen den Te-

stungszeitpunkten verändert, sondern auch die Testbatterie bzw. die Itemzusammenstellung. Zweitens ist es nun problematisch, eine Aussage darüber zu formulieren, in welchem Maße die Items unterschiedlichen Schwierigkeitsgraden zuzuordnen sind oder nicht. Diese dann bewußt in Kauf genommene Problematik zugunsten einer jeweils altersangemessenen Testbatterie würde in der Folge den Aufwand zur Ermittlung der jeweiligen Normierungsstichprobe multiplizieren.

Der von ANGERMAIER bzw. KIRK et al. beschrittene Weg, eine alterspezifische Testung mit der gleichen Batterie durchzuführen, stellt einen gelungenen Kompromiß zwischen den altersspezifischen Anforderungen einerseits und den testtheoretischen Erfordernissen, die z.T. rein ökonomischen Charakter haben, andererseits dar. Den Testeinstieg über bestimmte Stichproben zu definieren, um dann durch kontinuierliches Absenken des Aufgabenniveaus den hinsichtlich des Alters und der Leistungsfähigkeit "idealen" Beginn zu ermitteln, überzeugt durch die Logik der Konzeption. Um dieses Konzept testtheoretisch abzusichern, wäre es in den statistischen Begründungen zwingend erforderlich gewesen, drei zentrale Voraussetzungen zu berücksichtigen:

1. Es muß statistisch belegt werden, daß die Aufgaben in ihrer ordinalen Reihenfolge tatsächlich einem kontinuierlichen Anstieg der Schwierigkeit entsprechen. Dieses ließe sich relativ unkompliziert über eine Reanalyse der Daten der Normierungsstichprobe ermitteln, ggf. wäre dann die sukzessive Ordnung des Items zu korrigieren.
2. Es muß darüber hinaus belegt werden, daß die ermittelte Ordnung hinsichtlich der Schwierigkeit ebenfalls eine Abhängigkeit bezüglich des Alters aufweist.
3. Daneben wäre zu prüfen, ob geschlechtsspezifische Phänomene auf die Ordinalfolge Einfluß nehmen. Multivariate Analysen, die sich nur mit sehr großen Populationen rechnen lassen, wären die naheliegende Konsequenz aus diesen Überlegungen.

Grundsätzlich ist die Durchführung einer alters- und schwierigkeitsspezifischen Testung - bei Beachtung o.g. möglicher Konfliktfelder - aus testheoretischer Sicht zu begrüßen. Parallel dazu würde die Berücksichtigung dieser beiden Rahmenbedin-

---

[344] Vgl., a.a.O., S.52.

gungen eine weitere Annäherung an eine Abbildung von "realen" sprachlichen Kompetenzen bieten. Die letzte Aussage gilt unbeschadet einer Abwägung von standardisierten Verfahren zur Feststellung von sprachlichen Fähigkeiten in bezug auf Nutzen und Effizienz.

b) die Entwicklungsstufe als Zugeständnis an die Prozesshaftigkeit von Sprachentwicklung

Die Bewertungsskala des Psycholinguistischen Entwicklungstests (PET) weist ähnliche Bewertungsmöglichkeiten auf wie die des HSET: An der Stringenz der Anwendung dieser Skala ist aber - gemessen am Vergleich zum HSET - wesentlich schärfere Kritik zu üben. Neben dem bereits diskutierten Problem, inwieweit eine solche "Zwischenkategorie" bei der Beschreibung von sprachlichen Entwicklungszuständen überhaupt hilfreich sein kann, fällt beim PET darüber hinaus eine wechselnde Handhabung der 2-1-0-Bewertungsskala auf. Nur in zwei von zwölf Tests findet die 2-1-0-Skalierung überhaupt Anwendung. Beide Tests, in denen diese weitere Differenzierung von bewertungsfähigen (korrekten) Antworten stattfindet, testen die Gedächtnisleistung. Die Leistungen werden durch die Reproduktion von Zahlen- und Symbolfolgen überprüft. Die Subtests, die sich vorrangig mit der linguistischen Kompetenz beschäftigen, verfügen nicht über eine solche Differenzierung. Offensichtlich scheint aber bei den zehn anderen Tests eine gewisse Unsicherheit hinsichtlich der Kategorisierung der Antworten zu bestehen. Wie sonst ist es zu erklären, daß es in einigen Untertests, so z.B. den Subtests GB und WE, formal nur die Alternativen ‘richtig’ und ‘falsch’ gibt, aber in den Hinweisen zur Bewertung, davon gesprochen wird "[...] in Zweifelsfällen [...] Antworten eher mit Punkten bewertet werden".[345]

Diese Äußerung eröffnet im Bewertungsbereich eine dritte Kategorie, die zugunsten der Erhaltung eines 1-0-Schemas nicht ausgewiesen wird. Wieso gerade den linguistischen Tests, in denen es auf die Ermittlung von Zwischenstufen ankommt, diese Präzisierungsmöglichkeit vorenthalten wird, bleibt unklar.

Dabei ist die grundsätzliche Einführung einer Entwicklungskategorie nicht nur unter dem Gesichtspunkt einer präziseren Bewertung von Bedeutung. Im Untertest GB, dem eine implizite Entwicklungsstufe einbeschrieben ist (vgl.o.), könnte eine Entwicklungsstufe auch als Indikator für den Schwierigkeitsgrad fungieren. Im Untertest Gegenstände Beschreiben, sind die inhaltlichen Kategorien Form und Farbe mit Sicherheit leichter zu erfüllen, als Aussagen über Ähnlichkeiten mit anderen Gegenständen oder über das Umfeld, da Antworten in diesem Bereich eine höhere gedankliche Abstraktionsleistung voraussetzen. So ließe sich die Entwicklungsstufe neben dem Stichprobenverfahren als ein Schritt zur realeren Abbildung von sprachlichen und psycholinguistischen Kenntnissen verstehen. Daneben könnte die Entwicklungsstufe als ein Instrument zur kritischen Reflexion der Testitem-Auswahl verstanden werden. Wenn die Entwicklungsstufe dem Anspruch einer testtheoretischen Kritik hinsichtlich der Itemstruktur genügen will, dann ist vermutlich eine Kategorie zur Beschreibung der Antworten zwischen 'richtig' und 'falsch' nicht ausreichend, um präzise Hinweise auf eine notwendige Veränderung zu geben. Die Entwicklungsstufe müßte dann ihrerseits weiter differenziert werden, um Schwierigkeiten bei der Beantwortung von Items genauer zu beschreiben.

- Bei einer weitergehenden Beschäftigung mit der Entwicklungsstufe ergibt sich m.E. eine interessante Perspektive, um das Stichprobenverfahren und die Altersspezifität "zu evaluieren".

3. Zusammenfassung und Perspektivenentwicklung

Ich möchte an dieser Stelle nicht die gesamten Besprechungen des Heidelberger Sprachentwicklungstests (HSET) und des Psycholinguistischen Entwicklungstests (PET) wiederholen: Sie sind den Ausführungen der Kapitel 1.4 und 2.4 zu entnehmen. Ziel dieser Zusammenfassung ist es zu fragen, welche Dimensionen der Testkonzeption von der Kritik maßgeblich betroffen sind, und welche Elemente kaum Beachtung gefunden haben.

Die Beurteilung der psychometrischen Testverfahren hat sich im Laufe der Analyse des Heidelberger Sprachentwicklungstests (HSET) und des Psycholinguistischen Entwicklungstest (PET) als von vielen Faktoren und Rahmenbedingungen abhängig

[345] A.a.O., S.76.

erwiesen. Einige wichtige Faktoren wurden im Rahmen der Konzeption der Testverfahren nicht berücksichtigt, was in den jeweiligen Betrachtungen zum Ausdruck gebracht wurde. Aus den deskriptiven (darstellenden) Ausführungen zu den beiden Psychometrika resultierten daher nicht nur eine Kritik an der konkreten Konzeption, sondern auch Hinweise auf interessante, darüber hinausgehende Elemente, die sich nicht primär auf linguistische Fragestellungen bezogen.

Als ein besonders prägnantes Merkmal der Psychometrika erweist sich die **Standardisierung**. Zuvorderst erbringt sie eine präzise Abbildung bestimmter sprachlicher Leistungen. In diesem Zusammenhang ist die einfache 2-1-0-Bewertung beim HSET oder die 1-0-Bewertung des PET zu nennen. Beide Verfahren zur Bewertung der sprachlichen Teilleistungen ermöglichen es dem Versuchsdurchführenden in relativ einfacher und unkomplizierter Art und Weise, valide Aussagen über die Kompetenz des Klienten zu machen. Ein Problem besteht aber darin, die Leistungen einzuschätzen: Ein Vergleichsmaßstab wird benötigt. Hierzu bieten sich der **inter- und der intraindividuelle Maßstab** an. Während der interindividuelle Vergleich auf bereits erhobene Daten einer Normierungsstichprobe zurückgreift, bedient sich der intraindividuelle Vergleich der erhobenen Daten derselben Person. Gerade die Beschaffenheit der Normierungsstichprobe ist für die Qualität des ersten Vergleichs von sehr entscheidener Bedeutung. Das zweite Problem besteht in der anscheindend konfliktfreien Bewertung im **2-1-0- oder 1-0-Schema**. Beide Schemata spiegeln eine objektivierte Erfassung von Sprache vor, die tatsächlich jedoch nicht gegeben sein kann, weil die in Items operationalisierten Teilleistungen im sprachlichen System nicht unabhängig voneinander sind. Die Auswertung der erhaltenen Daten auf reiner Zahlenbasis ist einfach. Gleiches gilt für die Übertragung in ein graphisches Profil. Bei der **Interpretation** beginnen jedoch die Schwierigkeiten. Exemplarisch wurde dies beim HSET gezeigt, in dessen Interpretationsvorgang vom Versuchsleiter eine Menge Erfahrung benötigt wird. Wie kompliziert es darüber hinaus auf testtheoretischer Ebene ist, die gemessenen sprachlichen Fakoren einzelnen Untertests zuzuordnen, ist in der Analyse der faktoriellen Strukur des PET deutlich geworden. Hinsichtlich Auswertung und Interpretation ist also sowohl die praktische Ebene der Durchführung als auch die theoretische Ebene der Konzeption ein schwieriges Terrain.

Überzeugt haben dagegen die Versuche beider psychometrischen Verfahren, die Testarchitektur an den **externen Variablen 'Alter' und 'altersspezifische Schwierigkeit'** zu orientieren. Hier ist in exponierter Stellung das Stichprobenverfahren des PET zu nennen, das weitere Möglichkeiten, z.B. zur Evaluation der gesamten Testkonzeption, bereithält: Der PET weist in diesem einzigen Punkt einen Vorsprung gegenüber dem HSET auf: Wenngleich sich die Autoren des HSET bemühen, über eine große Normierungsstichprobe eine Vergleichsmöglichkeit der Ergebnisse zu bieten, weist der PET daneben (!) durch das beschreibene Stichprobenverfahren eine Möglichkeit zu einem tatsächlich individualdiagnostischen Testeinstieg auf. Es ist hervorzuheben, daß sich der Testeinstieg nicht nur auf die zum Testzeitpunkt 'fixe' Variable des Alters bezieht, sondern daneben die individuelle Leistungsfähigkeit berücksichtigt. Für die Konzeption der Psychometrika ist das Stichprobenverfahren sicherlich eine Chance, dem Vorwurf einer nicht altersgemäßen Diagnostik zu entgehen.

Schwieriger ist es dagegen, sich von der Bewertungproblematik zu distanzieren. Wie bilden Psychometrika den prozessualen Charakter von Sprache ab und wie bewerten sie ihn? Und weitergehend: Wie verhalten sich sich gegenüber der Dynamik von Sprache?

"Sprachentwicklungsdiagnostik soll Prozeßdiagnostik sein." - auf diese kurze Formel könnte man den Anspruch an Psychometrika und Profildiagnostika bringen. Zugunsten der allgemeinen Psychometrik als Symbol von Testtheorie und -praxis muß hier festgestellt werden, daß sich die tatsächliche Dynamik von Sprache wohl durch kein Testverfahren abbilden lässt. Dennnoch sind die Verfahren in die Pflicht zu nehmen, sich im Rahmen des durch die Konzeption eröffneten Handlungsspielraumes der dynamischen Komponente von Sprache zu nähern. Sie tun dies unter Beachtung der Standardisierung durch die Beschreibung der Teilleistungen mit dem Mittel der **Differentialdiagnose**. Ob und wie dieses Verfahren einen Beitrag zur Entwicklungsdiagnostik der Sprache leisten kann, ist fraglich, da ein differentialdiagnostischer Zugriff fast zwangsläufig zugunsten der Meßbarkeit einzelner Teilleistungen die Zusammenhänge zwischen sprachlichen und nichtsprachlichen Komponenten aus dem Blick verlieren muss. Aufgrund der einzelnen Ergebnisse dann eine Aussage über das Gesamtsystem zu formulieren , fällt sehr schwer, es sei denn, man betrachtet das sprachliche System als "modulares System" (CLAHSEN). Daneben finden bei einem so konzentrierten Zugriff auf einzelne sprachliche Komponenten die **Rahmenbedingungen der diagnostischen Situation** kaum Beachtung. Beim HSET in konsequenter und beim PET in abgeschwächter Form kann man den Versuch zur Normierung des Versuchsleiterverhaltens beobachten. Dies ist eine direkte Auswirkung der Standardisierung, die versucht, die Einflüsse äußerer Faktoren auf zu testende Objekte, in diesem Fall sprachliche Teilfähigkeiten, zu minimieren. Die Aufhebung dieser Störfaktoren durch die Testanweisung ist der Versuch, methodisch-theoretische Defizite, die in der Struktur der besprochenen Verfahren vorhanden sind, zu kompensieren. Der hilflose Versuch, diese Faktoren zur Seite zu schieben, ist in der Praxis kaum durchsetzbar. Die diagnostische Situation, bei der Psychometrika eingesetzt werden, ist in den allermeisten Fällen der Auftakt zu einer Therapiesequenz, die nur dann erfolgreich abgeschlossen werden kann, wenn sich der Klient des Wohlwollens des Therapeuten versichern kann. Gerade die **Beziehung zwischen Diagnostiker/Therapeut und Klient** wird in den Psychometrika durch die Standardisierung bewußt vernachlässigt bzw. ihre basale Bedeutung für eine Therapie wird verkannt. Es spricht für sich, daß selbst in den allgemeinen Ausführungen der Replik GRIMM & SCHÖLERS[346] auf die Kritik an ihrem Testverfahren diese Kontextbedingungen nicht mit einem Wort erwähnt werden. Es ist deshalb deshalb nach einem Modell gesucht worden, daß die diagnostische Situation nicht diffus umreißt, sondern Ansprüche und Relationen des Beziehungsgeflechts deutlich macht, so daß sie in einem theoretischen Rahmen eines psychometrischen Instrumentes integriert werden können. Eine Lösung scheint in der Beschreibung der therapeutischen Situation von ROGERS zu bestehen. Sie ist auf diagnostische Situationen anwendbar und enthält im Gegensatz zur Standardisierung genügend Handlungsfreiraum. Die Besonderheiten von sprachdiagnostischen Situationen können in diesem Modell angemessen berücksichtigt werden.

Die psychometrischen Testverfahren können aus heutiger Sicht als ein erfolgreicher Beitrag für die Interdisziplinarität der Psycholinguistik zugunsten der Sprachdiagnostik verstanden werden. Diese erfolgreiche Kooperation ist im Hinblick auf die **Diagnose von Entwicklungsdysgrammatismus** nicht frei von Einwänden. Insbesonde-

[346] Grimm, Hannelore; Hermann Schöler. Sprachentwicklungsdiagnostik: Was leistet der Heidelberger Sprachentwicklungstest? Göttingen: Hogrefe, 1985.

re durch die Tatsache, daß sich der HSET und der PET in etlichen Untertests kognitiven Zielen verschrieben haben, wird der Nutzen und die Bedeutung für die Diagnose von Entwicklungsdysgrammatismus relativiert. Die schwierige Fassung des Begriffs Entwicklungsdysgrammatismus und die Uneinheitlichkeit in der Beurteilung von Symptom und Ursache sowie ihres Zusammenhangs untereinander (vgl. Kap. II), verlangt weniger nach einer präzisen Diagnose von kognitiven Aspekten als nach einer intensiven sprachlichen Beschreibung. Die Sprache abzubilden, so wie sie sich in der Momentaufnahme strukturiert, muß das Ziel eines sprachdiagnostischen Instruments sein - ein Ziel, dem der HSET näher ist als der PET, weil in ersterem das Verhältnis von Sprache zu Kognition nicht dichotom, sondern relationierend beschrieben ist.

Aus dieser begründeten Auffassung heraus muß dem HSET (vgl. Kap II, 5) bei Verwendung in der Diagnose des Entwicklungsdysgrammatismus der eindeutige Vorzug gegeben werden. Neben den bereits angeführten Argumenten ist zu beachten, daß sich die Konzeption des HSET einem differentialdiagnostischen Vorgehen in einer stärkeren Art und Weise verpflichtet als der PET: Die Testbatterie des HSET erfaßt sprachliche Teilleistungen, oder das, was die Autoren dafür halten, in einem großen Umfang. Allein bei der Beschreibung der morphosyntaktischen Kompetenzen ist der Batterie des HSET gegenüber dem GT des PET eine wesentlich präzisere Erfassung von grammatischem Regelwissen zu attestieren. Der PET erfaßt dagegen nicht nur Komponenten, die für die sprachliche Entwicklung bedeutsam sind, sondern ermöglicht Aussagen über die gesamte kognitive Entwicklung.

V. Diskussion und diagnostische Perspektiven

Vier Diagnoseverfahren und die maßgeblichen theoretischen Modelle sind in dieser Arbeit kritisch besprochen werden. Sie alle sind Produkte der steten und engagierten Bemühungen, das Phänomen des "Entwicklungsdysgrammatismus" theoretisch und praktisch zu beschreiben. In dieser Studie ist die Würdigung der vorgestellten Verfahren vielfach zu kurz gekommen, weil primär auf defizitäre Strukturen abgestellt wurde. Gerade für eine konstruktive Weiterentwicklung ist es aber unabdingbar, vorhandene Ergebnisse an der Realität zu messen. Dabei stellt sich zwangsläufig heraus, welchen Ansprüchen der Realität die Testinstrumente und die theoretischen Konzepte nicht gerecht werden können. Somit ist die hier geübte Kritik nicht als Abwertung der vorgelegten Ergebnisse zu verstehen, sondern als *konstruktive Auseinandersetzung und gleichzeitige Würdigung.* Das Erkennen von Schwierigkeiten und die Formulierung von kritischen Fragen gegenüber bestehenden Denkmodellen und diagnostischen Verfahren ist gerade beim Paradoxon "Entwicklungsdysgrammatismus" notwendige Voraussetzung für eine produktive Weiterentwicklung. Die Aufgabenstellung dieser Studie bestand in einem Vergleich und einer kritischen Analyse. Somit ist die darüber hinausweisende Aufgabe, ein eigenes Diagnoseverfahren zu entwickeln, hier nicht zu behandeln.

Nach Abschluß des analytischen Teils stellen sich zudem Zweifel ein, *ob ein Vergleich im komaparatistischen Sinn* überhaupt von Bedeutung sein kann. Die Antwort ist in den analytischen Ausführungen der Kapitel II, III und IV implizit enthalten. Während die Profilanalyse und der LARSP sich nicht direkt vergleichen ließen, es sei denn im Hinblick auf die Differenzen bei der Einteilung der Sprachentwicklungsphasen, war dies beim PET und HSET aufgrund der gleichen Konzeption als Psychometrika eher möglich. Ein wirklicher Vergleich scheitert aber auch hier an den unterschiedlichen Zielsetzungen: Der PET versteht sich laut Aussage seines Autors ANGERMAIER als Testverfahren für die Sprachentwicklung genauso wie für die Messung der Intelligenz. Das macht eine vornehmlich kognitive Ausrichtung erforderlich. Der HSET von GRIMM & SCHÖLER ist dagegen in seinem diagnostischen Auftrag enger gebunden und beschränkt sich auf die Diagnose von Sprachentwicklungsstörungen und -verzögerungen. Somit ist ein rein komparatistischer Vergleich kaum möglich. Eine aussagefähige Betrachtung, und das hat der vorstehende analytische Teil gezeigt, benötigt einen *Bezugspunkt*, den Entwicklungsdysgrammatismus. Die formulierten Ergebnisse dieser bezugsorientierten ("vergleichenden") Analyse präsentieren sich dementsprechend nicht als Floskeln in der Art von "(...) besser als (...)", sondern beinhalten vorsichtige Bewertungen unter Rückbindung auf die Erfordernisse zur Diagnose des Entwicklungsdysgrammatismus. Das Ergebnis ist ein auf den Bezugspunkt ausgerichteter "qualitativer" Vergleich.

Aufgabe und Ziel dieses letzten Kapitels wird es sein, die erhaltenen Ergebnisse zu reflektieren und Ableitungen aus den gewonnenen Erkenntnissen zu formulieren und miteinander zu vernetzen. Insbesondere die letzte Aufgabe ist bislang nur unzureichend geschehen, obwohl sie in den meisten kritischen Abschnitten dieser Studie bereits angedeutet wurde.

Bevor man sich aber zu dieser Aufgabe und Zielsetzung fundiert äußern kann, gilt es, sich auf einer Ebene darüber mit den Beziehungen zwischen Theorie und Praxis zu beschäftigen und das darin enthaltene Konfliktpotential sichtbar zu machen. Erst im Anschluß daran kann entschieden werden, welche Eckpunkte für ein diagnostisches Verfahren von Bedeutung sind.

Das vorliegende Kapitel gliedert sich also in drei inhaltliche Schritte: Zunächst wird auf einer übergeordneten Ebene das Spannungsfeld skizziert, in dem sich die Diagnose befindet. Die daraus hervorgehenden Schlußfolgerungenen bilden den Hintergrund für die weiteren Überlegungen. In einem zweiten Schritt werden Schlußfolgerungen aus den analytischen Ausführungen a) zu den Modellen und Methoden, b) zu den Profildiagnostika und c) zu den Psychometrika formuliert.[347] Ihre Vernetzung soll in einem dritten Schritt Aussagen über den Umriß eines diagnostischen Instruments ermöglichen, der in umfassender Weise die Schlußfolgerungen aus den analytischen Teilen einbezieht.

---

[347] Durch diese Vorgehensweise ergibt sich eine Verteilung der "Schlußfolgerungen" auf verschiedene Gliederungsebenen (Kap V,1.3 versus Kap V, 2,3 und 4). Dieses liegt in der Tatsache begründet, daß eine umfassende analytische Beschäftigung mit der Diagnose als Abstraktum bis zu diesem Gliederungspunkt nicht stattgefunden hat. (d.Verf.)

1. Diagnose im Spannungsfeld: Überlegungen zur Struktur des Abstraktums "Diagnose"

Fast durchgängig ist den analytischen Teilen dieser Studie von Problemen der theoretischen Fundierung, von spezifischer Kritik an einzelnen Untertests oder von praktischen Umsetzungsschwierigkeiten die Rede gewesen. Diese Tatsache verweist auf ein essentielles Problem bei der Diagnose von Entwicklungsdysgrammatismus, bei der Diagnose von Sprachstörungen und -behinderungen im allgemeineren Rahmen und sogar auf ein Problem der Diagnose als Ganzer. Die Rede ist von dem Beziehungsgeflecht, in dem sich die Diagnose als Abstraktum befindet. Im folgenden soll das Spannungsgeflecht auf zwei Ebenen beschrieben werden:

- als Verbindung vonTheorie und Praxis in der Diagnose
- als Zusammenhang zwischen Diagnose, Prognose und Therapie

1.1 Die Verbindung von Theorie und Praxis in der Diagnose

Zwei der zentralen Pole, auf die die Diagnose von Sprachentwicklungsstörungen einwirkt, sind *Theorie* und *Praxis*.

Zur *Theorie* gehören Modelle, die die Beschreibung des Entwicklungdysgrammatismus zur Aufgabe haben, z.B. die Überlegungen von ARAM & NATION und die theoretischen Konzepte zum Spracherwerb (Spracherwerbshypothesen). Aus diesen Modellen gehen häufig Konzepte hervor, die den Anspruch haben, neben dem Modell auch eine Methodik zur Identifizierung des Phänomens einzuschließen. Dieser Anspruch setzt voraus, daß das zu diagnostizierende Phänomen auf einer ursächlichen Ebene beschrieben wird, zumindest jedoch Vermutungen über die Ursachen formuliert werden.

Zur *Praxis* gehören in erster Linie therapeutische Näherungen an das diagnostische Phänomen. Sie setzen sich aus handfesten praktischen Ansprüchen zusammen und zielen zumeist auf den Erfolg und die Effizienz der Bemühungen. Besonders wichtig ist der Gedanke, den Patienten bei der Bewältigung seiner sprachlichen Probleme zu unterstützen und ihm geeignete Hilfen an die Hand geben zu können. Die praktische Situation ist darüber hinaus von äußeren Rahmenbedingungen abhängig, die mit dem Modell von C. ROGERS unter dem Gesichtspunkt der Therapeuten-Klienten-Beziehung angesprochen wurden (vgl. Kap. IV, 1.4.5). Daneben läßt sich aber auch noch der begrenzte zeitökonomische Freiraum nennen, der unter dem Gesichtspunkt der Auswertungsdauer und des Umfangs im Kapitel III zur Profilanalyse und LARSP betrachtet wurde.

Man kann in beiden vorgestellten Aspekten die Polarität deutlich erkennen. Die *Diagnose als Bindeglied zwischen Theorie und Praxis* ist einer massiven Spannung unterworfen: Auf der einen Seite steht der *theoriegeleitete Wunsch,* den Entwicklungsdysgrammatismus möglichst umfassend zu beschreiben, ihn zu definieren (vgl. Kap. II, 5), zu segmentieren und zu kategorisieren. Dieses Vorgehen ist erkenntnisorientiert und forschungsleitend. Daneben steht der *therapeutische Wunsch*, dem Klienten möglichst effizient zu helfen. Nun läßt sich bei einer Betrachtung von Theorie und Praxis nachweisen, daß beide Pole nicht so klar zu trennen sind, wie dies an dieser Stelle vielleicht anzunehmen ist: Die theoretischen Modelle werden an der Praxis gemessen. Ihre Aussagekraft wird durch Studien mit großen Populationen überprüft. Die Durchführung erfolgt aber theoriegeleitet, d.h. es wird danach gefragt, ob sich die theoretischen Modelle durch die Ergebnisse der Versuchspersonenuntersuchung bestätigen lassen. Als Beispiel kann an dieser Stelle das Modell von SCHOLZ genannt werden, dessen Prämissen von GRIMM et al. durch empirische Befunde teilweise gestützt wurden (vgl. Kap II, 2.1).

Wesentlich häufiger wird bei den Kategorisierungsmodellen aber der gegensätzliche Weg beschritten: Die Ergebnisse einer Untersuchung werden zum Anlaß genommen, durch statistische Verfahren Subgruppen zu extrahieren. Ein Beispiel hierfür ist die Studie von WOLFUS, MOSCOVITCH & KINSBOURNE. Wichtig ist es zu unterscheiden, daß die "Praxis", mit der die Validität von theoretischen Modellen überprüft wird, nicht die "Praxis" der Theapie ist, sondern in der Hauptsache theoriegeleitet ist.
In der Praxis wird dagegen vor dem eigenen Anspruchshorizont eine Begründung des praktischen Vorgehens notwendig - eine Aufgabe, die eigentlich der Theorie zuzuschreiben wäre. Da aber vielfach informelle Testverfahren zum Einsatz kommen, deren Verwendung durch die ökonomischen Rahmenbedingungen (vgl. Kap III, 5,

Ausführungen zu COPROF) begünstigt werden, kann eine umfassende theoretische Einbettung in den meisten Fällen nicht erfolgen. Die Folge davon ist, daß die "Theorie" der Praxis häufig aus einfachen Symptom-Ursache-Konzepten besteht.

- Es ist zu erkennen, daß sich das Spannnungsfeld, in dem sich die Diagnose befindet, nicht nur durch die Pole von Theorie und Praxis konstituiert: Theorie und Praxis schaffen sich jeweils auf ihre Erfordernisse abgestimmte Konzepte ihres 'Pendants', die man vereinfachend als "theoretische Praxis" und "praktische Theorie" bezeichnen könnte. Die Aufgabe des Bindeglieds Diagnose ist deshalb nicht nur in der Vermittlung zwischen Theorie und Praxis als Abstrakta zu sehen, sondern vor allem in der Vermittlung zwischen den unterschiedlichen Erwartungs- und Anspruchshorizonten.

1.2 Der Zusammenhang zwischen Diagnose, Prognose und Therapie

In der täglichen Anwendung steht die Diagnose ebenfalls nicht isoliert dar. Auch hier wird nach der Aufgabe der Diagnose gefragt. Die Antwort darauf ermöglicht bereits praktischere Aussagen darüber, welche Vermittlungsansprüche an die Diagnose in der Realität gestellt werden (vgl. Kap II, 5).

Die *Diagnose* bildet hier einen von drei Eckpunkten: Neben ihr befinden sich die *Therapie* und die *Prognose*. Die Beziehungen zwischen den einzelnen Elementen sind vielschichtig und, genauso wie auf der abstrakteren Ebene von Theorie und Praxis, nicht klar voneinander zu trennen. Kein Diagnostiker kann eine Therapeut-Klienten-Situation eindeutig der Therapie oder der Diagnose zuordnen, weil die Diagnose die Therapie meistens begleitet und evaluiert. Neben dieser Funktion eines 'Kontrollinstruments' geben die diagnostischen Erkenntnisse Hinweise auf die zu planende Struktur der Therapie. Die Zielsetzung der Therpie konstituiert sich durch die *prognostische Funktion*. Sie greift damit der Therpie vor, indem auf diagnostischer Grundlage Ziele für die Therapie formuliert werden. Somit bestimmt die Diagnose den Anfangs- und den Endpunkt der Behandlung, wobei diese Punkte durch die Evaluation veränderbar sind.

Die Diagnose ist deshalb als ein Element der Therapie zu verstehen. Die enge Anbindung an die Therapie zeigt sich darin, daß die Behandlung an den zu Beginn ermittelten sprachlichen Defiziten gemessen wird. Sie unterliegt damit einer Beurteilung. Durch die Diagnose wird das Ziel der Therapie bestimmt. Dies geschieht, indem durch die diagnostizierten Defizite Aussagen über die zukünftige Entwicklung gemacht werden. Das Verbindungsglied zwischen Diagnose und therapeutischem Ziel heißt Prognose und wird ebenfalls durch die Diagnose kritisch beurteilt.

1.3 Ableitungen aus der Analyse der "Diagnose"

Die vorstehenden Darstellungen des Theorie-Praxis-Problems und des Dreiecks, das aus Therapie-Diagnose-Prognose besteht, ergeben sich die folgenden Schlussfolgerungen: Die Diagnose ist im Heilungsprozeß nicht isoliert. Sie ist vielmehr ein Bestandteil der Therapie. Sie ist nicht chronologisch zu fixieren - man kann sie während des Behandlungsprozesses nicht als abgeschlossen betrachten.

Ableitung 1: Das diagnostische Instrument ist daher als *Impulsgeber* und als *Regulativ* für den therapeutischen Prozeß zu verstehen. Es muß Hinweise auf eine therapeutische Planung geben und sprachliche Entwicklungen dokumentieren können. Ein *mehrfacher Einsatz* bei demselben Patienten ist daher erforderlich.

Das Paradoxon an der diagnostischen Situation ist die Tatsache, daß das System zur Kommunikation über das problematische Objekt (Sprache als "Metasystem" zur Verständigung über Sprache) und das Objekt selbst (Sprache) identisch sind. Vergleiche zwischen Diagnosesituationen der klassischen Medizin und der Sprachtherapie sind aufgrund dieser Besonderheit problematisch.

Ableitung 2: Es ist wichtig zu beachten, daß die Möglichkeit, defizitäre Sprache mit sprachlichen Tests und Anweisungen zu diagnostizieren, u.U. nur eingeschränkt funktioniert. Diagnoseinstrumente müssen dieser besonderen Situation dadurch Rechnung tragen, daß sie diagnostische *Ausweichstrategien und Alternativen* bereithalten.

Theorie und Praxis bilden als Pole in dem Versuch einer Integration in der Diagnose ein stetes Problem für die Konzeption und die Rahmenbedingungen eines tragfähigen Instruments.

Ableitung 3: Es ist erforderlich, die Zielsetzung für den praktischen Bereich und den theoretischen Hintergrund transparent zu machen, um die Anspruchshorizonte zu verdeutlichen. Fast immer mündet diese Präzisierung in die *Verpflichtung gegenüber einer bestimmten Spracherwerbstheorie*, aber doch zumindest in eine Vorstellung darüber, wie die Prozeßhaftigkeit von Sprache organisiert ist.

Ich möchte abschließend die Diskussion um das Beziehungsgeflecht der Diagnose, aus dem die vorstehenden Ableitungen resultieren, in einer grafischen Übersicht zeigen:

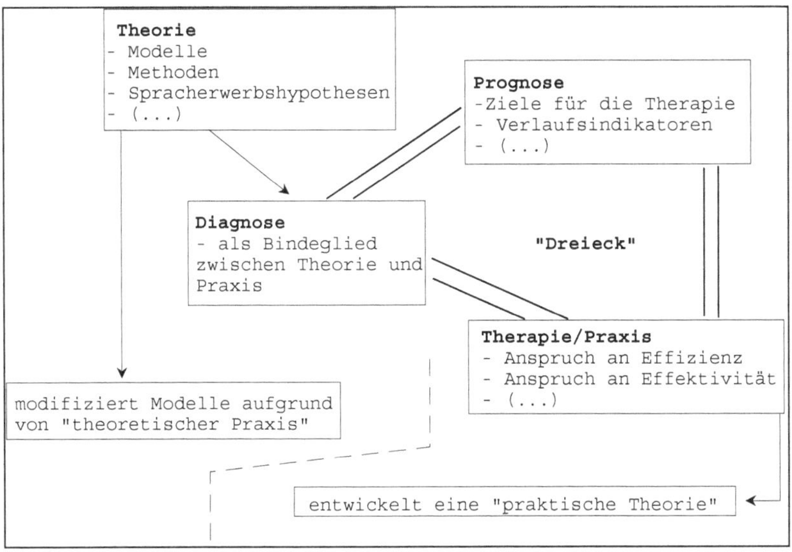

Abb.6: Skizze desTheorie-Praxis-Geflecht der Diagnose und ihrer Konflikte aus abstrakter und praktischer Sicht

2. Ableitungen aus der Analyse der theoretischen Modelle und Methoden

In der Zusammenfassung des zweiten Kapitels dieser Studie hat sich gezeigt, dass die Beschreibung des Entwicklungsdysgrammatismus sehr kompliziert ist. Nicht zuletzt ist das an der Zusammenfassung selbst zu erkennen, die eher als Problemaufriss denn als Lösung gehalten ist. Dementsprechend müssen die in diesem Rahmen vorgestellten Ableitungen mit einem gewissen Vorbehalt versehen werden. Niemand kann zurzeit mit Sicherheit bestimmen, welches komplette Symptomspektrum der Entwicklungsdygrammatismus aufweist. Die in Kap. II und IV formulierte Auffassung, der Entwicklungsdysgrammatismus sei nach einer kritischen Bewertung der momentan begrifflichen Beschreibung als eine "Restkategorie" zu verstehen, fasst das Dilemma etwas zugespitzt zusammen. Somit ist es an dieser Stelle sinnvoller, von einer Sprachentwicklungsstörung zu sprechen, der im folgenden Symptome und Symptomkombinationen zugeordnet werden.

In dieser Ebene der Ableitungen wird versucht, die Spezifika des zu diagnostizierenden Objekts herauszuarbeiten, um inhaltliche Aussagen über das Objekt der Diagnose machen zu können.

Alle vorliegenden Studien gehen von einer gemeinsamen Schwäche des zu diagnosizierenden "Dysgrammatikers" aus, einer mehr oder weniger stark ausgeprägten Schwierigkeit, grammatisch kohärente Satzstrukturen zu produzieren. Dies zeigt sich insbesondere an der Verbendstellung in dysgrammatischer Sprache. Ob diese häufig anzutreffende Satzstellung ein Hinweis auf eine Regelhaftigkeit von dysgrammatischer Sprache ist, ist nicht zu entscheiden.

Ableitung 4: Das zu diagnostizierende Phänomen der dygrammatischen Sprache lässt sich grob als ein morphosyntaktisches Problem charakterisieren. Ein diagnostisches Instrument muss seinen Fokus deshalb besonders auf die morphologischen und syntaktischen Konstruktionen der Sprache lenken.

Folgende sprachliche Phänomene der dysgrammatischen Sprache, die in der Analyse dargestellt und nicht widerlegt werden konnten, sollten unabhängig von der Häufigkeit ihres Auftretens als konkrete Symptome aufgefasst werden[348]:

(1) die häufige Verbendstellung (Kap II, 2.1),
(2) Schwierigkeiten bei der Sequenzierung von morpho-syntaktischen Elementen, die sich in simplifizierenden Mustern der Satzbildung manifestieren können, z.B. in der "regelhaften" Verbend- oder -nachstellung (Kap II, 3),
(3) häufige fehlerhafte Morphembildung, besonders in der Flexionsmorphologie (Pluralbildungen) (Kap II, 4.1.1),
(4) Sprechstörungen, besondere Defizite in der Diskrimination (phonologische Störungsebene, Kap. II 4.1.5),
(5) kognitive Störungen, die in der Forschung bislang auf die Fähigkeit zur Repräsentation und Symbolisierung beschränkt wurden (Kap II, 3),
(6) allgemeine Störungen der Verarbeitungs- und Produktionsprozesse (Kap II, 3),
(7) Defizite bei der Strukturierung von sprachlichen Einheiten (Kap II, 3),
(8) eine mangelnde Gedächtnisleistung (Kap II, 4.2.1),
(9) semantische Defizite (In der Analyse ist in Kap II, 5 und II 4.1.3 versucht worden zu zeigen, dass die Probleme in der Semantik als eine abzuleitende Folge der morphosyntaktischen Schwierigkeiten zu verstehen sind - wenn auch nicht linear-kausal. Da diese These bislang nicht empirisch belegt werden konnte, werden in diesem Rahmen die semantischen Probleme aber wie ein Symptom unter anderen behandelt.),
(10) sozialpsychologische Einflüsse des Entwicklungsdysgrammatismus: Erlebt ein von der morphosyntaktischen Störung betroffenes Kind, egal welche konkreten Symptome zur Ausprägung gelangen, die objektiv vorhandenen Defizite als Belastung oder als soziale Isolation?

Ableitung 5: Alle oben genannten Symptome müssen in einem diagnostischen Verfahren berücksichtigt werden. Diese Berücksichtigung darf sich nicht nur auf eine Feststellung beschränken, ob das Symptom vorhanden ist, sondern es muss möglich

[348] Den Symptomen sind die Rückverweise auf analytische Ausführungen im Text direkt zugeordnet. (d.Verf.)

sein, eine Aussage zur Qualität der Störung zu machen. Das diffizile Problem der Realisierung ist bereits diskutiert worden (Kap IV 2.4.4).

In dieser Ableitung stehen die Symptome aus methodischen Gründen noch isoliert nebeneinander. In dem in der Einleitung zu diesem Kapitel beschriebenen dritten Schritt werden die Ableitungen in konkrete Eckpunkte des diagnostischen Verfahrens überführt.

3. Ableitungen aus der Analyse der Profildiagnostika

Die Ermittlung von Sprachdaten in "freien" Situationen sind in der Analyse (vgl. Kap III) umfassend besprochen worden. Für die Rahmenplanung eines diagnostischen Konzepts ergibt sich aus den Betrachtungen zunächst die folgende allgemeine Schlussfolgerung:

Ableitung 6: Die Erhebung von Sprache in "freien" Kommunikationssituationen ist für eine umfassende Beschreibung von defizitärer Sprache unerlässlich. Ein diagnostisches Verfahren muss die Möglichkeit bereitstellen, *zusammenhängende Spontansprache* zu erfassen. Dieser diagnostische Zugriff ist eine Chance, morphosyntaktische Konstruktionen in ihrer sprachlichen Umgebung (z.B. sprachraumspezifische Besonderheiten) zu erfassen. Diese Einbettung kann u.a. zu Aussagen darüber führen, welche morphosyntaktischen Konstruktionen in der spontanen sprachlichen Nutzung Verwendung finden. Vergleiche der Ergebnisse bieten sich damit zwischen standardisierten Testbatterien und Profildiagnoseverfahren an, um Bereiche morphosyntaktischen Wissens zu überprüfen, die in Spontansprachproben und vice versa nicht nachzuweisen waren.

Die konkrete Diagnose mit der Profilanalyse und dem LARSP (Language Assessment and Remediation Screening Procedure) hat nicht nur Vorteile. Die in der Analyse skizzierten Nachteile und Schwierigkeiten lassen sich aber in einer tragfähigen Art und Weise bewältigen, wenn die nachstehenden Aspekte bei der Erhebung und Auswertung von Spontansprache berücksichtigt werden:

Ableitung 7: Spontansprachproben müssen konstruktiv, also auf bestimmte Ziele hin, ausgewertet werden, um Schlussfolgerungen für die Therapie formulieren zu können. Die daraus resultierende Problematik der Kategorisierung der kindlichen Äußerungen soll hier nicht weiterführend besprochen werden (vgl. Kap III, 4.1).

- Vom Kind verwendete *Ellipsen*, die als ein Teil der Problematik aufzufassen sind, werden nur dann zu einem ernsthaften Problem, wenn die *überwiegende* Anzahl der Stimuli des Diagnostikers eine elliptische Antwort 'provoziert' oder begünstigt. Es ist also unbedingt darauf zu achten, dass ein Großteil der Kommunikation *nicht* in Form eines 'S-R-Modells' (Stimulanzinstanz:Therapeut; Response-Instanz: Kind) verläuft. Eliziationstechniken bieten eine angemessene Variationshilfe.
- Daraus ergeben sich für das Interaktionsverhalten des Diagnostikers/Therapeuten folgende wichtige Aspekte:

(1)*Interaktion* läuft nicht nur auf einer sprachlichen Ebene ab. Je stärker die Interaktion aber auf sprachlichen Kanälen verläuft, desto präziser ist eine Abbildung der sprachlichen Fähigkeiten eines Klienten.

(2)Grundsätzlich sind die *nonverbalen kommunikativen Prozesse* in der Sprache des Klienten aber ebenfalls diagnostisch zu nutzen: Sie ermöglichen in der Interpretation unterstützende Aussagen darüber, wie es um die Rezeptionsleistungen bei Dysgrammatikern bestellt ist.

- In den Ausführungen zur standardisierten Auswertung von Spontansprachproben wurde deutlich, dass eine Zuordnung zu bestimmten sprachlichen Entwicklungsstufen zwar möglich ist, sich aber in aller Regel nur auf bestimmte grammatische Phänomene beziehen lässt. Eine *Standardisierung* in interindividueller Hinsicht fördert m.E. kaum brauchbare Aussagen über den Entwicklungsstand eines Kindes, da, wie bereits ausgeführt worden ist, die sprachliche Entwicklung bzw. der Spracherwerb in vielen Fällen in Schüben verläuft. Eine Standardisierung ist deshalb nur für intraindividuelle Vergleiche im Sinne einer Entwicklungsdiagnostik von Bedeutung und in diesem Zusammenhang in jedem Fall sinnvoll.

4. Ableitungen aus der Analyse der Psychometrika

Die hier vorgestellten und analysierten psychometrischen Testverfahren können als "(f)ormalisierte Entscheidungshilfeverfahren [...]" zur "[...]Bewältigung komplexer Beurteilungs- bzw. Entscheidungsprobleme" verstanden werden.[349] Die Konzeption eines solchen Testverfahrens wird umso schwieriger, je mehr Informationen in den Entscheidungsprozess Eingang finden. Die Diagnose von Deviationen im System menschlicher Sprache ist wohl eine der komplexesten Aufgaben, die an ein solches Verfahren gestellt werden kann. Zudem tritt bei diesem Problem die Notwendigkeit auf, aus den erhobenen Daten Konsequenzen für eine zu planende Therapie zu formulieren. Es werden also diagnostische Ergebnisse angestrebt, die sich real an der sprachlichen Entwicklung messen lassen und nach Durchführung der Therapie in die Kategorien 'erfolgreich' oder 'nicht erfolgreich' eingestuft werden können.

Wenn AUFSATTLER weiter schreibt, dass der Aufwand zur "[...] Entwicklung solcher Verfahren zur Beschaffung und Aufarbeitung der erforderlichen Eingangsinformationen[...]"[350] sehr hoch sei, vernachlässigt er in seiner allgemeinen Auseinandersetzung ein zentrales Problem, das bei der Konzeption von Diagnoseverfahren sprachlicher Systeme erschwerend hinzutritt: Die Diagnostiker können in aller Regel nicht in letzter Konsequenz vor Beginn der Diagnose sagen, welche Informationen zu Beschreibung der sprachlichen Deviation notwendig sind. Er wird zwar eine Näherung angeben können, etwa in der Form wie sie aufgrund der Analyse der Modelle und Methoden in den zehn Punkten für das Phänomen des Entwicklungsdysgrammatismus formuliert werden konnten, oder sich auf seine Erfahrungen stützen - eine endgültige Bestimmung aller erforderlichen Eingangsinformationen bleibt indes sehr unwahrscheinlich. Der Probabilitätsgrad diagnostischer Verfahren hängt aber gerade von einer exakten Bestimmung dieser Informationen ab.

Der Vorschlag AUFSATTLERS, die Unsicherheit in der Diagnose nicht nur über die allgemeine Berechnung eines Klassifikationsfehlers oder die drop outs zu quantifizieren, sondern Fehleranfälligkeit der einzelnen Symptomkombinationen entspre-

[349] Aufsattler, Werner. Simple Modelle für komplexe Diagnoseverfahren? Zur Robustheit probabilistischer Diagnoseverfahren gegenüber vereinfachenden Modellannahmen. Berlin u.a.: Springer, 1986, S.11.

chend der Wahrscheinlichkeitstheorie zu ermitteln, hilft angesichts der unsicheren Beschreibungslage hinsichtlich der Symptomkombinationen kaum weiter.[351] So ist bei den psychometrischen Diagnoseverfahren eine Simplifizierung der komplexen Struktur von Sprache notwendig. Dabei muss auf die Intuition der Diagnostiker zurückgegriffen werden können, weil eine Vereinfachung des Sprachmodells immer zahlreicher qualitative Entscheidungen verlangt. Die weniger komplexe Ausgangssituation wird durch ein vorausgesetztes 'inhaltliches Expertentum' erkauft, das das Wissen um mögliche Ursachen bei bestimmten Symptomstrukturen beinhaltet. Der Diagnostiker muss vor dem Hintergrund seiner Erfahrung also entscheiden, in welchen Bereichen sprachlicher Prozesse bei bestimmten Symptomen sprachlicher Deviation zu suchen ist.

Für die psychometrischen Testverfahren bedeutet dies eine begrenzte Aussagefähigkeit:

Ableitung 8:

- Die vorgelegten Psychometrika eignen sich zur Feststellung von sprachlichen Teilfähigkeiten. Das komplexe System Sprache wird durch standardisierte Subtests segmentiert und in Einzelkomponenten beschreibbar gemacht. Durch die Psychometrika wird Sprache deshalb *nicht als relationierendes System*, sondern als *dichotomes Gebilde* charakterisiert (vgl. u.a. Kap IV, 2.4.2).
- Psychometrika *beschreiben bestimmte sprachliche Fähigkeiten*, z.B. im Bereich der Morphologie und Syntax die Bildung von Pluralmorphemen. Sie können deshalb die Komplexität devianter Sprache nicht annähernd abbilden (Vgl Kap III, 5).
- Bei ihrer Durchführung werden die einzelnen sprachlichen Komponenten nicht vernetzt. Dies kann im Anschluss durch so genannte "Interaktionen zwischen Indikatorpaaren (CLUSTER-Modelle)"[352] geschehen. In der Regel müssen für diese weiterführenden Interpretationen einzelne Interaktionen ausgewählt werden. Und diese Auswahl erfolgt durch den 'interpretativen Verdacht', der sich aus dem Expertenwissen speist.
- Die hier vorgestellten Psychometrika eignen sich hinsichtlich der Diagnose von Entwicklungsdysgrammatismus zur Beschreibung von konkreten morphosyntakti-

[350] Ebd.
[351] Vgl., a.a.O., S.135.
[352] Vgl., a.a.O., S.136.

schen Fähigkeiten, etwa der Bildung von Pluralmorphemen (HSET: Subtest PS; PET: Subtest GT vgl. Kap IV, 1.2.4.1 und 2.2.2.5).

Die hier genannten Spezifika von psychometrischen Verfahren vereinfachen die spezielle Diagnose des Entwicklungsdysgrammatismus, wenn für den untersuchenden Therapeuten oder Arzt deutlich ist, um welche Art der Störung es sich im vorliegenden Behandlungsfall handelt. Überspitzt könnte man davon sprechen, dass die Diagnose "Entwicklungsdysgrammatismus" bereits gestellt sein muss, damit eine effiziente Diagnose mit den Psychometrika erfolgen kann. Erst wenn konkrete Teilleistungsschwächen zu ermitteln sind, etwa dann, wenn festgestellt werden soll, welche Bereiche der Morphembildung besondere Schwierigkeiten bereiten, sind die psychometrischen Testverfahren von größtem Nutzen.

Ableitung 9: Die psychometrischen Testverfahren eignen sich in erster Linie für eine Detaildiagnose. Mit ihrer Hilfe kann der Diagnostiker Symptomkombinationen des Entwicklungsdysgrammatismus erkennen und in bestimmten Fällen Relationen zwischen Symptomen untersuchen. Die Stärke der psychometrischen Testbatterien liegt in der gezielten Untersuchung von Teilleistungsstörungen. Der größte Nutzen besteht darin, durch eine gezielte Auswahl von Subtests das relativ unübersichtliche Störungsbild 'Entwicklungsdysgrammatismus' auf bestimmte Symptomkombinationen einzugrenzen. Die Kenntnis über spezielle Teilleistungsschwächen, etwa in der Bildung von Pluralmorphemen mit einer gleichzeitg dezimierten Gedächtniskapazität, bietet konkrete Ansatzpunkte für die Therapie. Psychometrische Verfahren sind deshalb m.E. vor allem in der *'Folgediagnostik'* von großer Bedeutung.

5. Diagnose von Entwicklungsdysgrammatismus als "Schwerpunktdiagnose"?

Die Analysen der beiden Formen von Diagnoseverfahren haben gezeigt, dass die Problembereiche zwar in einem gewissen Rahmen kompensiert werden können, aber letztlich in der Testkonzeption an sich begründet sind. Somit stellt sich auch nicht primär die Frage nach Weiterentwicklungen der Instrumente, sondern nach einer sinnvollen Kombinationsmöglichkeit mit anderen Tests. Diese Idee ist nicht neu. Sie wird im Prinzip bei der Forschung nach den Ursachen von Entwicklungsdysgrammatismus bereits seit langem eingesetzt: Zur Auswahl von möglichst homogenen Probandengruppen bedienen sich Linguisten, Psychologen und Sonderpädagogen verschiedener Testverfahren, um z.B. eine grundsätzliche geistige Schädigung der Probandengruppe zur Wahrung einer 'Exklusionsdefinition' des Entwicklungsdysgrammatismus auszuschließen. Der kombinierte Einsatz von WECHSLER-Tests und Sprachtests ist in diesem Zusammenhang seit längerem Standard.

Weniger Kombinationsversuche hat es bislang in der Gruppe der etablierten Sprachtests gegeben. Die Erkenntnis über die grundsätzliche Struktur der Diagnose, die man sich als einen Trichter vorstellen kann, in dem zu Beginn möglichst viele Informationen gesammelt werden und in der Folge durch Bewertung und Ausschluss dezimiert werden und an dessen unterem Ende ein Ergebnis steht, hat an dieser Situation bemerkenswerterweise nichts geändert.

Nun wird diese letzte Aussage nicht unwidersprochen bleiben. Die Praktiker werden einwenden, dass sie sich sehr wohl bemühen, möglichst viele Informationen in den diagnostischen Entscheidungsprozess einzubeziehen. Die Sprachtheoretiker werden einwenden, dass die Modelle zur Beschreibung und Klassifikation des Entwicklungsdysgrammatismus in den meisten Fällen auf einer großen Datenbasis beruhen. Alle Einwände sind berechtigt - und doch: Es gibt bis heute kein testtheoretisch abgesichertes Verfahren, dass die Vorteile einer Spontansprachprobe mit denen einer psychometrischen Testbatterie verknüpft.[353]

These: Eine umfassende Diagnostik des Entwicklungsdysgrammatismus gründet sich auf das Verfahren zur Erhebung von Spontansprache ***und*** auf eine Batterie von spezifischen Tests zur Ermittlung von sprachlichen Teilfähigkeiten.

In der Kombination beider Verfahren geht es in erster Linie darum, die Vorteile beider Verfahren zu verbinden und Schwächen zu kompensieren.

Der Einsatz der Verfahren sollte sich deshalb der "Trichterform" der Diagnose (vgl.o.) verpflichten. D.h. zu Beginn der Diagnose sollten möglichst umfassende Informationen über die Defizite der Sprache des Klienten erfasst werden. Von beiden hier vorgestellten Verfahren bietet sich dazu die Profildiagnose auf der Basis von Spontansprachproben bei der konkreten Beschreibung von Sprache besonders an. Es erscheint aber an dieser Stelle nicht sinnvoll, die Analyse der Spontansprache so durchzuführen, wie sie CLAHSEN oder CRYSTAL vornehmen würden, weil damit der umfassende Aspekt der Beschreibung von kindlicher Sprache verloren ginge. Diese Vorgehensweise würde in eine unabhängig vom anamnestischen Hintergrund durchgeführte Analyse der grammatischen Struktur der kindlichen Sprache münden.

Ich habe in den Ausführungen zu den Theorien und Modellen, die den Entwicklungsdysgrammatismus betreffen, begründet aufzeigen können, dass sich die diagnostischen Bemühungen möglichst eng an der sprachlichen Realität und damit an den spezifischen sprachlichen Problemen des jeweiligen Klienten sowie ihrem Hintergrund orientieren sollten (vgl. u.a. Kap II, 5 und Kap IV, 3). Besonders die persönliche Situation des Klienten ist dabei zu berücksichtigen und ausführlichst anamnestisch zu erheben. Es geht aber in diesem Zusammenhang nicht darum, defizitäre Sprache auf eine bestimmte soziale Schicht zurückzuführen, sondern darum, möglichst detaillierte Angaben über die bisherige sprachliche Entwicklung zu erhalten und sich einen Eindruck darüber zu verschaffen, wie Eltern oder Erziehungsberechtigte in den therapeutischen Prozess eingebunden werden können.

Die Eckpunkte für ein diagnostisches Verfahren können also zunächst in den folgenden, aufeinander aufbauenden Stufen des Vorgehens gesehen werden:

(1a) die Anamnese (Erhebung von sprachlicher Vorgeschichte, Beurteilung des sozialen Hintergrunds für die Therapieplanung)

(1b) die Erhebung von Spontansprache (Ebene der besonders umfassenden Beschreibung der kindlichen Sprache)

[353] An dieser Tatsache ändert auch der Untertest Textgedächtnis (TG) im HSET nichts, da hier die Spontansprache von der Testkonzeption her auf einen inhaltlichen Gesichtspunkt festgelegt ist: die Memorierfähigkeit.

(2) die 'Folgediagnostik' mit Subtests (Ebene der spezifischen Beschreibung der kindlichen Sprache/ Beschreibung von Teilleistungsschwächen)

In der folgenden Aufschlüsselung der Eckpunkte des diagnostischen Verfahrens wird aufgezeigt, wie die drei Stufen miteinander in Verbindung stehen und wie in ihrer Organisation die formulierten neun Ableitungen teilweise erfüllt werden können.

5.1 Zum Konzept der "Schwerpunktdiagnose"

Das im Entwicklungsdysgrammatismus angelegte Dilemma offenbart sich bei den Überlegungen zur Konzeption eines Diagnoseverfahrens oder zumindest der Beschreibung von Eckpunkten für eine Konzeption sehr deutlich: Man darf bei diesen Überlegungen nicht davon ausgehen, dass die Diagnose bereits gestellt ist und das Verfahren nur dem Zweck einer exakten Beschreibung von sprachlichen und/oder kognitiven Teilschwächen dienen soll. Dann nämlich würden mit den Kategorisierungsmodellen nach ARAM & NATION u.a. sowie den Diagnoseinstrumenten von GRIMM u.a. ausreichende Handlungshilfen vorliegen.

Es geht vielmehr darum, das Symptombild des Kindes von Grund auf zu beschreiben, um dann in einem zweiten Schritt eventuell eine besondere Beeinträchtigung bei morphosyntaktischen Konstruktionen zu ermitteln. Erst dann wäre der Zeitpunkt erreicht, an dem spezielle Aussagen zu einzelnen sprachlichen Teilfähigkeiten gemacht werden könnten.

Ein Diagnoseverfahren, das zur Beschreibung von sprachlichen Störungen geeignet wäre, muss ohne Vorinformationen auskommen. Sämtliche Informationen über die deviante Sprache müssen im Diagnoseverfahren selbst erfasst und bewertet werden. An dieser Stelle entfernt man sich zwangsläufig von der konzeptionellen Beschreibung von Diagnoseinstrumenten, die innerhalb einer therapeutischen Situation eingesetzt werden, weil die folgenden Aussagen sich auf die Gesamtkonzeption einer sprachdiagnostischen Situation beziehen. Im Regelfall ist die letztere die erste Therapiesitzung.

Wenn bislang immer die Rede von möglichst umfassender Datenerhebung der devianten Sprache war, dann bezog sich dies auf den Beginn der diagnostischen Bemühungen. Anamnese und Spontansprache sind die Elemente, denen hier eine hohe Bedeutung zukommt. In der Anamnese werden in den meisten Fällen die Eltern diejenigen sein, die die präzisesten Aussagen über die sprachlichen Probleme des Kindes machen können. Ihren Ausführungen sollte deshalb besonderes Gehör geschenkt werden. Es empfiehlt sich, die Eltern von potenziell entwicklungsdysgrammatischen Kindern zunächst selbst erzählen zu lassen, wie sie ihr Kind im alltäglichen Umgang erleben. Interessant sind in diesem Zusammenhang auch die Berichte über die schulische Entwicklung. Erst wenn die Ausführungen der Eltern auch aus ihrer Sicht beendet sind, sollte nach speziellen Zusammenhängen und Beobachtungen gefragt werden. Welche Punkte von weiterführendem Interesse sein könnten, zeigt der Abschnitt zur Anamnese und Spontansprache (vgl. Kap V, 5.2). Die Spontansprachprobe bietet dem Diagnostiker nun die erste Möglichkeit, das Kind und sein sprachliches Vermögen selbst zu erleben. Die sorgfältige Anamnese und Spontansprache ergeben dann erste Hinweise darauf, welche Kompetenzen beim Kind beeinträchtigt sein könnten. Der Diagnostiker sollte sich nun zwischen den drei weiterführenden sprachspezifischen "Modulen" entscheiden und den vorläufigen *Schwerpunkt* seiner Diagnose festlegen. Er besitzt dazu nach der vorgestellten Skizze drei Auswahlmöglichkeiten:

- das "semantisch-lexikalische Modul",
- das "phonetisch-phonologische Modul"
- und das "morphologisch-syntaktische Modul".

Jedes Modul setzt sich aus a) den jeweiligen Informationen der Anamnese, b) aus den spezifischen Daten der Spontansprachprobe und c) aus den ihm zugeordneten Subtests zusammen.

Diese Zusammensetzung begünstigt den u.U. erforderlichen erneuten Einsatz bei demselben Patienten (vgl. Ableitung 1): Sprachliche Entwicklungen können durch die Analyse einer zweiten Sprachprobe dokumentiert werden. In dieser zweiten Anwendung wäre dann sofort eine gezielte Auswertung hinsichtlich der ermittelten Problembereiche vorzunehmen.

Daneben stellt die Spontanspracherhebung eine Möglichkeit dar, Defizite in entwicklungsdysgrammatischer Sprache zu lokalisieren, ohne dass umfangreiche sprachliche Anweisungen durch den Testleiter erforderlich sind (vgl. Ableitung 2).

Die Schwerpunktdiagnose ist keiner Spracherwerbstheorie verpflichtet, aber sie impliziert natürlich Vorstellungen darüber, wie Sprache prozesshaft organisiert ist (Ableitung 3). Das zeigt sich z.B. in der Dreiteilung der Schwerpunkte. Es wird mit dieser Teilung unterschwellig davon ausgegangen, dass sich sprachliche Deviationen einem der drei Schwerpunkte zuordnen lassen. Eine gleichzeitige Beeinträchtigung von Lexikon und phonologischen Elementen scheint in diesem System nicht denkbar zu sein. Dieser Einwand ist prinzipiell richtig. Ihm lässt sich nur entgegenhalten, dass diese Rahmenkonzeption erstens kein Diagnoseinstrument ist, dass zweitens Relationen von verschiedenen Symptomen nur sehr begrenzt analysiert werden können (AUFSATTLER) und dass drittens diese Konzeption primär auf das Störungsbild des Entwicklungsdysgrammatismus zielt. Grundsätzlich muss man sich aber mit einer einbeschriebenen Vorstellung über die Organisation von Sprache arrangieren, weil eine Theorie über sprachliche Produktions- und Rezeptionsprozesse zwingende Voraussetzung für die Gestaltung einer Diagnosesituation ist.

5.2 Anamnese und Spontansprache als Basis

Die Bedeutung der *Anamnese* ist in dieser Studie bereits hervorgehoben worden. Für die Diagnose von Sprachentwicklungsstörungen und hier speziell des Entwicklungsdysgrammatismus sollten drei Bereiche das Interesse des Diagnostikers finden: das Verhalten sowie die Sprache und die Sprachentwicklung. Sie sollten in ein Gespräch über das Kind eingebunden werden. Zunächst sollte mit einem Grobraster der Kategorien "stimmt" und "stimmt nicht" eine Reihe von Aussagen zum *Verhalten* bewertet werden. Dadurch könnte dem Diagnostiker ein erster Eindruck von dem Verhalten des Kindes vermittelt werden. Denkbare Formulierungen von Aussageitems wären:

- *Nahrungsaufnahme* (z.B. "Mein Kind isst übermäßig viel."; Mein Kind wehrt sich allgemein gegen das Essen, es isst ungern.")

• *Ruhezustände* (z.B. "Mein Kind kann häufig schlecht einschlafen"; "Mein Kind schläft häufig in meinem Bett.")
• *Kontaktverhalten* (z.B. "Mein Kind spielt sehr ungern oder überhaupt nicht mit anderen Kindern.")
• *Emotionale* Zustände (z.B. "Mein Kind ist sehr unruhig, zappelig oder unkonzentriert, sodass es sich nicht über einige Zeit mit einer Sache/Spiel beschäftigen kann.") [354]

Diese Aussageitems lassen sich noch spezieller formulieren, um z.B. hyperkinetische, hirnorganische oder stimmungslabile (psychiatrische) Störungsbilder zu erfassen. Für eine weitergehende Diagnose von z.B. psychiatrischen Symptomen sei an dieser Stelle auf spezielle Screening-Fragebögen und die psychiatrische Eingangsdiagnostik verwiesen.[355]

Daneben sind Fragen zum Sprachverhalten und zur Sprachentwicklung zu stellen: Hier geht es insbesondere darum, die im Gespräch benannten Aspekte zu vertiefen und nachzufragen. Als Beispiel für Aussageitems wären zu nennen:
• *das Sprachverhalten* (Z.B.: Wird Sprache als vorangiges Kommunikationsmittel benutzt? Welchen Anteil nehmen nonverbale Kommunikationsmittel ein (Gestik/Mimik)? Treten in der alltäglichen Kommunikaion Verständnisprobleme auf? Wenn ja, wie reagiert das Kind auf Signale des Unverständnises seines Gesprächpartners? Werden Äußerungen dann erweitert, verkürzt oder wird die Kommunikation abgebrochen? usw.)
• *die Sprachentwicklung* (Z.B.: Wie hat sich das Kind aus Ihrer Sicht im Vergleich mit gleichaltrigen Kindern entwickelt? Wann ist Ihnen eine Verzögerung das erste Mal aufgefallen? Woran haben Sie die Verzögerung bemerkt? Welchen Eindruck haben Sie von der Kommunikation Ihres Kindes mit anderen Kindern? Wie reagieren Sie sprachlich auf die Problem des Kindes? a) mit langsamerer Sprechweise b) mit parataktischerem Satzbau c) mit einer verstärkten gestischen und mimischen Kommunikation usw.) sowie

---

[354] Rauchfleisch, Udo. Kinderpsychologische Tests: Ein Kompendium für Kinderärzte. Basel: Enke, 1991, S.38.
[355] Vgl., a.a.O., S.38f. mit Verweis auf Schmidt, M.H. et al. Screening-Fragen zur Einschätzung von Verhaltensauffälligkeiten im Einschulungsalter. In: Öff. Gesundh.-Wes. 46 (1984), S.238f.

• *Soziales und Sprache* (Z.B.: Leidet Ihr Kind unter seiner mangelnden Kommunikationsfähigkeit? Wie gehen Spielkameraden mit dieser Beeinträchtigung um? Würden Sie Ihr Kind als sozialen Einzelgänger bezeichnen bzw. sind Tendenzen in diese Richtung zu erkennen?)

Beide Fragebereiche (Ausfüllen der Bögen) sind in ein anamnestisches Gespäch mit den Eltern zu integrieren bzw. ihre Erhebung erfolgt vor Beginn des Gesprächs. Daneben sind in diesem Zusammenhang die bisherigen Behandlungs- und Diagnoseversuche durch Kinderärzte, Schulpsychologen sowie besondere Umstände (z.B. Schwangerschaft der Mutter; Klinikaufenthalte des Kindes) zu notieren.

Die *Spontansprache* ist mit dem Kind im Beisein der Eltern zu erheben, evtl. auch in einer Kommunikationssituation zwischen Eltern und Kindern oder ggf. zwischen dem Kind und seinen Geschwistern.

Um die Gesprächsbereitschaft des Kindes zu stimulieren, können vertraute und nicht vertraute Spielzeuge bereit gehalten werden, die aber nur den Beginn der Konversation thematisch begleiten sollten. Alsbald sind das Gespräch und die Fragen auf abstraktere Zusammenhänge, abwesende Personen und Haustiere zu lenken, um in der Kommunikation einen stärkeren "Referenz"-Anteil zu erhalten. Schließlich sind dem Kind Themen vorzugeben, die durch das Erzählen einer Geschichte in Imperfekt oder Futur bearbeitet werden können.[356] Auch ein Rollenspiel ist ein probates Mittel zur Gestaltung der Situation zur Erhebung der Spontanssprache.

Die Transkription muss nicht in Lautschrift, sondern kann in normaler lateinischer Schrift erfolgen. Dabei ist darauf zu achten, dass die transkribierte Sprache der Aussprache möglichst nahe kommt. Ansonsten gelten die vorstehenden Ausführungen (vgl. Kap III). Eine Unterteilung der jeweiligen Sprechakte ist sinnvoll. Ein Beispiel:

"Guten Tag! /
/Guten Tag, Herr Werner / Wie geht es Ihnen denn?/
/Ein / Zwei Kasten Eier/

---

[356] Vgl. Heidtmann, Hildegard. Neue Wege der Sprachdiagnostik: Analyse freier Sprachproben. Berlin: Marhold, 1988, S.26.

/Wie geht es Ihnen denn Herr Werner ?/
/Dut/
/Gut geht's Ihnen./
/Hm./
/Zwei Kartons Eier brauchen Sie?/
/Ja./
[...]"[357]

5.3 "Phonetisch-Phonologisches Modul"

Wenn sich durch die Spontansprachprobe ein Hinweis auf eine sprachliche Störung im phonetischen und/oder phonologischen Bereich ergibt, muss zunächst festgestellt werden, welche speziellen Schwierigkeiten bestehen. Dabei kann eine erneute Betrachtung der Spontansprachprobe helfen, in deren Verlauf jetzt primär unter Beachtung des Störungsschwerpunktes analysiert wird. Für eine phonetisch-phonologische Analyse ist es zunächst wichtig zu ermitteln, welcher Art die phonetisch-phonologische Auffälligkeit ist. STILLER identifiziert in diesem Zusammenhang vier verschiedene Störungsformen:

- *Vereinfachung der Segmente im Wort* durch Vertauschung, Hinzufügung oder Tilgung von Silben, z.B. /fohosch/ statt /Forsch/.
- *Angleichung von Wortsegmenten*, die ähnlich klingen, z.B. /elafant/ statt /Elefant/.
- *Ersetzung von bestimmten Wortsegmenten* durch andere. Je nach Art der Ersetzung kann es sich um eine Verstärkung (/bak/ statt /Bach/; Plosierung eines Frikativs) oder eine Abschwächung (/fela/ statt /Feder/; Laternalisierung eines Plosivs) handeln.
- *Veränderung der Artikulationsorte* (/bant/ statt /bank/).[358]

[357] A.a.O., S. 123ff.
[358] Vgl. Stiller, Ulrike. Phonetisch-Phonologische Analyse. In: Springer, Luise; Dietlinde
Schrey-Dern (Hrsg.). Logopädische Diagnostik von Sprachentwicklungsstörungen: sprachsystematisch konzipierte Prüfverfahren. Stuttgart: Thieme, 1994, S.22.

Selbstverständlich können diese Ebenen nicht alle durch die Analyse der Spontansprache ermittelt werden Hier bedarf es des Einsatzes von Testverfahren, die speziell auf die Identifizierung von phonetisch-phonologischen Symptomen zielen. Leider bieten die im Rahmen dieser Studie vorgestellten Testbatterien nur geringe Möglichkeiten zur Durchführung einer speziellen Beschreibung der phonetisch-phonologischen Ebene. Lediglich die Lautanalyse und Lautsynthesefähigkeiten können im PET durch die Tests *WE (Wörter Ergänzen)* und *LV (Laute Verbinden)* beschrieben werden.[359] Überprüfungen der Artikulation, Lautdiskrimination und Phonologie können mit den vorliegenden Materialien somit nur begrenzt oder aber nicht durchgeführt werden. Für eine solide Analyse dieses Bereichs wäre das "Modul C" (phonetisch-phonologische Schwerpunktdiagnose) in jedem Fall um Werschenberger Material oder Material aus dem Bremer Artikulationstests (BAT) oder dem Bremer Lautdiskriminationstest (BLDT) zu ergänzen.

Zusammenfassend kann festgestellt werden, dass die phonetisch-phonologische Analyse in den besprochenen Testverfahren keine umfassende Berücksichtigung erfahren hat und dass sich dieses Defizit bei der Beschreibung der Eckpunkte eines diagnostischen Verfahrens dementsprechend fortsetzt. Für eine genaue Beschreibung dieses Bereiches ist es deshalb unerlässlich, auf andere Testverfahren auzuweichen.

5.4 "Lexikalisch-semantisches Modul"

Auch Beeinträchtigungen der Lexik bzw. der semantischen Komponente können in der ersten Diagnosephase erkannt werden. Die Spontansprachprobe sollte bei einem ersten Verdacht auf eine semantische Inkonsistenz von Sprache sich von den folgenden Fragen leiten lassen, die DICKMANN & KLASEN in ihren Überlegungen zur Konzeption eines sprachsystematisch konzipierten Prüfverfahrens zur Lexik und Semantik benennen:

- Eine erhöhte Aufmerksamkeit ist dann berechtigt, wenn das Kind in fast allen Situationen eine sprachliche Kommunikation ablehnt.

---

[359] Vgl. Flossmann, Ina; Cordula Tockuss. Logopädische Diagnostik bei kindlichen Sprach- und Sprechstörungen. In: Springer, Luise; Dietlinde Schrey-Dern (Hrsg.). Logopädische Diagnostik von Sprachentwicklungsstörungen: sprachsystematisch konzipierte Prüfverfahren. Stuttgart: Thieme, 1994, S.9.

- Das Kind bedient sich unverhältnismäßig häufig nonverbaler Kommunikationstrategien (Zeigen auf Gegenstände, pantomimische Handlungen, Veränderung der Situation durch Handlung).
- Nicht einfach zu erkennen sind manchmal die verbalen Ausweichstrategien. Diese können in einer Umschreibung von Gegenständen (/ist dunkel/ statt /Nacht/), in häufigem Einsatz von deiktischen Wendungen (/dies/, /das/), in Abbrüchen von Sätzen sowie im Einsatz von Floskeln und Stereotypen bestehen.[360]

Falls einer dieser Punkte in der Spontansprachprobe entdeckt wird, sollte in einer Reanalyse geklärt werden, ob weitere Ausweichstrategien verwendet wurden. Wie bei dem "phonologisch-phonetischen Modul" sollten die anamnestischen Daten auf mögliche Hinweise einer Beeinträchtigung des Lexikons oder der Semantik untersucht werden. Falls es nötig ist, sollte für eine verbesserte grundsätzliche Einschätzung der Beeinträchtigung in alltäglichen Situationen eine zweite Spontansprachprobe erhoben werden.

Es sollten dann auf der Ebene der "Mikrodiagnostik" die folgenden semantischen Komponenten überprüft werden.

- Kann das Kind zu einer Gruppe von Worten Oberbegriffe finden bzw. bestimmte Worte bestimmten Obergruppen zuordnen?
- Verfügt das Kind über semantische Felder, die aus verschiedenen Wortklassen bestehen (*Feuerwehr* - Auto -Alarm - beeilen -rot etc)?
- Ist das Kind in der Lage Begriffe zu definieren bzw. zu beschreiben?
- Kann das Kind Beziehungen innerhalb eines semantischen Feldes herstellen (Brief - schreiben)?
- Verwendet das Kind Präpositionen? (Nach PIAGET ließe sich damit auch der kognitive Entwicklungsstand beschreiben ...)
- Können bei Adjektiven gegensätzliche Formen gebildet werden?
- Kann das Kind Beziehungen zwischen Teilen und dem Ganzen herstellen (Reifen - Auto)?

Anders als im "Modul C" kann zur detaillierten diagnostischen Beurteilung der semantischen Komponente auf mehrere Subtests der Psychometrika zurückgegriffen werden. Es lassen sich zwar nicht alle o.g. Komponenten mit den zur Verfügung stehenden Subtests des PET und des HSET überprüfen, aber die Situation stellt sich doch wesentlich besser dar als bei der phonetisch-phonologischen Schwerpunktdiagnose.

Im HSET sind die Tests Wortfindung (WF) und Begriffsklassifikation (BK) geeignet, um detaillierte Aussagen zur Semantik und zum Lexikon zu machen. In der Batterie des PET ist der Test Sätze Ergänzen (SE) ansatzweise geeignet, um semantische Felder zu überprüfen. Der Test Gegenstände Beschreiben (GB) würde den Aspekt der Begriffsbeschreibung erfüllen.

Zusammenfassend lassen sich im lexikalisch-semantischen Schwerpunkt einer Analyse relativ viele Subtests einsetzen, was dafür spricht, dass die Autoren der konventionellen Testbatterien der Auffassung ist, die Sprachentwicklung eines Kindes lasse sich 'traditionell' am besten durch semantische Items beschreiben.

5.5 "Morphologisch-syntaktisches Modul"

Die Beschreibung von Abweichung der Kindersprache in den Bereichen der Morphologie und der Syntax ("Modul A") ist diejenige - so ist zumindest zu erwarten - die aufgrund der vorliegenden Verfahren am besten zu beschreiben ist. Tatsächlich erweisen sich die Untertests der psychometrischen Testbatterien als überwiegend geeignet, um die morphologische und syntaktische Deviationen zu erkennen. Die genannten Symptome, die sich auf die morphosyntaktische Ebene beziehen, sind (vgl. Ableitung 4 und 5):

- die Verbendstellung,

---

[360] Vgl. Dickmann, Christiane; Regina Klasen. Semantisch-lexikalische Analyse. In: Springer, Luise; Dietlinde Schrey-Dern (Hrsg.). Logopädische Diagnostik von Sprachentwicklungsstörungen: sprachsystematisch konzipierte Prüfverfahren. Stuttgart: Thieme, 1994, S.44f.

- simplifizierende Satzmuster,
- Fehler in der Flexionsmorphologie,
- allgemeine Störungen von Verarbeitungs- und Produktionsprozessen und
- Strukturierungsdefizite.

Mit der Spontansprachprobe und den Auswertungsbogen nach CLAHSEN und CRYSTAL liegt in der Profilanalyse ein quantitativ sehr weit entwickeltes Verfahren vor, das dezidierte Aussagen über die grammatische Kompetenz des Kindes ermöglicht. Eine morphosyntaktische Analyse sollte die Sprache aber nicht nur quantitativ nach der MLU (Mean Length of Utterance) oder der Anzahl bestimmter syntaktischer Konstruktionen bewerten. Es sind vor allem qualitative Aspekte der devianten Sprache zu berücksichtigen. z.B. "Welche Verbflexionen werden falsch gebildet? Lässt sich hier eine Regelmäßigkeit erkennen?". Gleiche Fragen ließen sich für die Verbstellung und die Verwendung von Wortarten formulieren. Grundsätzlich bietet die mit der Profilanalyse ausgewerte Spontansprachprobe in quantitativer Hinsicht einen Ausgangspunkt für die notwendigen weiterführenden qualitativen Analysen. So müssen in der Folge auch nicht alle der auf die morphosyntaktische Struktur zielenden Subtests der psychometrischen Instrumente benutzt werden.

Konkrete Auswertungen mit der Profilanalyse, z.B. das Verhältnis von Ellipsen zu Sätzen betreffend, sollten nicht nur im Hinblick auf die Deviation, sondern auch im Hinblick auf die Strukturierung der Erhebungssituation betrachtet werden.[361]

Der PET von Angermaier stellt auf der Ebene der "Mikrodiagnostik" die Tests GT und SE zur Verfügung. Mit ihnen kann bei begründetem "Verdacht" überprüft werden, ob das Kind die Struktur der Sprache in Automatismen überführt. Zwar kann der Test SE benutzt werden, um semantische Leistungen zu überprüfen, daneben lässt sich auch feststellen, ob die Lücken in den Sätzen gemäß des morphosyntaktischen Regelwerks gebildet werden. Mit dem Grammatik-Test (GT) sind demgegenüber noch dezidiertere Aussagen über die morphosyntaktische Kompetenz eines Kindes möglich. Ein Problem besteht darin, dass die Testitems unregelmäßig auf bestimmte

[361] Vgl. Schrey-Dern, Dietlinde. Morphologisch-syntaktische Analyse. In: Springer, Luise; Dietlinde Schrey-Dern (Hrsg.). Logopädische Diagnostik von Sprachentwicklungsstörungen: sprachsystematisch konzipierte Prüfverfahren. Stuttgart: Thieme, 1994, S.69.

Bereiche verteilt worden sind: So werden die Pluralbildung und die Adjektivkomparation mit zwölf bzw. neun Items relativ häufig geprüft, die Genitivbildung dagegen jedoch nur einmal. Um mit dem Subtest validere Aussagen zu erhalten, wäre a) eine gleichmäßigere Gewichtung erforderlich und b) eine Ausweitung der Testitems, um die Möglichkeit einer Testwiederholung zu ermöglichen.

Im HSET stehen mit den Subtests Satzbildung (SB), Plural-Singularbildung (PS) Adjetkivableitungen (AD), Verstehen grammatischer Strukturformen (VS) und der BIldung von Ableitungsmorphemen (AM) gleich fünf Untertests zur Verfügung, die bestimmte morphosyntaktische Bereiche beschreiben. Dabei haben die Untertests PS, AD und AM ein morphemorientiertes Testziel. Nur die Tests SB und VS erlauben Ausagen darüber, wie es um die die Produktion und Rezeption von syntaktischen Konstruktionen bestellt ist.

Wenngleich die Tests nicht in jedem Fall unproblematisch im Einsatz sind, z.B. VS (vgl Kap IV, 1.2.1.1), bietet die Auswahl von Subtests doch eine Basis für die "Mikrodiagnostik" innerhalb der mophosyntaktischen Schwerpunktdiagnose.

Zusammenfassend lässt sich sagen, dass sich im morphosyntaktischen Bereich eine im Vergleich zu den anderen "Modulen" detaillierte Beschreibung von Symptomen vornehmen lässt. Eine Analyse, die mit den Subtests aus dem PET und HSET durchgeführt wird, erlaubt relativ valide Aussagen über konkrete Symptome.

5.6 Nicht-sprachliche Leistungen

Die Erhebung von Daten aus dem nicht-sprachlichen Bereich weist nicht die Form eines separaten "Moduls" auf. Das bedeutet nicht, dass nicht-sprachliche Leistungen von geringerer Bedeutung sind als sprachliche. Ihre Einbindung in ein diagnostisches Verfahren, das primär sprachliche Komponenten beschreibt, ist jedoch kompliziert, weil Störungen im nicht-sprachlichen Bereich auf medizinisch-pathologische Befunde verweisen können, wie etwa die MCD-Symptomatik. Eine Diagnose, der neben dem Erkennen sprachlich-pathologischer Phänomene auch noch die Ermittlung hirnorganischer Phänomene zugeschrieben wird, ist nicht nur methodisch schwer zu begründen, sondern auch vom Umfang her unpraktikabel. Allein die Beschreibung der sprachlich-pathologischen Symptome und die Frage nach ihrer Ätiologie wird in Deutschland und England sehr kontrovers diskutiert. Es ist deshalb nicht zu verantworten, dieses Diskussionsforum grundsätzlich mit medizinischen Sachverhalten zu belasten. Um Missverständnissen vorzubeugen: Es geht in diesem Zusammenhang nicht um eine Abkehr von der Interdisziplinarität in der Forschung zur Sprachpathologie. Hinsichtlich der diagnostischen Verfahren muss aber eine Transparenz geschaffen werden, die eine Durchführbarkeit ermöglicht:

These: Diagnostische Verfahren, die in der Praxis Anwendung finden, sollten nicht als Podium für Forschungskontroversen missverstanden werden.

Was die Beschreibung nicht-sprachlicher Daten angeht, so können erste Hinweise für eine weitergehende Diagnose aus der Anamnese und einigen wenigen Subtests des PET gewonnen werden. Sobald aber Testergebnisse des Zahlenfolgen- Gedächtnisses (ZFG), des Symbolfolgen-Gedächtnisses (SFG) des PET oder des Textgedächtnisses (TG) im HSET sehr niedrige Werte aufweisen, muss neben einer möglichen Beeinträchtigung sprachlicher Komponenten davon ausgegangen werden, dass es sich unter Umständen um eine medizinische Indikation handelt. Mit dem umrissenen Testverfahren wäre dann in der Folge nur noch zu klären, welche weiteren sprachlichen Bereiche von der Störung betroffen sind. Eine Planung der Therapie dürfte in diesem Fall aber nicht mehr allein auf der Grundlage der Sprachdiagnose erfolgen.

5.7 Zusammenfassung

Der skizzierte Rahmen zur Gestaltung einer diagnostischen Situation, die primär auf die Diagnose von Entwicklungsdysgrammatismus ausgerichtet ist, zeigt noch viele Schwächen.

Als zentrales Problem ist die Diagnose von Symptomkombinationen zu nennen. Hier erweist sich das vorgestellte "Modul"-Konzept als zu starr und zu wenig flexibel, um Schnittstellen zu den anderen Bereichen von Sprache zu öffnen. Besonders deutlich wird das am Beispiel des Störungsschwerpunktes im morphologisch-syntaktischen

Bereich. Es lassen sich keine allgemein gültigen Hinweise dahingehend formulieren, wann eine Überprüfung von semantischen Fähigkeiten vorzunehmen ist. Der maßgebliche Entscheidungspunkt, in welche Richtung die Diagnose weiterzuverfolgen ist, liegt klar auf der Ebene der Spontanspracherhebung. Nur wenn diese Auswertung umfassend geschieht, besteht die Möglichkeit, alle sprachspezifischen Auffälligkeiten zu ermitteln.

Der Umriss dieses Konzepts leidet also darunter, dass die Erhebung der Spontansprache durch ihre offene Konzeption kaum Ratschläge oder Hinweise für den Diagnostiker bereithält, auf welche Besonderheiten zu achten ist. Einziges unterstützendes Element ist in diesem Zusammenhang die Anamnese.

Aber auch auf der Ebene der Subtests sind Schwierigkeiten zu konstatieren: Es fehlen Subtests zur "Mikro"-Analyse. Die psychometrischen Testbatterien von HSET und PET reichen vielfach nicht aus: Das zeigt sich auch bei dem diagnostisch verhältnismäßig gut dokumentierten morphosyntaktischen Bereich. Hier kann z.B. anhand der Tests nicht entschieden werden, ob in der Spontansprachprobe auffällige simplifizierende Satzmuster auf Strukturierungsdefizite verweisen oder nicht. Eine weitere Ausweitung der Tests auf exakter Symptombeschreibungsebene ist deshalb eine konsequente Folge. Die Ansatzpunkte für die qualitative Verbesserung dieser Situation sollten vor allem aus der Praxis kommen, da Diagnostiker und Therapeuten das Maß der Informationen bestimmen müssen, das notwendig ist, um therapeutische Ziele und Bemühungen formulieren und planen zu können.

Zusammenfassend ist festzustellen, dass sich der Versuch dieses Umrisses und die Formulierung der Eckpunkte eines diagnostisches Instruments schwierig gestalten. Dies ist nicht nur der Fall, weil die Verbindung von sprachlichen Komponenten in der theoretischen Fundierung kompliziert ist, sondern auch weil die Vernetzung der verschiedenen Methoden der Diagnose problematisch ist. Zudem liegt der Grund in der großen Bandbreite der Symptome, die diagnostisch abgedeckt werden müssen. Und schließlich darf nicht aus dem Blick verloren werden, was Diagnose eigentlich leisten soll. Judith HOLLENWEGER schreibt dazu aus der Perspektive der Forschung:

"Das Jonglieren mit Zahlen gibt mir oft ein ungutes Gefühl und immer versuche ich wieder, zum einzelnen Kind, an das ich mich in manchen Fällen noch gut erinnere, zurückzugehen."[362]

Diagnose verpflichtet zu helfen. Sie soll die Entscheidungen, die therapeutisch Erfolg versprechend scheinen, stützen und Zuversicht vermitteln. Gemessen an diesem Ziel scheinen die in dieser Analyse formulierten forschungsmethodischen Fragen und diagnostischen Problemstellungen aus der Distanz zeitweilig zweitrangig zu sein.

6. Ausblick und Reflexion der eigenen Ergebnisse

In dieser Studie wurde die umfangreiche Literatur zur Erforschung des Entwicklungsdysgrammatismus gesichtet, kritisch reflektiert und ihre Ergebnisse zur Grundlage der Auseinandersetzung mit den diagnostischen Verfahren der Profilanalyse und der Psychometrik gemacht. Es konnten Stärken und Schwächen aufgezeigt werden. Weiterhin wurde in einer Skizze (Kapitel V.) versucht, eigene Gedanken und Konzeptionen zur Diagnose des Entwicklungsdysgrammatismus zu verdeutlichen und somit über eine rein deskriptive und analytische Ebene hinauszugehen. So interessant und diskussionswürdig bestimmte Punkte bei der Erarbeitung dieses letzten Kapitels auch erscheinen, - etwa die Bedeutung der pädagogischen Kompetenz des Diagnostikers als situativem Rahmen für die diagnostische Situation - es hat sich die schlagwortartige Einschätzung bestätigt, dass Aussagen über Diagnoseverfahren, wie sie sein sollen, um ein Vielfaches schwieriger sind als Aussagen darüber, wie sie nicht sein sollen. Im Grunde reproduziert sich an dieser Stelle ein in der Zusammenfassung des zweiten Kapitels genanntes basales Problem: Diagnose funktioniert bis heute vornehmlich durch Exklusionsverfahren denn durch inklusionsorientierte Verfahren. Ob diese Basis, die wissenschaftstheoretisch umfassenden Konsens besitzt, auch dem Problem der Sprachdiagnose gerecht werden kann, ist nicht zu beantworten. Die Diskussion dieser Frage gehört letztlich auch nicht in den Rahmen dieser

---

[362] Hollenweger, Judith. Sprachverstehen, Textverständnis und Schulerfolg: Ergebnisse aus einer Nachuntersuchung zur prognostischen Validität der Schweizer Version des Heidelberger Sprach-

Studie, sondern weist weit darüber hinaus. Sie ist forschungsphilosophisch zu debattieren. Sie sollen in diesem Zusammenhang nur angesprochen werden, um zu verdeutlichen, dass viele der in diesem Rahmen deutlich gewordenen Probleme nicht allein die Sprachdiagnose betreffen, sondern ihre Dependancen in vielen anderen Disziplinen haben. Somit sind in jeder Disziplin neben der permanenten kritischen Reflexion von inneren Entwicklungen auch die allgemeinen theoretischen Konstruktionen, nämlich die, wie Wissenschaft und Forschung heute betrieben werden und welchen forschungsphilosophischen Horizonten sie sich verpflichtet fühlen, in den Blick zu nehmen.

Ich möchte diese Gedanken deshalb mit einem Zitat des amerikanischen Neurologen Oliver SACKS wieder an eine realisierbare Ebene zurückbinden - allerdings "nur", um zu zeigen, welchen Weg die Diagnostik der Sprachentwicklungsstörungen *nicht* gehen sollte. Gewissermaßen beuge ich mich damit dem o.g. basalen Problem:

"Unsere kognitiven Wissenschaften leiden selbst unter einer Agnosie [...] Hier können wir sehen, was mit einer Wissenschaft geschieht, die das Urteilende, das Besondere, das Persönliche meidet und sich ganz dem Abstrakten und Berechenbaren zuwendet."[363]

Der Wille und die Verpflichtung zur Selbstreflexion sind in allen diagnostischen Disziplinen - nicht nur der Sprachdiagnostik - unerlässlich. Wenn Diagnose auf einen Vorgang reduziert wird, den es möglist reliabel und valide zu gestalten gilt, dann scheint dies allein nicht ausreichend zu sein. Bildlich gesprochen heißt erfolgreiche Sprachentwicklungsdiagnostik zu beschreiben deshalb, die eigene Tätigkeit an den Patienten und Klienten als einem facettenreichen Spiegel zu orientieren und, so gut es eben möglich ist, primär nach den Erfordernissen dieses Spiegelbildes und erst dann nach der Theorie zu handeln.

---

entwicklungstests. In: Hollenweger, Judith; Hansjakob Schneider (Hrsg.). Sprachverstehen beim Kind: Beiträge zu Grundlagen, Diagnose und Therapie. Luzern: Ed. SZH, 1994, S.156.

[363] Sacks, Oliver. Der Mann, der seine Frau mit einem Hut verwechselte. Hamburg: Rowohlt, 1987, S.38f.

Es bleibt daher abzuwarten, wie sich die theoretische Diskussion um den Begriff des Entwicklungsdysgrammatismus und die daran gekoppelten diagnostischen Verfahren zukünftig entwickeln werden.

VI. Literaturverzeichnis

Affolter,F..; R. Brubaker; W. Bischofberger. Comparative studies between normal and language-disturbed children. In: Acta Laryngologica Suppl. 323 (1974), S. 1-32.

Ahrens, Almut; Hildegard Heidtmann. Das LARSP als Beispiel eines Verfahrens zur grammatischen Analyse von Spontansprache. In: Osnabrücker Beiträge zur Sprachtheorie (OBST) 1984, Beiheft 8, "Kommunikation trotz Sprachstörungen", S.74-102.

Amorosa, Hedwig. Die diagnostische Klassifikation kindlicher Sprachentwicklungsstörungen. In: Zeitschrift für Kinder- und Jugendpsychiatrie 12 (1984), S.379-390.

Angermaier, Michael. Psycholinguistischer Entwicklungstest. Weinheim: Beltz, 1974.

Angermaier, Michael. Drei Faktorenanalysen zum Thema 'Legasthenie'. In: Zeitschrift für experimentelle und angewandte Psychologie 20 (1973), S.1-19.

Angermaier, Michael. Die Bedeutung des Psycholinguistischen Entwicklungstests (PET) für die Diagnose des sprachlichen Entwicklungsstandes. In: Eckensberger Lutz H.; Uta S. Eckensberger (Hrsg.). Bericht über den 28. Kongress der Deutschen Gesellschaft für Psychologie in Saarbrücken 1972. Göttingen: Hogrefe, 1974, S.162-168.

Aram, Dorothy M.; James E. Nation. Pattems of language behavior in children with developmental language disorders. In: Jounal of Speech and Hearing Research 18 (1975), S. 229-241.

Aram, Dorothy M.; Barbara L. Ekelman; James E. Nation. Preschoolers with language disorders: 10 years later. In: Journal of Speech and Hearing Research 27 (1984), S. 232-244.

Aufsattler, Werner. Simple Modelle für komplexe Diagnoseverfahren? Zur Robustheit probabilistischer Diagnoseverfahren gegenüber vereinfachenden Modellannahmen. Berlin u.a.: Springer, 1986.

Bahr, Reiner; Heiner Nondorf. Sprachentwicklungsstörungen aus entwicklungs- und neuropsychologischer Sicht. In: Die Sprachheilarbeit 31 (1987), S. 49-58.

Bauer, Hans H. Die mehrdimensionale Untersuchung hör- und sprachgeschädigter Kinder. In: Frühförderung interdisziplinär 7 (1988), S. 49-56.

Baumberger, Werner; Judith Hollenweger. Die Schweizer Version des Heidelberger Sprachentwicklungstests: Entwicklung des Verfahrens und Anwendung in der sonderpädagogischen Förderdiagnostik. In: Brunsting, M. ; H. J. Kelle; J. Steppader (Hrsg.). Teilleistungsschwächen: Prävention und Therapie. Luzern: Edition SZH, 1990, S.217-226.

Bettermann, Wolfram. Erste Erfahrungen mit einem Expertensystem in der Aphasiediagnostik. In: Rickheit, Gert; Rüdiger Mellies; Andreas Winnecken (Hrsg.). Linguistische Aspekte der Sprachtherapie: Forschung und Intervention bei Sprachstörungen. Opladen: Westdeutscher Verlag, 1992, S.257-276.

Bialystok, Ellen. Metalinguistic awareness: The development of children's representations of language. In: Pratt, Chris; Alison F. Garton (Hrsg.). Systems of Representation in Children: Development and Use. New York: Wiley & Sons, 1993, S.211-233.

Bielefeld, Kurt. Sprachbehindertenpädagogik. In: Zeitschrift für Heilpädagogik 33 (1982), S. 171-177.

Bishop, Dan V.M: The causes of specific developmental language disorder (‚developmental dysphasia'). In: Journal of Child Psychology and Psychiatry 28 (1987), S.1-8.

Bonvillian, John D.; Keith E. Nelson: Exceptional cases of language acquisition. In: Nelson, Keith E. (Hrsg.). Children's language Vol. 3. Hillsdale: Gardner Press 1982, S.322-391.

Breckow, Jutta. Früherkennung von Sprachbehinderung. In: Zeitschrift für Heilpädagogik, 38 (1987), S. 503-513.

Breuer, Helmut; Maria Weuffen. Untersuchungen zur Ätiologie des Agrammatismus. In: Die Sonderschule 23 (1978), S.129-136.

Chiat, Shula; Allen Hirson. From conceptual intention to utterance: a study of impaired language output in a child with developmental dysphasia. In: British Journal of Communication 22 (1987), S. 37-64.

Chipman, Harold H.; Friedrich Michael Dannenbauer. The interplay of cognitive and linguistic factors in the comprehension and expression of temporal relations: a comparison between normal and developmentally dysphasic children. In: Kegel, Gerd et al. (Hrsg.).Sprechwissenschaft und Psycholinguistik 3, Opladen: Westdeutscher Verlag,1989, S. 177-196.

Chipman, Harold H.; Leo Barbian; Friedrich Michael Dannenbauer. Zeitliche Beziehungen in der Sprache: ein Vergleich zwischen normalen und dysphasischen Kindern. In: Die Sprachheilarbeit 31 (1986),S.197-201.

Chomsky, Noam. Reflections on Language.(dt. Reflexionen über Sprache, Frankfurt/Main: Suhrkamp, 1977.) London: Temple Smith, 1976.

Clahsen, Harald; Birgit Mohnhaupt. Die Profilanalyse: Einsatzmöglichkeiten und erste Ergebnisse. In: Füssenich, Iris; Bernhard Gläß (Hrsg.). Dysgrammatismus:

theoretische und praktische Probleme bei der interdisziplinären Beschreibung gestörter Kindersprache. Heidelberg: Schindele, 1985, S. 76-97.

Clahsen, Harald. Die Profilanalyse: Ein linguistisches Verfahren für die Sprachdiagnose im Vorschulalter. Berlin: Marhold, 1986.

Clahsen, Harald. Normale und gestörte Kindersprache: Linguistische Untersuchungen zum Erwerb von Synatx und Morphologie. Amsterdam: Benjamins, 1988.

Clahsen, Harald. Grammatiken für die gestörte Kindersprache: Zur Aufgabe der Profilanalyse bei der Sprachdiagnose. In: Sprache - Stimme - Gehör 13 (1989), S. 176-184.

Clahsen, Harald. The grammatical charakterization of developmental dysphasia. In: Linguistics 27 (1989), S.897-920.

Clahsen, Harald; Gerd Kegel; Hermann Schöler. Bericht zur Tagung "Dysgrammatismus' bei der Wemer-Reimers-Stiftung. In: Kegel, Gerd et al. (Hrsg.). Sprechwissenschaft und Psycholinguistik 3, Opladen: Westdeutscher Verlag,1989, S.287-304.

Clahsen, Harald. Child language and developmental dyshasia: Linguistic Studies of the acquistion of German. Amsterdam: Benjamins, 1991.

Clahsen, Harald; Detlef Hansen. COPROF: Computerunterstützte Profilanalyse. Köln: Focus, 1991.

Clahsen, Harald et al. Regular and Irregular Inflection in the Acqusition of German Noun Plurals. In: Cognition 45 (1992), S.225-235.

Clahsen, Harald; Monika Rothweiler. Inflectional rules in children's grammars: Evidence from German participles. In: Yearbook of Morpholgy 1992, S.255-288.

Cromer, Richard F. Hierarchical planning disability in the drawings and constructions of a special group of severely aphasic children. In: Brain and Cognition 2 (1983), S.144-164.

Cromer, Richard F. The basis of childhood dysphasia: a linguistic approach. In: Wyke, Maria A. Developmental dysphasia. New York: Academic Press, 1978, S.85-134.

Crystal, David. Working with LARSP. London: Arnold, 1972.

Crystal, David. Profiling Linguistic Disability. London: Arnold, 1982.

Crystal, David; Paul Fletcher; Michael Garman. The grammatical analysis of Language Disability. London: Arnold, 1976.

Dames, Konstanze; Stefan Lautenbacher. Die Zeitstruktur von Nachsprechleistungen bei sprachentwicklungsgestörten und sprachunauffälligen Kindern. In: Kegel, Gerd et al. (Hrsg.). Sprechwissenschaft und Psycholinguistik 3, Opladen: Westdeutscher Verlag, 1989, S. 269-285.

Dannenbauer, Friedrich Michael; Anni Kotten-Sederquist. Sebastian lernt Subj + Mod + XY + V (inf): Bericht von einer entwicklungsproximalen Sprachtherapie mit einem dysgrammatisch sprechenden Kind. In: Vierteljahresschrift für Heilpädagogik und ihre Nachbargebiete 59 (1990), S. 27-45.

Dannenbauer, Friedrich Michael; Harold H. Chipman. Spezifische Sprachentwicklungsstörung und symbolische Repräsentationsschwäche. In: Frühförderung interdisziplinär 7 (1988), S. 67-78.

Dannenbauer, Friedrich Michael. Ist der kindliche Dysgrammatismus grammatisch? Zu den Sprachproblemen entwicklungsdysphasischer Kinder. In: Die Sprachheilarbeit 34 (1989), S.151-168.

Dannenbauer, Friedrich Michael. Anmerkungen zu Fragen der Sprachtherapie mit dysgrammatisch sprechenden Kindern. In: Füssenich, Iris; Bernhard Gläß (Hrsg.). Dysgrammatismus: theoretische und praktische Probleme bei der interdisziplinären Beschreibung gestörter Kindersprache. Heidelberg: Schindele, 1985, S. 76-97.

Dannenbauer, Friedrich Michael. Einige Gesichtspunkte zur Modifikation der Verzögerungs-Abweichungs-Dichotomie von Störungen der grammatischen Entwicklung. In: Die Sprachheilarbeit 30 (1985), S.234-238.

Dannenbauer, Friedrich Michael. Der Entwicklungsdysgrammatismus als spezifische Ausprägungsform der Entwicklungsdysphasie. München: Ladewig, 1983.

Dannenbauer, Friedrich Michael; Anni Kotten-Sederqvist. Beziehungen zwischen phonologischen und syntaktischen Defiziten bei sprachentwicklungsgestörten Kindern: Empirische Befunde, Erklärungsansätze und sprachtherapeutische Implikationen. In: Der Sprachheilpädagoge 18 (1986), S.43-61.

Davison, Gerald C.; John M. Neale. Klinische Psychologie: ein Lehrbuch. Weinheim: Psychologie Verlags Union, 1988.

Dickmann, Christiane; Regina Klasen. Semantisch-lexikalische Analyse. In: Springer, Luise; Dietlinde Schrey-Dern (Hrsg.). Logopädische Diagnostik von Sprachentwicklungsstörungen: sprachsystematisch konzipierte Prüfverfahren. Stuttgart: Thieme, 1994, S.36-50.

Dollaghan, Christine A. Fast mapping in normal and language-impaired children. In: Journal of Speech and Hearing Disorders 52 (1987), S.218-222.

Dornes, Martin. Der kompetente Säugling. Frankfurt/Main: Fischer, 1993.

Eberle, Gerhard et al. Zur Faktorenstruktur des Psycholinguistischen Entwicklungstests (PET) - Eine Reanalyse. In: Psychologie in Erziehung und Unterricht 25 (1978), S.124-128.

Eberle, Gerhard et al. Ein Beitrag zur Abklärung der Faktorenstruktur des Psycholinguistischen Entwicklungstests (PET) bei so genannten lernbehinderten Sonderschülern. In: Zeitschrift für Entwicklungspsychologie und Pädagogische Psychologie 10 (1978), S.134-143.

Eberle, Gerhard et al. What do language tests measure and of what benefit are they within the framework of special education placement and promotional measures? A comparison between HSET, PET and HAWIK. In: International Journal for Rehabilitation Research 4 (1981), S.532-534.

Flossmann, Ina; Cordula Tockuss. Logopädische Diagnostik bei kindlichen Sprach- und Sprechstörungen. In: Springer, Luise; Dietlinde Schrey-Dern (Hrsg.). Logopädische Diagnostik von Sprachentwicklungsstörungen: sprachsystematisch konzipierte Prüfverfahren. Stuttgart: Thieme, 1994, S.1-13.

Folger, M. Karen; Laurence B. Leonard. Language and sensorimotor development during the early period of referential speech. In: Journal of Speech and Hearing Research 21 (1978), S. 519-528.

Forster, Oswald. Kindlicher Dysgrammatismus und Grammatiktheorie. In: Kriz, Jürgen (Hrsg.). Sprachentwicklungsstörungen. München: Fink, 1984, S. 131-160.

Förster, Uwe. Die Dysphasie - ein mehrdeutiger Terminus. In: Die Sprachheilarbeit 31 (1986), S. 21-31.

Fuchs, Hans. Heidelberger Sprachentwicklungstest (HSET). In: Der Kinderarzt 10 (1979), S.587-591.

Fundudis, Trian; Israel Kolvin; Roger F. Garside. A follow-up of speech retarded children. In: Hersov, Lionel A.(Hrsg.). Language and language disorders in children. Oxford: Pergamon Press,1980, S. 97-113.

Füssenich, Iris; Heidtmann, Hildegard. Bedeutung und Anwendung der Gesprächsanalyse innerhalb von Sprach- und Kommunikationsdiagnostik. In: Sonderpädagogik, 14 (1984), S. 49-62.

Füssenich, Iris; Hildegard Heidtmann. Probleme bei der Diagnose dysgrammatisch sprechender Kinder. In: Füssenich, Iris; Bernhard Gläß (Hrsg.). Dysgrammatismus: theoretische und praktische Probleme bei der interdisziplinären Beschreibung gestörter Kindersprache. Heidelberg: Schindele, 1985, S. 76-97

Gazdar, Gerald; Chris Mellish. Natural Processing in PROLOG: an Introduction to Computational Linguistics. Wokingham: Addison-Wesley Publishing, 1992.

Gey, Magda. Elemente sprachtherapeutischen Handelns bei sprachentwicklungsgestörten Kindern - Schwerpunkt Dysgrammatismus. In: Kriz, Jürgen (Hrsg.). Sprachentwicklungsstörungen. München: Fink, 1984, S.161-210.

Giersberg, Ulrich. Diagnostizierung des sprachlichen Entwicklungsniveaus. In: Die Sonderschule, 32 (1987), S. 11-19, S. 29.

Giersberg, Ulrich; Horst Suhrweier. Abgrenzung sprachentwicklungsrückständiger Kinder von intellektuell geschädigten mit Sprachschädigungen. In: Die Sonderschule 34 (1989), S. 9-34.

Giese, Heinz W. Sprache, Sprachbehinderung und Normalschule. In: Informationen zur Deutschdidaktik 7 (1982), S. 2-4.

Gläß, Bernhard. Der Heidelberger Sprachentwicklungstest (HSET): Bemerkungen zu einem linguistisch fundierten Sprachentwicklungstest. In: Osnabrücker Beiträge zur Sprachtheorie (OBST) 19 (1982), S.101-129.

Glindemann, Ralf. Linearisierungsstrategien auf makropositionaler Ebene: Befunde von Aphasikern und Sprachgesunden. In: Rickheit, Gert; Rüdiger Mellies; Andreas Winnecken (Hrsg.). Linguistische Aspekte der Sprachtherapie: Forschung und Intervention bei Sprachstörungen. Opladen: Westdeutscher Verlag, 1992, S. 139-168.

Götte, Rose. Landauer Sprachentwicklungstest. Weinheim: Beltz, 1976.

Graichen, Johannes. Zentrale Bedingungen von Sprachentwicklungsstörungen. In: Die Sprachheilarbeit 31 (1986), S. 60-74.

Graichen, Johannes. Neuropsychologische Differenzierung des Dysgrammatismus durch artikulatorische Regelprogramme. In: Deutsche Gesellschaft für Sprachheilpädagogik (Hrsg.). Zentral bedingte Kommunikationsstörungen. Hamburg: Verlag, 1985, S.75-86.

Grimm, Hannelore; Hermann Schöler. Heidelberger Sprachentwicklungstest (HSET). Braunschweig: Westermann, 1978.

Grimm, Hannelore; Erika Kaltenbacher. Die Dysphasie als noch wenig verstandene Entwicklungsstörung: Sprach- und kognitionspsychologische Überlegungen und erste empirische Ergebnisse. In: Frühförderung interdisziplinär 1 (1982), S. 97-112.

Grimm, Hannelore. Kognitions- und interaktionspsychologische Aspekte der Entwicklungsdysphasie. In: Sprache & Kognition 2 (1983), S. 169-186.

Grimm, Hannelore; Hermann Schöler. Sprachentwicklungsdiagnostik: Was leistet der Heidelberger Sprachentwicklungstest? Göttingen: Hogrefe, 1985.

Grimm, Hannelore. Developmental dysphasia: New theoretical perspectives and empirical results. In: The German Journal of Psychology 11 (1987), S.8-22.

Grimm, Hannelore. Sprachentwicklung: Voraussetzungen, Phasen und theoretische Interpretationen. In: Oerter, Rolf; Leo Montada (Hrsg.). Entwicklungspsychologie: ein Lehrbuch. München/Weinheim: Beltz/Psychologie-Verlagsunion, 1987, S. 578-636.

Grimm, Hannelore. Sprachliche und kognitive Probleme dysphasischer Kinder. In: Frühförderung interdisziplinär 7 (1988), S. 57-66.
Grimm, Hannelore; Sabine Weinert. Mütterliche Sprache und Sprachverarbeitung dysphasischer Kinder. In: Heilpädagogische Forschung 15 (1989), S.15-24.
Grimm, Hannelore. Entwicklungsdysphasie - kein einheitliches Konstrukt. In: Heilpädagogische Forschung 15 (1989), S.3-14.
Grimm, Hannelore. Sprachentwicklungsstörung: Diagnose und Konsequenzen für die Therapie. In: Hannelore Grimm; Sabine Weinert (Hrsg.). Intervention bei sprachgestörten Kindern: Voraussetzungen, Möglichkeiten und Grenzen. Stuttgart: Fischer, 1994, S.3-32.
Grunwald, Arnold. Ein neues Kategorisierungsmodell der Dysgrammatismen - unter Berücksichtigung ätiologischer und psycholinguistischer Fragen. In: Die Sprachheilarbeit 27 (1982), S.162-174.
Grohnfeldt, Manfred. Kindersprachforschung: Neurolinguistik und Sprachtherapie. In: Vierteljahresschrift für Heilpädagogik und ihre Nachbargebiete, 53 (1984), S. 222-232.
Grohnfeldt, Manfred. Störungen der Sprachentwicklung. Berlin: Marhold, 1986.
Günther, Klaus B. (Hrsg.). Sprachstörungen: Probleme ihrer Diagnostik bei mentalen Retardierungen, Entwicklungsdysphasien und Aphasien. Heidelberg: Schindele, 1988.
Haaf, Günter; Christopher Schrader. Vom ersten Schrei zum ganzen Satz. In: Geo Wissen 2 (1993), S.41-47.
Habermas, Jürgen. Theorie des kommunikativen Handelns. Bd.1: Handlungsrationalität und gesellschaftliche Rationalisierung. Bd.2: Zur Kritik der funktionalistischen Vernunft. Frankfurt/Main, Suhrkamp tb Wissenschaft, 1995.
Hansen, Detlef. Semantische Konzepte und kindlicher Grammatikerwerb. In: Grohnfeldt, Manfred (Hrsg.). Handbuch der Sprachtherapie. Band 3: Störungen der Semantik. Berlin: Marhold, 1991, S.70-83.
Hansen, Detlef. Linguistische Theorie und linguistische Forschung des Grammatikerwerbs. In: Grohnfeldt, Manfred (Hrsg.). Handbuch der Sprachtherapie. Band 4: Störungen der Grammatik. Berlin: Marhold, 1991, S.23-39.
Harden, Maria. Zur kommunikativen Kompetenz dysgrammatisch sprechender Kinder. Tübingen: Narr, 1989.
Hauck, Gerhard. Geschichte der soziologischen Theorie: eine ideologiekritische Einführung. Reinbek b. Hamburg, Rowohlt, 1993.

Hay, Gudrun. Zum Einfluss von Präpositionalphrasen auf die Nachsprechleistung dysgrammatischer Kinder. In: Füssenich, Iris; Bernhard Gläß (Hrsg.). Dysgrammatismus: theoretische und praktische Probleme bei der interdisziplinären Beschreibung gestörter Kindersprache. Heidelberg: Schindele, 1985, S. 62-75.

Häuser, Detlef; Edith Kasielke; Katrin Vehres. Zur Differenzialdiagnostik von Sprachverarbeitungsdefiziten bei dysgrammatisch sprechenden Kindern: In: Kegel, Gerd et al. (Hrsg.). Sprechwissenschaft und Psycholinguistik, Bd. 5. Opladen: Westdeutscher Verlag, 1989, S.193-206.

Heeschen, Claus; Hermann Kolk. Adaption bei aphatischen Störungen. In: Zeitschrift für Literaturwissenschaft und Linguistik, 18 (1988), S. 41-53.

Heidtmann, Hildegard. Therapiebegriff und Sprachbehindertenpädagogik. In: Zeitschrift für Heilpädagogik, 33 (1982), H.11, S. 803-810.

Heidtmann, Hildegard. Der Heidelberger Sprachentwicklungstest von Grimm und Schöler.(HSET). In: Sonderpädagogik, 13 (1983), S. 34-39.

Heidtmann, Hildegard. Probleme bei der Anwendung des LARSP. In: Osnabrücker Beiträge zur Sprachtheorie (OBST), 1984, Beiheft 8, Kommunikation trotz "Sprachstörungen", S.103-115.

Heidtmann, Hildegard. Die Bedeutung von Lerntests für die Sprach- und Lernbehindertenpädagogik. In: Heese, Gerhard (Hrsg.). Aktuelle Beiträge zur Sprachbehindertenpädagogik. Berlin: Carl Marhold, 1981, S. 208-223.

Heidtmann, Hildegard. Der Informatikunterricht als Rehabilitationshilfe für Sprachbehinderte. In: Heese, Gerhard (Hrsg.). Aktuelle Beiträge der Sprachbehindertenpädagogik. Berlin: Carl Marhold, 1981, S.183-207.

Heidtmann, Hildegard. Neue Wege der Sprachdiagnostik: Analyse freier Sprachproben. Berlin: Marhold, 1988.

Heilmann, Siegfried. Die sonderpädagogische Diagnose- und Förderklasse: Eine Chance für alle sprach- und entwicklungsverzögerten Kinder. In: Lehrerjournal Sonderschulmagazin 8 (1986), S. 3-4.

Henze, Karl-Heinz; Christiane Kiese. Empirische Analysen zur Struktur des Psycholinguistischen Entwicklungstests und zur A Priori-Evaluation der Clusterbarkeit eines Datensatzes. In: Zeitschrift für Differenzielle und Diagnostische Psychologie 12 (1991), S.193-201.

Hildebrandt, Gunther; Wolfgang Pascher. Untersuchungen über die pragmatische Anwendbarkeit der Kurzform des Psycholinguistischen Entwicklungstests (PET). In: Sprache - Stimme - Gehör 6 (1982), S.48-51.

Hogenraad, Robert. A propos de Charles E. Osgood: Lectures on Language Performance. In: Cahiers de l'institute de Linguistique de Louvain 8 (1982), S.49-54.
Hollenweger, Judith. Die Schweizer Version des Heidelberger Sprachentwicklungstests: Erste Forschungsergebnisse im Hinblick auf förderdiagnostische Funktionen. In: Vierteljahresschrift für Heilpädagogik und ihre Nachbargebiete, 60 (1991), S. 469-480.
Hollenweger, Judith. Die standarddeutsche und schweizerdeutsche Version des Heidelberger Sprachentwicklungstests: Vergleich der prognostischen Validität. In: Burger, Harald; Annelies Häcki Buhofer (Hrsg.). Spracherwerb im Spannungsfeld von Dialekt und Hochsprache. Bern: Lang, 1994, S-269-296.
Hollenweger, Judith. Sprachverstehen, Textverständnis und Schulerfolg: Ergebnisse aus einer Nachuntersuchung zur prognostischen Validität der Schweizer Version des Heidelberger Sprachentwicklungstests. In: Hollenweger, Judith; Hansjakob Schneider (Hrsg.). Sprachverstehen beim Kind: Beiträge zu Grundlagen, Diagnose und Therapie. Luzern: Ed. SZH, 1994, S.137-160.
Hollenweger, Judith. Fremd (-sprachigkeit) in der Schule: Sonderpädagogische und testpsychologische Überlegungen zum schulischen Erfolg fremdsprachiger Kinder. In: Schneider, Hansjakob; Judith Hollenweger (Hrsg.). Mehrsprachigkeit und Fremdsprachigkeit: Arbeit für die Sonderpädagogik? Luzern: Ed. SZH, 1996, S.11-32. (-Verwendung eines Vorabdruck -)
Holtz, Axel. Die Entwicklungsdysphasie - sprachpathologisches Konzept oder psycholinguistisches Chaos? In: Sprache - Stimme - Gehör 11 (1987), S.21-26.
Homburg, Gerhard: Methodische Überlegungen zur therapeutischen Arbeit mit dysgrammatisch sprechenden Kindern. In: Die Sprachheilarbeit 26 (1981), S. 267-281.
Homburg, Gerhard. Theoretische Grundlagen und Erfahrungsgrundlagen therapeutischer Konzepte in der Dysgrammatismustherapie - Fortschritte und Fragen. In: Kriz, Jürgen (Hrsg.). Sprachentwicklungsstörungen. München: Fink, 1984, S.211-234.
Hörmann, Hans. Einführung in die Psycholinguistik. Darmstadt: Wissenschaftliche Buchgesellschaft,1981.
Ihssen, Wolf B. Der Psychoilinguistische Entwicklungstest (PET) aus linguistischer Sicht. In: Peuser, Günter (Hrsg.). Brennpunkte der Patholinguistik. München: Fink, 1978, S. 95-114.
Jäger, Karl Heinz; Jutta Nolle. Sprachdiagnose und gezielter Sprachförderunterricht im Arbeitsbereich 'Sprechen' in der Orientierungsstufe: Erfahrungsbericht. In: Lehren und Lernen 7 (1981), S. 29-54.

Junker, Dörte et al. Überprüfung eines Screening-Verfahrens zur Diagnostik des kindlichen Grammatikerwerbs und seine Anwendung in der Praxis. In: Sprache - Stimme - Gehör 14 (1990), S. 34-37.

Kagan, Jerome. The nature of the child. New York: Basic Books, 1984.

Kaltenbacher, Erika; Werner Kany. Kognitive Verarbeitungsstrategien und Syntaxerwerb bei dysphasischen und sprachunauffälligen Kindern. In: Füssenich, Iris; Bernhard Gläß (Hrsg.). Dysgrammatismus: theoretische und praktische Probleme bei der interdisziplinären Beschreibung gestörter Kindersprache. Heidelberg: Schindele, 1985, S.180-219.

Kamhi, Alan G.; Betholyn Gentry; Daria Mauer; Barry Gholson. Analogical leaming and transfer in language-impaired children. In: Journal of Speech and Hearing Disorders 55 (1990), S.140-148.

Kany, Werner.; Hermann Schöler. Sprachentwicklungspsychologische Fragen zum kindlichen Dysgrammatismus. In: Studium Linguistik 22 (1988), S. 66-87.

Kiese, Christiane. Diagnostische Einengung von Sprachentwicklungsrückständen im Kindergarten- und Vorschulalter. In: Sprache - Stimme - Gehör 10 (1986), S. 64-67.

Kiese, Christiane. Die Bedeutung des Psycholinguistischen Entwicklungstests (PET) von Angermaier in der phoniatrischen Diagnostik. In: Sprache - Stimme - Gehör 8 (1984), S.55-61.

King, Rella R.; Cynthia Jones; Elaine Lasky. In retrospect: a fifteen-year-follow-up report of speech-language-disordered children. In: Language, Speech, and Hearing Services in Schools 13 (1982), S.24-32.

Kirchner, Diane M.;Roberta L. Klatzky. Verbal rehearsal and memory in language-disordered children. In: Journal of Speech and Hearing Research 28 (1985), S. 556-565.

Kirk, Samual A.; Winifred D. Kirk. Psycholinguistische Lernstörungen: Diagnose und Behandlung. Weinheim: Beltz, 1976.

Klee, Thomas; Mary Schaffer; Susan May; Irene Membrino; Karen Mougey. A comparison of the age-MLU relation in normal and specifically language-impaired preschool children. In: Journal of Speech and Hearing Disorders 54 (1989), S.226-233.

Kleinfeld, Heidemarie; Rainer Starke. Sprachstörungen in der Schule: Seminar für Ärzte und Pädagogen. In: Gymnasium in Niedersachsen, 33 (1985), S. 72-76.

Kloster-Jensen, Martin; Hermann Jahncke. Zum Inhalt der Begriffe Sprache, Spracherwerb, Sprachgebrauch und Sprachgefühl. In: Sprache - Stimme - Gehör 5 (1981), S.147-150.

Kluge, Gottfried. Verlaufsbeobachtungen an stationär behandelten sprachgestörten Kindern. In: Heilpädagogische Forschung, 12 (1985), S. 295-322.

Kölliker Funk, Meja. Sprachverständnisstörungen in der logopädischen Praxis. In: Hollenweger, Judith; Hansjakob Schneider (Hrsg.). Sprachverstehen beim Kind: Beiträge zu Grundlagen, Diagnose und Therapie. Luzern: Ed. SZH, 1994, S.123-136.

Kriz, Jürgen (Hrsg.). Sprachentwicklungsstörungen. München: Fink, 1984.

Lang, Christoph. Token-Test und Drei-Figuren-Test: Ein Vergleich zwischen zwei psychometrischen Kurztesten zur Sprachverständigung. In: Diagnostica, 27 (1981), S. 39-50.

Lenneberg, Eric. Biological Foundations of Language. New York: Wiley, 1967.

Leonard, Laurence B. Phonological deficits in children with developmental language impairment. In: Brain and Language 16 (1982), S.73-86.

Leonard, Laurence B.; Letizia Sabbadini; Jeanette S.Leonard; Virgina Volterra. Specific language impairment in children: a cross-Iinguistic study. In: Brain and Ianguage 32 (1987), S.233-252.

Leonard, Laurence B.What is deviant language? In: Journal of Speech and Hearing Disorders 37 (1972), S.427-446.

Lewandowski, Theodor. Linguistisches Wörterbuch, Band 1-3. Heidelberg/ Wiesbaden: Quelle und Meyer, UTB, 6. Aufl., 1994.

Lewin, Miriam. Psycholgische Forschung im Umriss. Berlin/Heidelberg: Springer, 1986.

Liebmann, Albert. Agrammatismus infantilis. In: Archiv für Psychiatrie und Nervenkrankheiten 34 (1901), S. 240-252.

Loeb, Diane F.; Laurence B. Leonard. Specific language impairinent and parameter theory. In: Clinical Linguistics and Phonetics 2 (1988), S. 317-327.

Lowe, Audrey D.; Richard A. Campbell. Temporal discrimination in aphasoid and normal children. In: Journal of Speech and Hearing Research 8 (1965), S. 313-314.

Ludlow, Christy L. Children's language disorders: recent research advances. In: Annals of Neurology 7 (1980), S. 497-507.

Maier, Rüdiger. Die Bedeutung der semantisch evozierten Potenziale für die Diagnose und Therapie der Aphasie. In: Rickheit, Gert; Rüdiger Mellies; Andreas Winnecken (Hrsg.). Linguistische Aspekte der Sprachtherapie: Forschung und Intervention bei Sprachstörungen. Opladen: Westdeutscher Verlag, 1992, S.93-110.

Marx, Harald. Über die differenzialdiagnostische Aussagefähigkeit des Psycholinguistischen Entwicklungstests (PET). In: Zeitschrift für Differenzielle und Diagnostische Psychologie 13 (1992), S.35-52.

Maurer, Friedemann. Kindliche Sprachstörungen als Beziehungsstörungen. In: Sonderschulmagazin 3 (1981), S. 3-6.
Meier, Ulrich. Intelligenzförderung durch das paradigmatische Training induktiven Denkens? Eine Studie zu den bereichsspezifischen und allgemein-kognitiven Transfereffekten des Denktrainings für Kinder II von K.J. Klauer. Univ. Bielefeld: Dipl.-Arbeit Fak. für Psych., 1993.
Menyuk, Paula. Children with language problems: what's the problem? In: Dato, Davis P. (Hrsg.). Developmental psycholinguistics: theory and applications. Washington: Georgetown Univ. Pr., 1975, S. 129-144.
Menyuk, Paula. Linguistic problems in children with developmental dysphasia. In: Wyke, Maria A. (Hrsg.). Developmental dysphasia. New York: Academic Press, 1978, S.135-158.
Menyuk, Paula; Patricia.L. Looney. Relationships among components of the grammar in language disorder. In: Journal of Speech and Hearing Research 15 (1972), S. 390-394.
Motsch, Hans-Joachim. Sprachliches Imitationslernen - oder was nützt dem Kind ein gutes Sprachmodell? In: Vierteljahresschrift für Heilpädagogik und ihre Nachbargebiete, 53 (1984), S. 310-323.
Neuland, Eva. Sprachtests - Möglichkeiten und Grenzen standardisierter Sprachleistungsmessung. In: Diskussion Deutsch 65 (1982), S. 256-281.
Oerter, Rolf; Leo Montada (Hrsg.). Entwicklungspsychologie: ein Lehrbuch. München/ Weinheim: Beltz/Psychologie-Verlagsunion, 1987.
Osgood, Charles E. A behavioristic Analysis of Perception und Language as Cognitive Phenomena. In: Bruner, Jerome S. et al. (Hrsg.). Contemporary Approaches to Cognition: A Symposium held at the University of Colorado. Cambridge: Havard Univ. Pr., 1957, S.75-118.
Osgood, Charles E. Motivational Dynamics of Language behavior. In: Morgan, Clifford T. et al. (Hrsg.). Nebraska Symposium on Motivation. Lincoln: University of Nebraska Pr., 1957, S.348-424.
Petermann, Gertraud. Prozessimmanente Diagnostik sprachgeschädigter Vorschulkinder. In: Die Sonderschule, 31/1986/6, S. 359-367.
Piaget, Jean, Bärbel Inhelder. Von der Logik des Kindes zur Logik des Heranwachsenden. Olten: Walter, 1977.
Piatelli-Palmarini, Massimo. Evolution, selection and cognition: from "learnng" to parameter setting in biology and in the study of language. In: Cognition 31 (1989), S.1-44.

Ramer, Ulrich. Sprachstörungen in der Schule: Zur Behandlung des Psygrammatismus im Deutschunterricht. In: Blätter für den Deutschlehrer, 3/1982, S. 85-89.

Rapin, Isabelle; Barbara C. Wilson. Children with developmental language disability: neurological aspects and assessment. In: Wyke, Maria A. (Hrsg.). Developmental dysphasia. New York: Academic Press, 1978, S.13-41.

Rauchfleisch, Udo. Kinderpsychologische Tests: Ein Kompendium für Kinderärzte. Basel: Enke, 1991.

Reykowski, Janusz. Psychologie der Emotionen. Donauwörth: Auer, 1973.

Rice, Mabel L.; JoAnn C. Buhr; Mary Nemeth. Fast mapping word-leaming abilities of language-delayed preschoolers. In: Journal of Speech and Hearing Disorders 55 (1990), S. 33-42.

Rie, Herbert E.; Ellen D. Rie (Hrsg.). Handbook of Minimal Brain Dysfunction: A Critical View. New York: Wiley, 1980.

Rosinski-McClendon, Mary K.; Marilyn Newhoff. Conversational responsiveness and assertiveness in language-impaired children. In: Language, Speech, and Hearing Services in Schools 18 (1987), S.53-62.

Roth, Froma P.; Donna M. Clark. Symbolic play and social participation abilities of language-impaired and norrnally developing children. In: Journal of Speech and Hearing Disorders 52 (1987), S. 17-29.

Roth, Volbert M. WEGE: "infotaiment" und Klinische Linguistik. Computer in der Sprachtherapie. In: Rickheit, Gert; Rüdiger Mellies; Andreas Winnecken (Hrsg.). Linguistische Aspekte der Sprachtherapie: Forschung und Intervention bei Sprachstörungen. Opladen: Westdeutscher Verlag, 1992, S. 277-297.

Rothweiler, Monika. Ein Fall von Dysgrammatismus - eine linguistische Analyse. In: Frühförderung interdisziplinär 7 (1988), S.114-124.

Rymer, Ruß. Genie: An abused child flight from silence. New York: Harper Collins, 1993.

Sacks, Oliver. Der Mann, der seine Frau mit einem Hut verwechselte. Hamburg: Rowohlt, 1987.

Sarimski, Klaus; Walter Hoffmann; Heinz Süß. Entwicklungsdysphasie und Symbolgebrauch im Spiel. In: Zeitschrift für Kinder- und Jugendpsychiatrie 13 (1985), S. 354-361.

Sarimski, Klaus. Entwicklungsdiagnostik bei sprachentwicklungsgestörten Vorschulkindern. In: Vierteljahresschrift für Heilpädagogik und ihre Nachbargebiete, 53 (1984), S. 233-242.

Savich, Patricia A. Anticipatory imagery ability in normal and language-disabled children. In: Journal of Speech and Hearing Research 27 (1984), S. 494-501.
Schliep, Monika. Sprachbehinderung und psycho-soziale Deviation. In: Heese, Gerhard (Hrsg.). Aktuelle Beiträge zur Sprachbehindertenpädagogik. Berlin: Carl Marhold,1981, S. 78-93.
Schmitz, Stefan. Profilanalyse mit COPROF. In: Rickheit, Gert; Rüdiger Mellies; Andreas Winnecken (Hrsg.). Linguistische Aspekte der Sprachtherapie: Forschung und Intervention bei Sprachstörungen. Opladen: Westdeutscher Verlag, 1992, S.299-305.
Schmitz, Ulrich. Computerlinguistik: eine Einführung. Opladen: Westdeutscher Verlag, 1992.
Scholz, Hans-Joachim. Zum phonologischen Aspekt des Spracherwerbs und dessen Bedeutung für die Dyslalie. In: Die Sprachheilarbeit 19 (1974), S.145-152.
Scholz, Hans-Joachim. Einige psycholinguistische Bemerkungen zum Entwicklungsdysgrammatismus. In: Peuser, Günter (Hrsg.). Brennpunkte der Patholinguistik. München: Fink, 1978, S.275-289.
Schrey-Dern, Dietlinde. Screening-Verfahren zur Diagnostik des kindlichen Grammatik-erwerbs auf der Grundlage der Profilanalyse nach Harald Clahsen. In: Sprache - Stimme - Gehör 14 (1990), S.31-33.
Schrey-Dern, Dietlinde. Morphologisch-syntaktische Analyse. In: Springer, Luise; Dietlinde Schrey-Dern (Hrsg.). Logopädische Diagnostik von Sprachentwicklungsstörungen: sprachsystematisch konzipierte Prüfverfahren. Stuttgart: Thieme, 1994, S.51-76.
Schöler, Hermann. Untersuchungen zu metasprachlichen Fähigkeiten dysgrammatisch sprechender Kinder. In: Die Sprachheilarbeit 31 (1986), S. 279-285.
Schöler, Hermann. Einige Anmerkungen zur Diagnose "Dysgrammatismus" bei Schülem von Schulen für Sprachbehinderte. In: Die Sprachheilarbeit 32 (1987), S.19-24.
Schöler, Hermann. Überlegungen zum Erwerb morphologischer Strukturformen bei dysgrammatisch sprechenden Kindern am Beispiel des Pluralmorphems. In: Füssenich, Iris; Bernhard Gläß (Hrsg.).Dysgrammatismus: theoretische und praktische Probleme bei der interdisziplinären Beschreibung gestörter Kindersprache. Heidelberg: Schindele, 1985, S.165-179.
Schöler, Hermann ; Doris Moerschel. Anmerkungen zu einer Theorie der Sprachbehinderung im Zusammenhang mit der Entwicklung morphologischer Strukturen bei Dysgrammatikem. In: Die Sprachheil-arbeit 29 (1984), S. 95-109.

Schöler, Hermann; Andrea Anzer; Erna Illichmann. Flexion und Wortbildung: Ein Vergleich zwischen dysgrammatisch sprechenden und sprachunauffälligen Kindern. In: Der Sprachheilpädagoge 18 (1986), S. 62-73.
Schöler, Hermann; Erna Illichmann. Selbstkorrekturen bei Erzählungen: Ein Vergleich zwischen sprachunauffälligen Kindern und sprachbehinderten Kindern. In: Heilpädagogische Forschung 13 (1987), S. 98-102.
Schöler, Hermann ; Erna Illichmann; Werner Kany. Zum Morphologieerwerb bei kindlichem Dysgrammatismus. In: Günther, Hartmut (Hrsg.). Experimentelle Studien zur Flexionsmorphologie. Hamburg: Buske, 1989, S. 187-210.
Schöler, Hermann; Claudia Dalbert; Heike Schäle. Neuere Forschungsergebnisse zum kindlichen Dysgrammatismus. In: Grohnfeldt, Manfred (Hrsg.). Störungen der Grammatik. Berlin: Spiess, 1991, S.54-82.
Schöler, Hermann. Zum Entwicklungsdysgrammatismus: Defizit oder Differenz? - Sprachentwicklungspsychologische Aspekte. In: Deutsche Gesellschaft für Sprachheilpädagogik (Hrsg.). Zentral bedingte Kommunikationsstörungen. Hamburg: Verlag, 1985, S.87-99.
Schultheis, Josef R. Aphasie-Behinderungsarten, Behandlungsformen, Integrationsformen. In: Sonderpädagogik, 19 (1989), S. 21-32.
Seibold, Peter. Spiele und Übungen zur Sprachbildung mit Dysgrammatikern: Unter-Mittelstufe Deutsch. In: Lehrerjournal Sonderschulmagazin, 8 (1986), S. 7-8.
Seitz, Willi. Der Heidelberger Sprachentwicklungstest (HSET) von H. Grimm und H.Schöler. In: Psychologie in Erziehung und Unterricht, 28 (1981), S. 54-57.
Shriberg, Laurence D.; Joan Kwiatkowski. A retrospective study of spontaneous generalization in speechdelayed children. In: Language, Speech and Hearing Services in Schools 18 (1987), S. 144-157.
Sininger, Yvonne S.; Roberta L. Klatzky; Diane M. Kirchner. Memory scanning in language-disordered children. In: Journal of Speech and Hearing Research 32 (1989), S. 289-297.
Slobin, Dan I. ;Thomas G. Bever. Children's use of canonical sentence schemas: a cross-Iinguistic study. In: Cognition 12 (1982), S. 229-265.
Springer, Luise; Dietlinde Schrey-Dern (Hrsg.). Logopädische Diagnostik von Sprachentwicklungsstörungen: sprachsystematisch konzipierte Prüfverfahren. Stuttgart: Thieme, 1994.
Stark, Rachel E.; Paula Tallal. Selection of children with specific language deficits. In: Journal of Speech and Hearing Disorders 46 (1981), S. 114-222.

Stephany, Ursula. Der Entwicklungsdysgrammatismus aus psycholinguistischer Sicht. In: Welte, Werner (Hrsg.). Sprachtheorie und angewandte Linguistik. Tübingen: Narr, 1982, S. 263-275.

Stern, Daniel A. Tagebuch eines Babys. München: Piper, 1991.

Stern, Daniel A. Die Lebenserfahrung des Säuglings. Stuttgart: Klett-Cotta, 1992.

Stiller, Ulrike. Phonetisch-Phonologische Analyse. In: Springer, Luise; Dietlinde Schrey-Dern (Hrsg.). Logopädische Diagnostik von Sprachentwicklungsstörungen: sprachsystematisch konzipierte Prüfverfahren. Stuttgart: Thieme, 1994, S.20-35.

Strohner, Hans. Spracherwerb: Versuch einer Bedingungsanalyse. München: Fink, 1976.

Szagun, Gisela. Sprachentwicklung beim Kind. München/Weinheim: Beltz/ Psychologie-Verlagsunion, 1991.

Tallal, Paula; Malccolm Piercy. Defects of auditory perception in children with developmental dysphasia. In: Wyke, Maria A. (Hrsg.). Developmental dysphasia. New York: Academic Press, 1978, S. 63-84.

Tallal, Paula. Language disabilities in children: a perceptual or linguistic deficit? In: Journal of Pediatric Psychology 5 (1980), S. 127-140.

Tallal, Paula et al. A reexamination of some nonverbal perceptual abilities of language-impaired and normal children as a function of age and sensory modality. In: Journal of Speech and Hearing Research 24 (1981), S. 351-357.

Tent, Lothar; Irmgard Sinning-Brinkmann; Eberhard Kruse. Zum Problem der Sprachentwicklungsverzögerung im Vorschulalter: eine vergleichende Untersuchung. In: Heilpädagogische Forschung, 11/1984/1, S. 31-51.

Udwin, Orlee; William Yule. Imaginative play in language disordered children. In: British Journal of Disorders of Communication 18 (1983), S. 187-205.

van der Lely, Heather K.J.; Margret Harris. Comprehension of reversible sentences in specifically language-impaired children. In: Journal of Speech and Hearing Disorders 55 (1990), S. 101-117.

Vater, Wolfgang. Sprechlernspiele für entwicklungsgestörte Kinder. Bonn: Reha, 1982.

Vauth, Friederike. Interaktive Kategorien der Verständnisherstellung als Grundlage für die Diagnostik und Therapie. In: Rickheit, Gert; Rüdiger Mellies; Andreas Winnecken (Hrsg.). Linguistische Aspekte der Sprachtherapie: Forschung und Intervention bei Sprachstörungen. Opladen: Westdeutscher Verlag, 1992, S.169-194.

Vogt, Christine. Die minimale celebrale Dysfunktion unter Berücksichtigung pädagogisch-therapeutischer Maßnahmen. Gießen: Institut für Heil- und Sonderpädagogik (Diss.), 1984.

Walter, Jürgen. Computerunterstützte Sprachaufbauprogramme im Rahmen der Dygrammatikertherapie. In: Grohnfeldt, Manfred (Hrsg.), Störungen der Grammatik. Berlin: Marhold, 1989, S.244-260.

Weinert, Sabine et al. Was macht sprachgestörten Kindern das Textverstehen so schwer? In: Heilpädagogische Forschung 15 (1989), S. 25-37.

Weinert, Sabine. Spracherwerb und implizites Lernen: Studien zum Erwerb sprachanaloger Regeln bei Erwachsenen, sprachunauffälligen und dysphasisch-sprachgestörten Kindern. Göttingen: Huber, 1991.

Weismer, Susan Ellis. Constructive comprehension abilities exhibited by language-disordered children. In: Journal of Speech and Hearing Research 28 (1985), S. 175-184.

Welling, Alfons. Dysgrammatismus als grammatische Entwicklungsstörung: Diagnostik, Therapie, Unterricht. (Arbeitspapier anlässlich einer Fortbildungsveranstaltung am 10./11. März 1995 in Bielefeld). Köln: unveröff. Manuskript, 1995.

Weniger, Dorothea. Linguistisch orientierte Aphasietherapie. In: Vierteljahresschrift für Heilpädagogik und ihre Nachbargebiete, 53 (1984), S. 253-263.

Weuffen, Maria. Sensomotorisches Differenzierungsniveau im Vorschulalter und der Schulerfolg sprachgestörter Kinder. In: Die Sonderschule 20 (1975), S. 89-95.

Wickstrom, Susan; Howard Goldstein; Laurie Johnson. On the subject of subjects: suggestions for describing subjects in language intervention studies. In: Journal of Speech and Hearing Disorders 50 (1985), S. 282-286.

Wilcox, M. Jeanne; Laurence B. Leonard. Experimental acquisition of wh-questions in language-disordered children. In: Journal of Speech and Hearing Research 21 (1978), S. 220-239.

Wilken, Etta. Wenn das da-da-da kein Ende nimmt. In: Spielen und Lernen (1981), S. 50.

Wilson, Barbara C.; Donald A. Risucci. A model for clinical-quantitative classification. Generation I: application to language-disordered preschool children. In: Brain and Language 27 (1986), S. 281-309.

Wolfus, Beverly; Morris Moscovitch; Marcel Kinsbourne. Subgroups of developmental language impairment. In: Brain and Language 10 (1980), S. 152-171.

Worm, Heinz. Sprachauffällige Schüler in der Grundschule. In: Grundschulmagazin, 11 (1984), S. 3-6.

Zarnikow, Annemarie. Einführung in die Linguistik. Frankfurt/Main: Diesterweg, 1973.

Zollinger, Barbara. Frühtherapie spracherwerbsgestörter Kinder. In: Vierteljahresschrift für Heilpädagogik und ihre Nachbargebiete, 59(1990),S. 14-26.

Zollinger, Barbara. Spracherwerbsstörungen: Grundlagen zur Früherfassung und Frühtherapie. Bern: Haupt, 1988.